¿POR QUIÉN CORREN LAS ENFERMERAS?

JUAN CARLOS ALONSO

¿POR QUIÉN CORREN LAS ENFERMERAS?

Tenemos dos vidas y la segunda comienza cuando
te das cuenta de que solo tienes una
Mario de Andrade

A mi madre y a mis suegros,
sin los cuales no hubiéramos llegado hasta aquí.

A Elena, Paula y, especialmente, a Hugo,
que supone una inspiración permanente para todos nosotros
y nos hace ser mejores día a día.

A todos aquellos superhéroes que llevan una capa blanca,
muchos anónimos, todos con una dedicación a prueba de bomba
que obran milagros a diario y hacen que lo imposible
se transforme en posible, y a todos aquellos niños que,
en algún momento de su existencia,
han tenido que luchar sin tregua
para conservar lo más sagrado que tenemos: la vida.

Agradecimientos

A Adrián Naranjo, por ser el certero haz de luz cuando todo ya parecía oscurecerse. Sin él, la epopeya de Hugo y sus «colegas» del hospital de la colina no hubiera cobrado tintes maestros.

A Rubén Berrueco, por enseñarme que las «personas hacen cosas mientras hablan» y por ser un espejo literario en el que reflejarme a contraluz.

A Javier Molina, por hacer de improvisado corrector y por apoyarme incondicionalmente.

A Marta Pareja, Jordi Soler y Sergi Sánchez. Ellos fueron mis lectores «0».

A María José, por hacer de correctora de la lengua de nuestra idolatrada Rosalía de Castro.

A Isis, porque Hugo ya tiene una madre adoptiva para el resto de sus días.

A José Antonio Tesouro y familia, porque no todos «empaquetan» a sus seres queridos, cogen un tren y se pasan un fin de semana contigo cuando más lo necesitábamos.

A los doctores Miracle y Miguélez de la Maternitat, a la doctora Camprubí y al doctor Pérez de Sant Joan de Déu. Ellos fueron mis improvisados interlocutores cuando sus vastos conocimientos se hicieron necesarios.

A Silvia y a Rubén, porque el recuerdo de su hijo, Blai, nos acompañará el resto de nuestros días.

Y a todos aquellos que durante la odisea de Hugo nos apoyaron de una manera u otra. Vuestro cariño y cercanía de aquellos días de sufrimiento permanece intacto.

Prólogo

Podría decir que recuerdo muy bien el día en que conocí a Hugo, el gran protagonista de esta historia. Sin embargo, estaría faltando a la verdad. La imagen que me acompañará siempre es la del día en que Elena, su madre, con el habitual desparpajo que más adelante conocería bien, me abordó en uno de los pasillos del hospital y, con una sonrisa de oreja a oreja, me anunció que yo iba a hacerme cargo de una de las medicaciones de su hijo al cabo de unas semanas. Recuerdo con cariño ese momento. Por cómo sucedió y porque ese fue el primer día que escuché hablar de Hugo.

Contado así, puede parecer que Elena sufrió de un exceso de confianza hacia un médico al que ni siquiera conocía. Podría decir que sí, pero es que aquel gesto, aquel acercamiento repentino tenía, como casi todo lo que ocurre en un hospital, una explicación maravillosa que podréis encontrar a lo largo de las páginas de esta novela. Yo no sé si intuí o no lo que pasaba, pero, con el tiempo, las visitas semanales, y la relación que se fue creando entre nosotros, un día tuve la oportunidad de recordar esta anécdota con ella. Solo entonces pude comprender el significado de aquel primer encuentro que, sin duda, no era sino el reflejo de todo lo que había acontecido hasta ese momento. No añado nada más para no revelar el final de la historia, pero espero que tú, lector, consigas entender a qué me refiero cuando acabes de leer el libro.

Esta novela va de Hugo y de su estancia en el «hospital de la colina», como sus padres llaman a Sant Joan de Déu. Va de él, porque él es el protagonista, pero, por supuesto, y como no podría ser de otra forma, va de Juan Carlos y Elena, sus incansables padres. De sus sentimientos, de sus miedos, sus pequeñas alegrías, de la montaña rusa en la que se convierte la vida de quien tiene un hijo afectado por una enfermedad crónica.

La historia nos la cuenta Juan Carlos. Porque estuvo allí cada día, casi en cada momento. Y, cuando no fue así, porque el trabajo se lo impedía, sus pensamientos continuaban acompañando a su hijo cada minuto del día. Eso, y Elena, que lo mantenía al corriente de todo lo que ocurría. De los avances, los pequeños retrocesos, los grandes… En definitiva, del día a día en el que se convirtieron las vidas de quienes tienen que aprender a mantener el equilibrio sobre un alambre del que no se pueden permitir caer.

Sin embargo, también hay contrapuntos con los que el autor intenta evadir al lector del sufrimiento extremo que se palpa en los pasajes más duros. Y es que, junto a la historia principal, la que ocurre en el hospital, también hay capítulos que nos adentran en experiencias anteriores que nos invitan a descubrir una Barcelona que, en cierta manera, nos puede recordar a la que nos mostraron otros autores como Juan Marsé o Eduardo Mendoza. Para mí, son un guiño a una realidad que yo tengo la oportunidad de conocer en mi día a día: mientras algunos niños luchan por sobrevivir en el hospital, la vida continúa más allá de sus paredes. Juan Carlos nos invita a hacer lo mismo, al tiempo que nos presenta a Barcelona como un personaje más de esta historia.

La historia comienza ya en el embarazo, continúa con el parto y un pediatra, un neonatólogo de apellido Miracle (que significa «milagro» en catalán) que, tal como explica Juan Carlos, consiguió que su hijo saliera adelante. Y eso fue solo el principio, porque le siguieron muchos otros. Personal médico, de enfermería, personal no asistencial y, por supuesto, los padres y madres de otros niños y niñas que compartieron ingreso con el pequeño Hugo. Todas y cada una de estas personas dejaron una huella, un recuerdo, un abrazo, un momento especial, y todo eso va acompañando al lector, y a Hugo, a lo largo de los capítulos de *¿Por quién corren las enfermeras?*

Es un título conmovedor. Una pregunta retórica —quizás un guiño a Hemingway— para la que todo el mundo cree tener la respuesta. Cualquier persona a quien se le pregunte, dirá que las enfermeras corren para salvar a los pacientes. Y no les falta razón. Ellas son, sin duda, las primeras en llegar allá dónde está pasando algo. Las que dan aviso, las que socorren, las que dan cuidado y, sobre todo, las que acompañan. No están solas, ni mucho menos. Están acompañadas del «pelotón de salvamento» de Hugo. De tantos y tantos profesionales y voluntarios que dejaron una huella imborrable en la memoria de aquellos días llenos de sufrimiento, pero también de esperanza.

Dr. Rubén Berrueco Moreno
Jefe del servicio de Hematología Pediátrica y
responsable de la Unidad de Trombosis y Hemostasia
en Niños del hospital Sant Joan de Déu.
Autor de los libros *Entre turrones* y *Cuando los ojos no ven*,
disponibles en Amazon.

Introducción

Veintiséis de noviembre de 2014. No son las siete de la mañana y ya llevamos un rato despiertos. De hecho, apenas hemos descansado un par de horas. Hoy es el día de la operación de corazón de nuestro hijo Hugo. Todos, a excepción de mi suegra, que se ha quedado para llevar al colegio a nuestra hija Paula, nos dirigimos en coche hacia Sant Joan de Déu.

La mañana es plomiza, el abigarrado y grisáceo cielo sobre Barcelona amenaza con una no deseada lluvia y el atasco en la ronda de Dalt está en ciernes. Aun así, tan solo pasan diez minutos de las ocho de la mañana cuando dejamos el coche en el *parking*.

En el amplio vestíbulo del hospital ya nos esperan algunos familiares y un buen amigo, Juan Fernández. Rictus serio, nervios a flor de piel, la congoja dibujada en nuestros rostros. La operación es a vida o muerte, cara o cruz. No menos de seis horas en el quirófano. Después de los protocolarios saludos, cojo a Juan por un brazo y me lo llevo a unos metros del nutrido grupo de familiares. Nos conocemos desde finales del siglo pasado.

—¿Pero qué haces aquí, a estas horas?

—He venido a desearos suerte. Y te he traído este rosario —afirma con rostro bondadoso.

—Juan, eres demasiado. ¡Te lo agradezco tanto! —exclamo y lo abrazo con fuerza.

—¿A qué hora lo operan?

—Sinceramente, no lo sé. Tenemos que subir a la habitación y esperar. Tan solo eso.

—¡Seguro que todo irá bien, ya lo verás! —Su expresión no transmite lo mismo.

Emito un largo y hondo suspiro.

—Estoy acojonado. No sé qué decirte. —Mi voz es temblorosa.

—Supongo… Por cierto, Hugo, ¿cuándo nació?

—El veinticuatro de abril. ¿Por? —inquiero expectante.

—Es que el otro día se lo decía a un amigo y este casi no se lo creía. Era incapaz de ponerse en vuestra piel. Son siete meses de penurias lo que lleváis soportando —esgrime Juan con cierta pesadumbre.

—Sí, amigo. Siete meses en el alambre y ahora la operación de corazón… —confirmo mientras mi mirada se desvía fuera, a través de las enormes cristaleras del vestíbulo.

En mi atribulada cabeza comienzan a amontonarse los recuerdos, todavía nítidos, de siete meses vividos en la más absoluta ignominia. Una caterva de odiosos recuerdos que no me dejan respirar…

1. Aquel veinticuatro de abril de 2014

Los dos días más importantes de tu vida son el día
en que naces y el día en que descubres por qué.

Mark Twain

El veinticuatro de abril de 2014 fue un día que no olvidaremos el resto de nuestra finita existencia. Ya hacía un tiempo que lo teníamos señalado en el denostado calendario de pared como el momento oportuno para la ecografía de los ocho meses. Tenía que haber sido un día esplendido, que nos pusiera en la rampa de salida para el nacimiento de Hugo. Por lo menos, igual de espléndido que el día anterior, en el que se celebró, como cada año coincidiendo con el Día Internacional del Libro, la diada de Sant Jordi. Colorida y festiva tradición que data del siglo XV, en el que, ya por entonces, tenía lugar en Barcelona una feria a la que acudían, sobre todo, novios embriagados por el perfume de un amor prematuro y matrimonios que aún lucían jóvenes. Hoy en día, lo habitual es regalar una flor, preferentemente una rosa, o bien un libro, en función de a quién va dirigido el regalo.

Habíamos escogido el nombre de Hugo en dura pugna con el de Daniel, pero al final triunfó la fuerza del primero y la persistencia de Paula, nuestra hija, a quien le parecía que Hugo era el nombre ideal para su hermanito.

A las 7:30 horas sonó el despertador. Comenzaba la rutina diaria. La única diferencia respecto a otros días era que podía acompañar a mi mujer, Elena, y a mi hija al colegio; hasta las diez de la mañana no tenía programada una visita comercial. Salimos los tres de casa. Paula, en medio de nosotros, cogía con fuerza nuestras manos. A paso ligero, no tardamos en cruzar la plaza de la Vila de Gràcia. Revestida de un encanto cautivador, esta era la antesala de la cartelera del cine Verdi, que dejamos atrás antes de divisar el colegio de Paula. Mirándome con toda su inocencia, exclamó:

—¡Papi, no quiero ir al colegio!

—¡Claro, yo tampoco quiero ir a trabajar, Paula! —respondí absorto en mis pensamientos.

La plaza del Nord estaba llena de distraídos estudiantes con la mochila del colegio y apresurados padres que corrían denodadamente por dejar a sus hijos en este y llegar a sus trabajos o tareas domésticas. Por entonces, Paula acudía a P3, su primer año en el colegio que tanto nos costó escoger. Conforme discurría ese juez insobornable llamado tiempo, más convencidos estábamos de nuestra elección. Diez minutos antes de las nueve, Paula ya estaba enfilando la entrada de su clase, donde Elena, esa profesora que todos hubiéramos deseado tener en nuestra niñez —cuando comienzas a dar tus primeros pasos, que, aunque precoces, no dejan de marcarte para el resto de tu etapa estudiantil—, los recibía con los brazos abiertos y con una dedicación envidiable. Elena era todo comprensión, cariño y, por encima de todo, una paciencia de la Tierra hasta Marte. Sabíamos que Paula estaba en las mejores manos. Siempre he pensado que Elena es lo más parecido a mis profesores de EGB, aquellos a quienes en algún momento de mi bisoña e inmadura infancia llegué a repudiar, aunque, con el paso del tiempo, me di cuenta de que habían sido imprescindibles en mi vida durante mi etapa en el colegio público Brasil: desde el profesor Monzón hasta la señorita Dora…

Me despedí de mi mujer, que tenía que coger el autobús V17 en Gran de Gràcia en dirección a la clínica Quirón, donde, a las 09:30 horas tenía programada la ecografía de los ocho meses. Yo retrocedí sobre nuestros pasos en dirección al garaje para coger el coche de empresa y dirigirme a la visita comercial.

A esas horas de la mañana, el tráfico en Barcelona y alrededores ya era algo más fluido; al menos eso me pareció mientras intentaba recordar la salida de la autopista que me dejaba prácticamente al lado de la oficina del cliente. Las diez de la mañana era la hora fijada para reunirme con su directora financiera. Llegué, como de costumbre, con cierta antelación:

—¡Hola, Juan Carlos! ¿Qué tal, cómo vas? —me preguntó con una sonrisa prometedora.

—Bien —le respondí—. Además, hoy no he cogido tráfico —afirmé con satisfacción.

—Y aquí tienes aparcamiento gratuito —me dijo prolongando su sonrisa inicial.

—Sí, eso se agradece cuando vas a visitar a un cliente.

La acompañé hasta la espaciosa sala de reuniones y nos sentamos para exponerle la oferta de renovación. No solo necesitaba asegurar los servicios que le prestábamos al cliente, sino también intentar ampliarlos. Cuando llevábamos quince minutos diseccionando la nueva propuesta comercial para renovar sus servicios de telecomunicaciones, sonó el teléfono: era Elena, y me imaginé que me llamaba para contarme cómo había ido la ecografía. No lo cogí, porque supuse, equivocadamente —idiota de mí— que simplemente me diría que todo había salido según lo previsto; no me gusta interrumpir una reunión y menos con un cliente. El móvil volvió a sonar, era de nuevo Elena y esta vez sí que tenía que cogerlo, no fuera que necesitara decirme algo importante.

—Hola, cariño, ¿qué tal? —Mi pregunta sonó a reproche.

—¡Mal, Juan Carlos, muy mal! —me contestó Elena entre sollozos y con la voz entrecortada. Apenas la escuchaba al otro lado del móvil.

—Pero… ¡dime qué pasa, Elena! —la interrogué con una ansiedad creciente.

—Algo va mal, Juan Carlos, Hugo viene «con mucho líquido» y no saben si podrá sobrevivir. Me han dicho algo de un edema que le cubre el cuerpo. No sé, no sé cómo explicarte. ¡Necesito que vengas…! —Su voz abstracta se apagó sin más y colgó el teléfono.

Noté cómo el corazón me empezaba a latir de forma acelerada, desacompasada, con la sensación de que quería salírseme del pecho. Me notaba la boca seca, áspera. Las manos, con las que habitualmente gesticulo, quedaron inmóviles, inertes. No podía articular palabra alguna. Simplemente miré a mi interlocutora y le dije que tenía que salir corriendo, porque algo había ido mal en la ecografía. Ella lo entendió inmediatamente y me dijo:

—No te preocupes, ya trataremos el tema de la renovación de contrato más adelante.

Me puse la americana y salí corriendo de la sala de reuniones, bajé las escaleras a toda velocidad y ni tan siquiera me despedí de la recepcionista. Entré en el coche y, una vez en la AP-7, por poco me llevo por delante la barrera de peaje; iba pensando en Hugo y en lo que me había dicho Elena. El trágico eco de sus palabras resonaba en mi mente de manera incesante, y era incapaz de encontrar una respuesta a la pregunta que, de manera repetitiva, me golpeaba por dentro:

—¿Por qué mierda nos tiene que suceder esto a nosotros?

Sin darme cuenta entré en la ronda de Dalt, prácticamente vacía, y en apenas unos minutos llegaba a la clínica Quirón.

Ya en el aparcamiento subterráneo, mientras esperaba el ascensor, absorto en la anormal lucecita que explicitaba la disponibilidad de este, los minutos se hicieron eternos. Aún no era consciente de que esos precisos momentos eran el amargo principio de nuestra endemoniada epopeya.

El vestíbulo de la clínica Quirón era un hervidero de gente. A pesar de ello, nunca antes me había parecido tan lúgubre. Divisé a Elena acompañada de su, por entonces, mejor amiga, Yolanda, que por aquellas casualidades de la vida, tenía revisión pediátrica con su hija de apenas diez meses. Habían coincidido allí por casualidad. Yolanda se convirtió en una auténtica almohada en esos momentos de zozobra. Estaban abrazadas en perfecta comunión.

Las lágrimas comenzaron a brotar de mis ojos y una congoja se apoderó de todo mi ser. Me dirigí hacia ellas y, a escasos metros del sofá donde estaban sentadas —Elena ya se había percatado de mi presencia—, pude comprobar que su rostro era un amargo poema: de tanto llorar, tenía los ojos de un rojo pajizo y la cara comenzaba a mostrar síntomas de hinchazón. Se abrazó a mí y me dijo:

—Hugo, es Hugo…, algo va muy mal, me dicen que viene con un edema muy grande y que su vida corre peligro, que no saben cómo ha podido suceder, que su corazón presenta síntomas de una taquicardia extrema, que las posibilidades son escasas…

Apenas pude balbucear:

—¡Tranquila, tranquilízate, ya estoy aquí…! —No encontraba las palabras adecuadas y mis lamentos comenzaban a ser más que perceptibles.

Al cabo de unos segundos, Yolanda se levantó del sofá y también se abrazó a mí para consolarme, aunque en ese momento no existía consuelo posible; la incertidumbre te partía el alma en dos.

Elena y Yolanda se habían conocido en 2008, en la clínica Delfos, y a partir de entonces se hicieron inseparables. Posteriormente, iniciaron juntas su andadura en la clínica Quirón, en el Departamento de Resonancia que coordinaba David Buján, el futuro marido de Yolanda.

Una vez que nos serenamos, si es que es posible hacerlo en una situación como esa, Yolanda me dijo:

—He avisado a David hace un rato, pero están con un paciente que se ha movido durante la resonancia y tienen que repetirla. Además, es un tema complejo de un tumor cerebral y tienen que «clavar» la resonancia para un mejor diagnóstico. Espero que en breve esté por aquí.

No pasaron ni quince minutos, cuando apareció David enfundado en su pijama sanitario, con su tarjeta de supervisor de diagnóstico colgada de uno de los bolsillos. Al tiempo que nos abrazaba, nos explicó:

—Tranquilidad, vamos a calmarnos, no tiene por qué ir mal, seguro que algo podemos hacer. Conozco bien a la doctora Aliende.

La doctora Alejandra Aliende Pons había hecho el seguimiento del embarazo de Elena y tenía una dilatada experiencia adquirida durante muchos años en la Quirón.

—¡Estáis en las mejores manos! —nos aseveró David mientras se cruzaba de brazos.

—Sí, supongo… —replicó Elena con un tono que delataba inseguridad.

—La doctora Aliende me ha hablado de un ginecólogo colega suyo que es un referente en este tipo de situaciones —prosiguió David— y que posiblemente nos pueda echar un cable: el doctor Manuel de Sostoa, que es un especialista en ecografías morfológicas. Me ha comentado que, con este tipo de prueba médica, es posible diagnosticar con mayor certeza lo que le ocurre a Hugo, y así poder determinar si tenemos alguna esperanza. Según me ha dicho, con la ecografía morfológica se examina cada parte del cuerpo fetal, y se evalúa la cantidad de líquido amniótico, así como el desarrollo del feto de manera que podamos saber el peso de Hugo.

El doctor Sostoa visitaba en la antigua Quirón, en la planta 4 de la calle Mare de Déu de Monserrat, y hacia allí nos teníamos que dirigir.

Nos despedimos de Yolanda y David de forma apresurada. Su hija había cogido un berrinche: demasiado tiempo sin ser el centro de atención.

Salimos del aparcamiento. Elena había dejado de llorar, pero seguía con la cara enrojecida. No hablaba, solo miraba por la ventanilla, en silencio, con ambas manos sobre su vientre. El tráfico era fluido. Haciendo cábalas, supuse que sobre las doce estaríamos en los consultorios de la antigua Quirón. Antes de encarar la plaza Lesseps, Elena se percató de que no había llamado a sus padres. Desbloqueó su móvil y buscó en la agenda el teléfono de su padre; su madre habitualmente no lo llevaba consigo. El teléfono apenas sonó tres veces y la voz de Odilo se escuchó en el auricular del coche:

—Hola, papá —dijo Elena con voz agriada.

—¿Qué tal, Elena?

—Papá, estamos saliendo del hospital en dirección a la antigua Quirón.

—¿A la antigua Quirón, pero no tenías la revisión de los ocho meses en donde trabajas tú? —preguntó Odilo con cierta extrañeza.

—Sí, lo que pasa es que tienen que realizar alguna prueba adicional y nos han hablado de un ginecólogo experto en un tipo de ecografías determinadas cuyo despacho está en la antigua Quirón. —La voz de Elena denotaba una preocupación desmedida.

—*Vale, pero o neno está ben?*[1] —Odilo cambió al gallego.

—¡Sí, sí, Hugo está bien! No pasa nada, pero me gustaría que también vinieras tú.

---

[1] Vale, pero ¿el niño está bien?

—*Elena, dime a verdade…*[2] —Sospechaba que algo iba mal.

—Sí, sí, papá, pero quieren hacer una prueba adicional. Luego te explico…

—*Teño que ir comprar unhas cousas, pero poden esperar. Vou cara alá…*[3] —nos explicó mi suegro con una pesadumbre insondable.

Elena me miró fijamente. Ambos éramos conscientes de que no le había dicho la verdad, al menos, no toda la verdad, pero en esas circunstancias cualquier mentira piadosa no debería ser pecado. Elena seguía con la cara ensombrecida, no quitaba la vista de la ventanilla y tenía la mirada perdida en las calles aún no colapsadas de tráfico.

Dejamos atrás rápidamente el Santuario de Sant Josep de la Muntanya para a continuación bordear la plaza Sanllenhy.

Apenas pasaban tres minutos de las doce cuando habíamos aparcado en zona verde. Seleccioné dos horas de aparcamiento como un autómata. Cogí de la mano a Elena. La noté temblorosa. En tanto caminábamos en dirección a la entrada de la antigua Quirón, divisamos a Odilo. Miraba a ambos lados de la calle con cierto nerviosismo. Aunque su semblante no denotaba la tragedia que nos acechaba a la vuelta de la esquina, supuse que la procesión iría por dentro. Elena se abrazó a él y apenas pudo contener el llanto. Odilo la abrazó calurosamente, como abraza un padre a una hija cuando algo no esperado, algo que puede truncar todas sus ilusiones, está a punto de suceder. Fue en ese momento cuando, sin el mínimo resquicio de duda, se dio cuenta de que algo no iba bien. Contuvo las lágrimas, pero su rostro mutó a una infinita tristeza perfectamente perceptible a corta distancia. Si estábamos donde estábamos, era porque había un problema algo más que trivial.

Había venido andando desde la parte alta del barrio de Gràcia. Las calles estaban aún engalanadas por la celebración del día anterior, Sant

---

[2] ¡Elena, dime la verdad!

[3] Tengo que ir a comprar unas cosas, pero pueden esperar. Voy para allá…

Jordi. Alguna *senyera* en los balcones era testigo mudo de tal evento. Los tallos de numerosas rosas, casi con seguridad todas rojas, adornaban el suelo. Las tiendas se resignaban a pasar página de un libro al que, si no lo remediaba el destino, le quedaba un largo y yermo año para volver a abrirse. El Drac de Sant Jordi volvería a la cueva que tanto temía.

Odilo se había prejubilado antes de que Elena y yo nos casáramos, y buena parte de su tiempo lo dedicaba a cuidar de Paula, nuestra hija. Como mi suegra, Angelines, todavía trabajaba, también se tenía que hacer cargo de las tareas domésticas. Mi suegro —con algunos kilos de más, ganados durante su etapa de comercial, a base de comer fuera de casa durante muchos años, y una calvicie incipiente— se movía con una desenvoltura impropia de su edad. Los duros años de trabajo en el campo durante su deslavazada infancia no le habían pasado la factura esperada.

El edificio de la antigua Quirón tenía un aspecto desolado, como si estuviera en desuso. Entramos a paso ligero en dirección a los ascensores: los despachos de consultas de ginecología y obstetricia estaban en la cuarta planta. Una vez allí, nos dirigimos a la recepción y preguntamos por el doctor Manuel de Sostoa. La recepcionista marcó la extensión de su despacho y al cabo de unos segundos nos dijo que teníamos que esperar algún tiempo: estaba ocupado con una ecografía.

Al cabo de unos veinte eternos minutos apareció el doctor Sostoa en la sala de espera y preguntó por Elena. Nos levantamos los tres al unísono. Nos confirmó que una colega del hospital Quirón lo había puesto al corriente de nuestra problemática y que, si éramos tan amables, le acompañásemos. Nos indicó expresamente que solo una persona podía estar con Elena, y pasamos ella y yo a la habitación de las ecografías.

El doctor Sostoa se veía seguro de sí mismo, era un médico de esos que llevan mucho tiempo en el ejercicio de su profesión y que han visto pasar por sus manos todo tipo de pacientes con toda clase de patologías. Vamos, que nada o casi nada podría sorprenderle, y más tarde, por desgracia, pudimos comprobarlo en nuestras propias carnes. Más cerca de los sesenta que de los cincuenta, con una larga trayectoria a sus espaldas, era un referente en ginecología al que muchos acudían cuando el embarazo presentaba ciertas complicaciones.

La habitación era extremadamente austera en cuanto a decoración y mobiliario se refiere: apenas un ecógrafo, una silla de color negro, una camilla, un cuadro al estilo de la serie bodegones de Paul Cézanne y el reflejo de una luz mortecina que se filtraba a través de una vieja persiana. Si a mí me pareció una habitación desangelada y extremadamente fría, no sé qué impresión pudo causarle a Elena. Su rostro, aún enrojecido, reflejaba una tristeza insondable, y un imperceptible lamento brotaba de sus labios.

El doctor le indicó que se tumbara en la camilla; ella obedeció sin más dilación y yo la cogí de la mano para que no se sintiera tan sola en ese momento. La ayudé a quitarse el jersey de punto de color pastel y se subió la camiseta interior con tirantes que llevaba puesta ese día. En Barcelona, a finales del mes de abril, ya se notaba una ligera brisa cálida que indicaba la llegada de un verano prematuro. El doctor Sostoa esparció el gel conductor para radiofrecuencia por el vientre bajo de Elena y cogiendo el transductor, comenzó con la ecografía.

Sentado en una silla que me pareció exageradamente incómoda, el doctor examinaba con cierta extrañeza las imágenes en 4D que arrojaba el transductor. Al mismo tiempo, intentaba escudriñar la fantasmal aparición que sus ojos intuían a través de la pantalla del ecógrafo. Me ubiqué enfrente de él, al otro lado de la camilla donde mi mujer yacía esperando alguna noticia que nos diera cierta esperanza o que, al menos, no nos confirmara un veredicto desalentador.

Apenas pasaron un par de minutos desde el comienzo de la ecografía, cuando Elena, que había aguantado sin decir palabra y sin apenas mirar a la pantalla del ecógrafo, no pudo soportar más la tensa espera y le inquirió al doctor Sostoa con voz suplicante:

—Doctor, ¿cómo ve a Hugo?

Sostoa apenas apartó la vista del ecógrafo y contestó monótonamente:

—De momento, no os puedo decir nada…

Me fijé en la barriga de Elena y me di cuenta de que estaba bastante más abultada de como yo la recordaba.

Por otro lado, las imágenes que mostraba el ecógrafo eran las de un bebé de un tamaño gigante, como si todo su cuerpo estuviera hinchado, especialmente la cabeza y el abdomen y, en menor medida, los brazos y las piernas. Me asustó de una forma inusual aquella primera imagen que percibía de mi hijo y, sin querer, apreté con fuerza la mano de Elena. Ella, respondió instintivamente mirándome a los ojos. Le acaricié la cara con la otra mano que tenía libre, una caricia de amor, de ternura, tal vez de consuelo, para que se mantuviera abstraída de lo que el ecógrafo mostraba en esos momentos.

A veces desviaba mi mirada y con el rabillo del ojo miraba la cara del doctor Sostoa, que, conforme avanzaba la ecografía, más curiosidad mostraba por examinar ese feto, al tiempo que en su cara se dibujaba una mueca de preocupación y de sorpresa por lo que estaba viendo a través del ecógrafo. Las imágenes se sucedían una tras otra y todas ellas mostraban a un bebé inusualmente extraño, grande, deforme, algo que costaría definir con palabras medianamente comprensibles. A pesar de los conocimientos y el bagaje del médico, este se mostraba contrariado por lo que estaba viendo.

Después de algo más de veinte minutos, el doctor exclamó, de la misma monótona forma en que lo habíamos escuchado antes:

—Bueno, esto ya está.

Elena incorporó ligeramente la cabeza y le volvió a preguntar:

—Doctor, ¿qué me puede decir? Necesito saber algo, por favor.

—Ahora, ahora… Vamos a mi despacho y os explico…

Limpié los restos del gel conductor sobre el vientre de Elena y la ayudé a incorporarse. Mientras ella se bajaba la camiseta y se ponía el jersey, sus lánguidos ojos me clavaron una mirada interrogativa. Una mirada esperando encontrar respuestas que yo no podía darle o, al menos, no deseaba. Le extendí mi mano para ayudarla a bajarse de la camilla. Ahora más que nunca, ella necesitaba sentirme cerca.

El doctor Sostoa nos abrió la puerta y ambos salimos de la habitación cogidos de la mano. Dejábamos atrás esa estancia que nos había parecido una sala de torturas, donde el tiempo no transcurría y donde esa débil y mortecina luz apenas arrojaba claridad.

Fuimos en busca de mi suegro, que aún permanecía sentado en la sala de espera. Al vernos, se incorporó y su cariacontecido rostro parecía interrogarnos acerca del diagnóstico. Sin que mediara palabra alguna, entendió que aún no sabíamos nada y que el doctor Sostoa nos esperaba en su despacho. Entramos los tres juntos, unidos en la sobrevenida tragedia.

El despacho estaba sobriamente decorado con diversos lienzos, todos ellos de carácter surrealista, una mesa de madera noble de enormes dimensiones, una butaca para el doctor —esta vez sí que parecía muy cómoda—, y enfrente, un par de sillas para los visitantes. El doctor registraba las visitas en un ordenador de última generación y, al contrario que en la anterior estancia, la luz era muy abundante y más teniendo en cuenta que apenas llegábamos a las dos de la tarde.

El doctor Manuel de Sostoa fue directo y nos lo soltó a bocajarro:

—El feto presenta un *hydrops* fetal no inmune y, por lo que he podido ver, es bastante severo, ya que ha desarrollado un edema seroso subcutáneo de al menos dos o tres milímetros. Calculo que el feto debe de estar en torno a los cuatro o cinco kilogramos de peso. Si os he de ser sincero, en mi carrera profesional he tenido cuarenta y seis casos de *hydrops* fetal no inmune, y cuarenta y cinco han fallecido: id haciendo lo que tengáis que hacer...

Esas malditas palabras nos dejaron helados, petrificados, un jarro de agua fría que acabó de arruinar las pocas esperanzas que albergábamos. Siempre he dicho que hay que decir lo que se piensa, pero pensar lo que se dice y, sobre todo, cómo se dice. Esa forma tan brutal de arrojarnos a la cara lo del *hydrops* fetal no inmune fue lo más parecido a una condena de por vida. Aún hoy, muchos años después, esas palabras siguen resonando en mi mente y me golpean como un martillo pilón movido por un mecanismo automático.

—¿No hay nada que nosotros podamos hacer, doctor? —imploró Elena.

—Poca cosa: en caso de que consiga sobrevivir, su calidad de vida sería ínfima. —El doctor usó un eufemismo para decirnos que, con toda probabilidad, acabaría siendo un vegetal.

—¿Y qué nos recomienda?

—No puedo orientaros al respecto. Tengo que asistir a un congreso médico —respondió con un rostro carente de emociones.

Nos sentimos tristes, apesadumbrados, sin siquiera fuerzas para poder expresar nuestros maltrechos sentimientos.

Me atreví a mascullar —digo mascullar y no preguntar, porque era como una afirmación lanzada al aire— si, a pesar de lo que nos había dicho, existía siquiera la más mínima posibilidad: no encontraba explicación a la respuesta del doctor Sostoa.

A este no le dio tiempo a responder cuando mi suegro, fruto de la tensión y los nervios del momento, afirmó sin vacilación alguna:

—¿Pero es que no has escuchado al doctor? No hay ninguna posibilidad. Además, por lo que nos dice, no sabemos ni cómo podría nacer Hugo, si es que llega a nacer. No podemos condenarnos de por vida y tampoco a él. Tenéis otra hija y ella también os necesita… —afirmó, mirándonos a ambos, con una rotundidad que no dejaba resquicio a la interpelación.

No era el momento de discutir sobre algo que no sabíamos a ciencia cierta si podía suceder, ya que, entre otras cosas, ni siquiera sabíamos lo que era un *hydrops* fetal no inmune, esa «definición maldita» que entró en nuestras vidas por primera vez sin previo aviso.

Nos despedimos del doctor Sostoa con un frío y solitario «gracias». Salimos de su despacho cabizbajos, enmudecidos, como zombis que caminan sin una dirección concreta. Mi mente bullía con un único pensamiento: ¿dónde enterraríamos a Hugo? Fue algo que comenzó a dar vueltas en mi cabeza avanzándome a un posible fatal desenlace. Pensé en enterrarlo en Galicia, la tierra natal de mis padres y mis suegros, esa Galicia inundada de un verde perenne que tantas buenas cosas nos había traído en nuestra vida. Me planteaba muchas disyuntivas: ¿a quién avisaríamos?, ¿cómo sería el traslado del cuerpo? Y un largo vaivén de preguntas que apenas encontraban respuesta dentro de mi atribulada cabeza.

Teníamos ganas de salir de ahí y nos dirigimos a los ascensores. Elena, demacrada. Odilo, con el semblante serio y triste. Yo, apenas podía dar crédito a lo que nos estaba sucediendo. Le dije a Elena que tal vez lo mejor sería volver a la Quirón para informar a ginecología de lo que nos había trasladado el doctor Sostoa y, al mismo tiempo, le pregunté a mi suegro si lo acercábamos a casa. Nos respondió que prefería bajar andando y airearse. Elena se abrazó a él, un abrazo intenso que duró casi un minuto en tanto le suplicaba, entre sollozos, que no le dijera nada a Angelines. Él respondió instintivamente:

—En algún momento lo tendrá que saber…

Nos despedimos de mi suegro y fuimos a coger el coche. Una vez dentro del mismo, Elena aprovechó para contestar un par de wasaps a Yolanda, que le había preguntado en dos ocasiones por el diagnóstico del doctor Sostoa. Elena respondió con un escueto:

—No hay posibilidades, Yolanda. ¡Te quiero!

Entramos en travesía de Dalt, en dirección a la plaza Lesseps, y aproveché para llamar a mi madre usando el manos libres del coche. Una nube de padres y madres iban y venían con sus hijos del colegio. Un fugaz pensamiento me atormentó por un instante: «Afortunados ellos que pueden acompañar a sus hijos».

La voz de mi madre, ajena a nuestra tragedia, se escuchó a través de los altavoces del coche:

—¿Qué tal, hijo?, ¿cómo ha ido la ecografía? —Su tono aún era jovial.

—Tenemos que contarte algo. Nos han dicho que Hugo no viene bien, algo de una enfermedad o patología llamada *hydrops* fetal no inmune. Lo que hemos entendido es que viene con mucho líquido y, según nos han dicho, las posibilidades de que sobreviva son muy pocas... —No le podía decir que ninguna.

Las palabras del doctor Sostoa se repetían incesantemente dentro de mi desolada cabeza: «De cuarenta y seis casos, cuarenta y cinco han fallecido».

—No me digas eso, hijo, por favor, ¿qué me estás contando? —Su voz se quebró al otro lado del teléfono.

—Sí, mamá, Huguito se nos va... —Hice una pausa. Me pareció que los sollozos ahogaban la respiración de mi madre.

Solo se oía al otro lado del teléfono una rutinaria letanía que, invariablemente, se repetía sin cesar: «No puede ser verdad, no puede ser verdad...».

Pasados unos segundos interminables, mi madre preguntó:

—¿Y cómo está Elena?

—Estoy aquí, Marisol. Vamos los dos en el coche en dirección a la Quirón. —Elena no pudo contener el llanto y su voz sonaba metálica, como de otro mundo. Ya no pudo hablar más...

—Mamá, si te parece, te llamamos cuando lleguemos a la Quirón y te decimos algo. Ahora tengo que dejarte. Voy conduciendo... —le expliqué al tiempo que me ajustaba las gafas que habían comenzado a empañarse por la emoción de la situación.

Mi madre apenas asintió con un sí inseguro, lejano, apagado por el llanto.

Apenas un par de horas más tarde, estábamos de vuelta en la clínica Quirón. Preguntamos por la doctora Aliende, que aún seguía con su jornada laboral. No tardó en aparecer con David por el vestíbulo. Este último ya estaba al corriente de la ecografía de Hugo y se abrazó a Elena con fuerza, tratando de consolarla, pero en esos momentos tan duros, ya con el diagnóstico plenamente confirmado, apenas había nada que pudiera consolar a una madre que va a perder a su hijo. La doctora Aliende me miraba con cara de tristeza, hipnotizada por el momento, sin poder hablar, como solidarizándose con nuestra situación.

—Hola, ¿qué tal vais? —preguntó David, en tanto me daba un abrazo a mí y ponía su mano derecha sobre el hombro de Elena para consolarla.

—Bueno, de aquella manera —contesté—. No sé si te lo han dicho, pero...

No me dejó terminar la frase.

—Sí, ya me han informado... algo de un *hydrops* fetal, ¿no? Sé que es duro, pero vamos a ver si podemos hacer algo al respecto. ¡No perdamos la calma! En Barcelona tenemos los mejores especialistas y hemos de agotar todas las posibilidades.

David rondaba los treinta cinco años. Por encima del 1.80, moreno, barba cerrada y ojos expresivos. Una de sus piernas arrastraba una lesión endémica y, a excepción del taekwondo, no practicaba mucho deporte, lo que le conllevaba un cierto sobrepeso que llevaba con soltura. Cuando conoció a Yolanda, no se lo pensó dos veces y puso su diana sobre ella hasta que la llevó al altar.

Nos explicó que en la Maternitat, el hospital maternoinfantil que depende del Hospital Clínico de Barcelona, se encontraban muy buenos profesionales y seguro que podrían orientarnos acerca de los próximos pasos.

—Estoy seguro, vamos, a ciencia cierta, de que allí han tenido que lidiar con todo tipo de casos complicados —continuó David—, y en esta disyuntiva, lo que necesitamos ahora son profesionales con muchas tablas y experiencia. Me han facilitado el contacto de dos especialistas en medicina maternoinfantil que se llaman doctora Cobo y doctora Eixarch. Si os parece, id para allá sin más dilación y preguntad por ellas.

David hablaba en primera persona del plural y eso, aunque era difícil en medio del trance que estábamos sufriendo, me tranquilizó, porque en ese preciso instante supe que anhelaba lo mejor para nosotros.

Soy incapaz de imaginar qué hubiera sido de nosotros sin David y Yolanda, Yolanda y David. Ellos fueron nuestra tabla de salvación en esos momentos tan duros, tan intensamente vividos. Tuvieron un papel primordial en la pesadilla que nos tocó vivir y sin su mediación y preocupación, preguntando aquí y allá, hubiéramos sido una veleta que lleva el viento en un día de tormenta, perdidos en un adulterado mar de sentimientos y culpabilidades, y sin respuesta alguna.

Yo, aturdido, cabizbajo, en medio de insondables atribulaciones internas que saturaban mi mente de pensamientos, todos ellos destructivos, vivía en la más ignominiosa negatividad. Nunca había oído hablar de la Maternitat.

—Sí —me dijo David—, la que está junto al campo del Barça… —Como si fuera un hospital por el que hubiera pasado media Barcelona…

2. LA MATERNITAT
Y EL DOCTOR MIRACLE

Era la primera vez que visitábamos la Maternitat, por lo que tuve que buscar su ubicación en el siempre útil Google Maps.

Como nos había indicado David, el antiguo complejo hospitalario de la Maternitat, en el distrito de Les Corts, estaba situado junto al estadio del Fútbol Club Barcelona. Se trataba de un recinto de corte modernista formado por diversos pabellones.

Entramos en el vasto recinto por la puerta principal, en donde el vigilante de seguridad, abstraído en comprobar si quedaba algún aparcamiento en zona azul, no nos preguntó a dónde íbamos: el catatónico estado de Elena delataba que no veníamos a una anodina visita de cortesía.

Nuestra sorpresa fue mayúscula cuando, al llegar a recepción, vimos a Angelines y a Yolanda, que iba acompañada de su hija. La amiga de mi esposa, siendo consciente de la extrema gravedad de la situación, decidió acompañarla sin saber que también su madre, como era de esperar, estaría al pie del cañón. Elena, instintivamente, se abrazó a su madre a la que, entre rotos sollozos, no le dio tiempo a levantarse del sofá de la recepción.

Angelines tenía la cara de un extraño rojo púrpura, con impávidas ojeras, como si no hubiera dormido en tres días. Su cabellera rubia, corta, bien definida, ya no relucía como en otras ocasiones. Le molestaban los pendientes con cierre de tuerca y los llevaba en la mano.

Su pequeña y pizpireta boca ya no mostraba ningún signo de aquellos mágicos momentos en que era de lo más vivaracha. Sus brazos reposaban flácidamente entre sus piernas y parecían más carnosos de lo habitual.

Supusimos, acertadamente, que había estado un largo tiempo llorando. Se había escapado del trabajo, y en un taxi al que, de manera atropellada, le dio el alto, apenas tardó diez minutos en llegar a la Maternitat. Desde tiempos inmemoriales, se encargaba del cuidado de tres niños a los que dedicaba sus mejores atenciones, además de gestionar con precisión suiza las tareas domésticas de la casa. Tanto ellos como su madre, María José, confiaban a ciegas en Angelines, que nunca los defraudó.

En este mágico punto de complicidad, María José, nada más enterarse de lo de Hugo, simplemente afirmó:

—¡Vete ya y no vuelvas hasta que Hugo esté bien…! ¡Ah!, por cierto —continuó—, si me necesitas para algo, aquí estoy…

Yolanda, al igual que David, bordeaba los treinta y cinco. De mediana estatura, rubia, con el pelo largo y liso, muy delgada —a veces quizás en extremo— y segura de sí misma, había tenido alguna relación anterior, pero no fue hasta que conoció a David que decidió dar el paso hacia el matrimonio.

Cuando nosotros hicimos acto de forzosa presencia en la Maternitat, Angelines y Yolanda ya llevaban un rato de una lánguida conversación, sin mucho que decir, solo esperando que los peores presagios no se confirmaran. Mientras tanto, nosotros, desesperados en busca del santo grial que nos hiciera concebir alguna lívida esperanza en medio de nuestra desesperación, agradecimos enormemente su compañía.

Angelines nos preguntó:

—Bueno, ¿qué os han dicho? —Su voz, que sonó cavernosa, apenas se entendía.

—Tenemos que preguntar por dos ginecólogas, la doctora Cobo y la doctora…, bueno, ahora sinceramente no me acuerdo. Creo recordar que tiene un apellido muy catalán —respondí intentando acordarme de este. El *hydrops* fetal lo inundaba todo.

—Y el doctor, ¿cómo se llama?, el de la antigua Quirón, ¿tan mal lo ha visto? —interrogó mi suegra de nuevo, mesándose los cabellos.

—Nos ha confirmado que las posibilidades son muy escasas, por no decir… —preferí no finalizar la frase. Un aberrante cansancio asomó por mi rostro.

Interrumpí a Angelines antes de que esta lanzara otra pregunta y me dirigí a recepción. Seguía sin acordarme del apellido de la segunda doctora.

—Hola, buenas tardes, venimos a ver a la doctora Cobo —le indiqué a la recepcionista.

—¿De parte de quién?

—Sí, de Elena y Juan Carlos, venimos de la Quirón, de parte de David Buján y la doctora Alejandra Aliende. —De sus nombres sí que me acordaba.

—Vale, un momento, que la aviso.

La recepción de la Maternitat era un espacio amplio, diáfano y muy iluminado, que formaba casi un círculo perfecto. Desde la parte inferior se podían intuir las plantas superiores. A esas horas de la tarde no había mucha gente, aunque sí algunos doctores que entraban y salían absortos en sus conversaciones.

No pasaron ni cinco minutos cuando vimos a dos doctoras que se acercaban a nosotros con cierta celeridad: eran Teresa Cobo y Elisenda Eixarch, de la que me prometí a mí mismo no volver a olvidar el nombre. Intercambiamos unos protocolarios saludos y nos informaron de que estaban al tanto de la problemática con el feto —aún no sabían que su nombre era Hugo— y que, sin más dilación, teníamos que hacer tres pruebas diagnósticas: una analítica materna que incluía un hemograma completo de Elena, una amniocentesis, otra ecografía fetal y, además, en paralelo, estudiarían el historial clínico de Elena, así como también la evolución del embarazo.

A partir de ese concreto instante nos dimos cuenta, a ciencia cierta y con alivio —si es que la situación daba para eso—, que estábamos en las mejores manos. Ínfimo consuelo para quien está a punto de perderlo todo, pero se agarra a una última esperanza, en este caso depositada en las expertas manos de las doctoras Cobo y Eixarch.

La doctora Cobo nos explicó que lo primero que teníamos que hacer era una extracción de sangre para la analítica: querían descartar que Elena tuviera diabetes, anticuerpos irregulares o bien la presencia de algún virus como el parvovirus, todos ellos posibles agentes desencadenantes de un *hydrops* fetal no inmune. El resultado de la analítica en condiciones habituales tardaría días, pero ya nos avanzó que iban a hacer todo lo posible para que al final de la tarde estuviera listo. En paralelo, teníamos que hacer la amniocentesis y la ecografía.

Ambas doctoras, jóvenes, sonrientes, siempre predispuestas y acostumbradas a lidiar con todo tipo de casos complicados, desde el primer momento fueron conscientes de que el de Hugo era poco común. Sumado a esto, Elena se encontraba en la trigésimo segunda semana de gestación, lo que añadía un plus de dificultad.

Seguimos a la doctora Cobo por un críptico laberinto de pasillos, hasta que llegamos a una estancia en donde un letrero que indicaba «Análisis clínicos» hacía presagiar que ese era nuestro destino. Ella golpeó dos veces en la puerta. La enfermera presente, atareada ordenando una bandeja atiborrada de muestras de sangre, nos invitó a entrar en su particular santuario. Elena tomó asiento y se subió el jersey hasta la altura del codo. La enfermera le puso la cinta de goma marrón para apretar el brazo y así cerciorarse de que la extracción fuese satisfactoria. Elena apenas había ingerido algún alimento durante el día y, por un momento, con el tercer tubo de sangre, me dio la sensación de que el mareo estaba en ciernes:

—¡Bueno, ya tenemos las muestras que necesitamos! —nos dijo la enfermera con cierta satisfacción al tiempo que la cara de mi esposa mutaba a un blanco pálido.

La ayudé a levantarse de la silla por si se mareaba y, dándole las gracias a la enfermera, salimos de la estancia siguiendo a la doctora Cobo. La doctora Eixarch nos estaba esperando fuera.

Nos dirigimos los cuatro hacia otra estancia en la que un coqueto y luminoso letrero indicaba «Ecografías». Una luz esplendorosa se filtraba a través de una minúscula ventana. Excepto el habitual mobiliario para llevar a cabo una ecografía, esta carecía de la más mínima decoración: un ecógrafo, una camilla que parecía bastante cómoda, una silla y un armario en donde guardaban los diversos materiales que pueden llegar a ser necesarios durante una ecografía. Elena se tumbó en la camilla y se quitó el jersey. Se subió de nuevo la camiseta y la doctora Eixarch esparció el gel conductor con sumo cuidado sobre su ya atormentada barriga. Comenzó la ecografía con curiosidad, con tiento, con la expectación propia del que sabe que, al otro lado, únicamente se encontraría el más horrendo de los abismos. Aun así, a cada desigual movimiento del transductor, la doctora Eixarch intentaba descifrar el amorfo enigma que la endiablada pantalla del ecógrafo mostraba.

Ambas doctoras, absortas y abducidas en la ecografía, miraban expectantes las anómalas imágenes, a veces con un cuchicheo bidireccional que solamente presagiaba tiempos turbulentos.

Mi natural curiosidad hacía que, con frecuencia, al igual que me pasara durante la ecografía del doctor Sostoa, desviara mi mirada hacia la pantalla del ecógrafo. A diferencia de antes, esta vez se trataba de una ecografía *doppler* fetal y para un neófito en la materia como yo era indescifrable.

Cuando acabamos, el gel conductor, que lo habían tenido que esparcir varias veces por el vientre bajo de Elena, ya se había secado. La doctora Eixarch dijo con voz pausada:

—Ya hemos terminado, guapa. Te voy a limpiar los restos de gel y ya te podrás levantar. Siento que se haya alargado tanto —fueron más de cuarenta y cinco minutos—, pero es que era necesario para un mejor diagnóstico —afirmó mientras echaba un último vistazo a la pantalla del ecógrafo.

Para nosotros, el amargo e interminable tiempo vivido en esa luminosa sala significó una vida entera de padecimiento y, para ellas, la confirmación de algo siniestro que, desgraciadamente, ya barruntábamos, o al menos, en parte:

—El *hydrops* fetal es bastante severo y, además, su frecuencia cardíaca está disparada, sobre 170 o 180 ppm de forma constante. Imaginamos que debido al *hydrops*, aunque eso no lo podemos saber con exactitud. Posiblemente, y debido a esa frecuencia cardíaca tan alta, tenga el corazón dilatado —nos explicó la doctora Cobo antes de abrocharse la bata médica que, después de cuarenta y cinco minutos de prueba, se había aflojado ostensiblemente.

Elena se incorporó. Su cara era un poema: en ella se juntaban el cansancio, los lamentos vertidos, la incertidumbre y la ausencia de noticias positivas en un día que nos prometíamos feliz y que, si no cambiaba, nos abocaba a una tragedia que nos acabaría marcando para el resto de nuestras vidas.

Al mismo tiempo, yo intentaba asimilar todos los conceptos que nos iban explicando sobre Hugo, pero, a esas alturas del día, cualquier pequeñez me sobrepasaba con creces.

Cuando salíamos los cuatro de la habitación, divisamos a un doctor que se dirigía hacia nosotros para saludarnos con una expresión de empatía perfectamente visible desde nuestra posición. Se presentó él mismo:

—Hola, ¿qué tal, papis?, ¿cómo estáis? Soy el doctor Miracle. —Nos extendió la mano con gesto amable y cercano.

—Encantado, doctor. Un poco asustados, y también muy preocupados por la situación, que nos está sobrepasando completamente —afirmé con voz temblorosa.

—Es comprensible... Ya me han puesto al corriente de vuestro caso. Tenemos que sentarnos todos, ginecología, obstetricia, medicina maternofetal, neonatología y así, entre nosotros, discutir cuál es la mejor manera de afrontarlo. Ahora tengo que comentar con la doctora Cobo y Eixarch si han visto alguna cosa adicional que nos pueda orientar en la toma de decisión —nos explicó como si fuera lo más habitual en su rutina hospitalaria.

—Se lo agradecemos mucho, doctor. —Elena permanecía alicaída.

—Estamos esperando el resultado de la analítica y un par de datos más, pero de verdad, podéis estar tranquilos, aquí estáis en las mejores manos —afirmó con una seguridad que nos hizo emitir un ingrávido suspiro, tal vez de alivio, tal vez de liberación.

El doctor Miracle, neonatólogo de referencia y bregado en todo tipo de partos complicados, significó una luz brillante a la que seguir a pies juntillas en medio del oscuro túnel donde estábamos, en el que no se veía salida alguna. En torno a los cuarenta y cinco años, según el «sexo débil», refinadamente atractivo, y con una expresión que te transmitía optimismo y esperanza, simplemente lo fiamos todo a su experiencia y profesionalidad.

Nos despedimos, momentáneamente, del personal médico y nos dirigimos de nuevo a la recepción. Al llegar a esta, pude divisar a mi madre conversando con Angelines, al tiempo que Yolanda daba una vuelta al carro de su hija para ver si se dormía. Mi madre llevaba la tristeza dibujada en su rostro y una honda preocupación que exfoliaba por cada uno de los poros de su piel. Me abracé a ella como lo hice aquel día en que, de pequeño, perdí un balón de fútbol comprado a base de esfuerzo y tesón. Sobrepasados los sesenta, aunque en apariencia podrían ser diez menos, con una energía y vitalidad incombustibles, aún no podía creerse lo que nos estaba sucediendo. Su piel morena ya no relucía bajo los focos de la recepción, que expulsaban una luz blanco cálido.

Estuvimos así un breve lapso de tiempo, hasta que Angelines —siempre quería ir un paso más allá— nos preguntó:

—¿Qué os han dicho?

—Tienen que reunirse todos para ver qué hacer… —contestó Elena—, la situación también es complicada para ellos y la verdad, bueno, es que… —Dudaba si decirlo o no.

Angelines la interrumpió y la incitó a responder:

—Bueno, ¿dime qué, hija mía? —Era una pregunta de la cual no quería saber la respuesta…

—Pues que las esperanzas son pocas, esa es la cruda realidad… —respondió Elena de forma latosa.

Los cuatros juntos, compartiendo una pena infinita, nos confundíamos con el incesante ir y venir de familiares y doctores que, indiferentes a nuestra tragedia, cruzaban la recepción, en tanto Yolanda regresaba con el carro en donde su niña yacía placenteramente dormida. Angelines se excusó y dijo que tenía que ir al lavabo, donde estuvo vomitando un buen rato. Los nervios le jugaron una mala pasada. Aunque intentó ocultárnoslo, finalmente no tuvo más remedio que confesarlo. La expresión de su cara había cambiado a peor durante el transcurso de la tarde.

Alrededor de las 19:00 horas, la doctora Eixarch vino a vernos a recepción.

—¿Te acuerdas de haber tomado algún ibuprofeno o medicamento similar en el último mes? —le preguntó a Elena al tiempo que jugueteaba con su tarjeta de identificación sanitaria.

Le estuvimos dando infinitas vueltas a la cabeza y, como no podía ser de otra manera, le respondimos que no. Éramos conscientes de que, en esa fase del embarazo, por precaución para el feto, había que evitar tomar ciertos medicamentos. De algo tenía que servir que Elena trabajara en sanidad, aunque fuera en una rama completamente diferente, como es la radiología.

La doctora Eixarch nos confirmó que en breve se reunirían todos, incluso estaría el doctor Eduard Gratacós, responsable del Departamento de Medicina Fetal del Hospital Clínico y la Maternitat, quien iba a liderar la reunión.

Empezaba a oscurecer y Yolanda tenía que marcharse. Se despidió de todos nosotros, no sin antes abrazar con fuerza a Elena y hacerle prometer, hasta en tres ocasiones, que la mantuviéramos informada de cualquier novedad vía WhatsApp, fuera la hora que fuera. Angelines me sugirió que saliera con mi madre a cenar algo, ella no podía ni siquiera beber agua y Elena aseguraba estar en la misma situación.

Mi madre y yo abandonamos la Maternitat por la puerta principal. Eran más de las 20:30 horas y el día languidecía. La tragedia y la congoja se dibujaba en nuestros rostros. Una pareja de turistas salían del hotel Princesa Sofía, alegres, desenfadados, ajenos a nuestra desdicha. Ya en la parada de taxis, le dieron el alto a uno, supuse para irse a cenar a algún recóndito restaurante en Barcelona. «La vida sigue», pensé. Unos ríen, otros lloran. La avenida Diagonal, huérfana de transeúntes, aunque iluminada de manera extrovertida, era testigo mudo de nuestra tragedia. Tan solo nos tropezamos con una pareja joven.

Caminaban juntos, distraídos, absortos en las luces que disparaban las farolas de la avenida. Él empujaba un carrito de bebé ultramoderno al que, instintivamente, miré con un asomo de dulzura. En cambio, mi madre agachaba la cabeza, como no queriendo asumir nuestra maldita realidad. Por mi mente cruzó, como un rayo atronador, un único pensamiento: «Ha sido una sucia jugarreta del destino. ¿Por qué este bebé está sano y el nuestro está a punto de fallecer?». La pregunta me mortificaba.

No pude quitarme ese pensamiento de la cabeza hasta que entramos en la cervecería Berlín, justo en el lateral de la avenida Diagonal.

Esperando que me trajeran los bikinis, aproveché para contestar un wasap de David, que me preguntaba cómo nos encontrábamos y, sobre todo, qué sabíamos de Hugo. Le dije que estábamos más o menos igual que hace unas horas, esperando noticias al respecto y le di las gracias.

Apenas habíamos acabado la frugal cena cuando sonó el teléfono: era Elena.

—El doctor Miracle nos ha dicho que me van a practicar una cesárea. Necesito que vengas, por favor. —Me suplicó con voz entrecortada y algo atropellada.

—Sí, ahora mismo vamos para allá, no te preocupes… —balbuceé haciendo el gesto de pedir la cuenta.

Por lo que me narró Elena *a posteriori*, el doctor Miracle le explicó que, si había alguna posibilidad, esta pasaba por practicar una cesárea de urgencia. No podían esperar ni un minuto más, porque se corría el riesgo de muerte fetal.

Al llegar a recepción, donde ya la recepcionista había acabado su turno, nos encontramos con Angelines. Elena ya había entrado en el quirófano y mi suegra presentaba lo más parecido a un cuadro de ansiedad; tuvimos que intentar calmarla entre mi madre y yo, porque apenas atendía a explicaciones. Aún no eran las 22 horas y la recepción de la Maternitat estaba desierta. Como no teníamos noticias de la evolución de la cesárea, intentamos matar el tiempo de la mejor manera posible. Fue ahí cuando comenzó mi «afición» por descubrir e intentar entender todo aquello que le pasaba a Hugo.

> *Hydrops* fetal no inmune: Se define *hydrops* fetal no inmune (HFNI) como la acumulación anormal de líquido en piel (edema) y en cavidades corporales (derrame pericárdico, pleural o ascitis), sin la evidencia de anticuerpos circulantes dirigidos frente a antígenos eritrocitarios. El HFNI es una condición causada por un grupo heterogéneo de patologías cardiovasculares, gastrointestinales, pulmonares, cromosómicas, hematológicas e infecciosas, y es una importante causa de pérdida perinatal, con una mortalidad que varía entre el 50 y el 98 %, según la etiología.[4]

Ahora entendía la afirmación del doctor Sostoa: «En mi carrera profesional he tenido cuarenta y seis casos de *hydrops* fetal no inmune, y cuarenta y cinco han fallecido».

Me dije a mí mismo: «Seamos realistas, esto no va a salir bien».

—¿Dónde están los quirófanos? —le pregunté a Angelines.

Me indicó, con una endeble mano, un pasillo de unos veinte metros de largo, y hacia allí me dirigí. A mano izquierda, tenía diversas puertas que daban acceso a los quirófanos y, a mano derecha, una pared diáfana de color crema pálido. En todas las estancias, un detestable letrero con las palabras «No pasar», escritas en rojo, ahuyentaba a los curiosos. Allí estuve dando innumerables vueltas, todas ellas impro-

---

[4] *Hydrops* fetal no inmune | Clínica e Investigación en Ginecología y Obstetricia (elsevier.es).

ductivas. Pasillo arriba, pasillo abajo.

De un escaso metro y medio de ancho, a esas horas de la noche, en absoluto silencio, como si no hubiera vida en él, recuerdo aquel triste pasillo perfectamente, como mis días de infancia en el colegio público Brasil, en donde jugábamos a las canicas y después del «chiva, pie, tute y gua», me ganaba una canica china. Pero ahora no estaba en juego una canica, lo que estaba en juego era la vida de Hugo…

A las 22:47 horas escuché que una de las últimas puertas se abría y emitía un atroz chillido sonoro. De esa estancia emergieron las figuras del doctor Miracle, de las doctoras Cobo y Eixarch, y de un par de enfermeras con una incubadora. Mi corazón empezó a bombear sangre con fuerza, me dolía el pecho y comencé a sentir un ligero mareo mientras caminaba hacia la incubadora que empujaba el mismo doctor Miracle. Nos encontramos a mitad de pasillo:

—¡Papi, ya lo tenemos aquí! —me espetó con cierta satisfacción.

Tenía ganas de vomitar y el mareo, por momentos, se acrecentaba. No quería mirar lo que había dentro de la incubadora, pero el doctor Miracle insistió, con voz decidida:

—Venga, míralo, que es tu hijo…

Es difícil describir lo que mis ojos vieron una vez que el doctor subió una pequeña cortina que recubría la incubadora: apenas podía creer que fuera un ser humano. Su cuerpo presentaba un edema estrambótico. Era una enorme y amorfa bolsa de líquido en movimiento: la cabeza, el tronco, las piernas, los brazos, todo su cuerpo estaba rodeado de líquido. Su cabeza me llamó poderosamente la atención, ya que la tenía ligeramente recostada hacia el lado derecho y la bolsa de líquido acumulado en esa parte formaba un pequeño globo sobre la sábana de la incubadora. De la boca asomaba un tubo de unos dos centímetros de diámetro, imaginé que era la intubación a la que se refería el doctor Miracle, y sin la cual no habría sobrevivido.

A pesar de tratarse de mi hijo, todo me pareció fantasmal. El doctor Miracle me pasó una mano por la espalda y me dijo:

—Bueno, papi, nos los llevamos a la UCI.

Recostado contra la insulsa pared de color pastel, comencé a resbalar por ella hasta sentar la parte baja de mi espalda sobre el frío y abominable suelo del pasillo que daba acceso a los quirófanos. Las piernas, abiertas en ángulo de sesenta grados. Comencé a llorar como un niño pequeño, desvalido, solo, acongojado, superado por la situación. Las lágrimas resbalaban por mis mejillas para ir a parar a lo que, en algún momento del día que ya se había consumido, fue una camisa azul recién planchada. En ese preciso instante, fui consciente de que vestía el traje que, con tanto esmero, me había puesto esa desdichada mañana. Sobre él, como si de una pesadilla bíblica se tratara, una enorme y horripilante mancha aceitosa campaba a sus anchas. Hasta ese instante había pasado desapercibida y, de no ser por el destino, cruel y despiadado, así hubiera sido por siempre jamás. La chaqueta del traje quedó aprisionada, arrugada de manera estrepitosa sobre sí misma contra la pared de ese odioso pasillo que jamás olvidaré. Un escalofrío traidor recorrió todo mi cuerpo, el suelo estaba demasiado frío y eso me hizo, en parte, volver a la realidad. El doctor Miracle había hecho honor a su apellido y había obrado el milagro, pero… la primera pregunta que me golpeó el cerebro fue: «¿A qué precio?».

El doctor Xavier Miracle i Echegoyen fue, sin el menor resquicio a la duda, el primer gran superhéroe con capa blanca que conocimos. Nuestro particular Capitán América. Aún no éramos conscientes de que, ni sumando los dedos de ambas manos, seríamos capaces de contar a todos los superhéroes con capa blanca que nos quedaban por conocer…

Ahí estuve un buen rato en esa posición: sentado en el gélido pasillo, absorto en mis pensamientos, hasta que otro escalofrío, traidor y mezquino, hizo que retomara la consciencia. Tenía que levantarme y afrontar la dura realidad. Estiré el traje como pude y comencé a caminar de vuelta a la recepción. Allí, mi madre y mi suegra esperaban noticias con una ansiedad que las devoraba por completo. Abracé a ambas con devoción y les dije que Hugo ya había nacido. Obviamente, omití contarles los detalles que mis horrorizados ojos habían presenciado hacía apenas quince minutos.

—¿Qué te han dicho los médicos? —inquirió mi madre. Su voz no era la de un ser humano.

—Poca cosa. Que habían conseguido intubarlo y se lo llevaban a la UCI —contesté intentando no pensar en lo que había visto en la incubadora.

—¿Y Elena qué tal está?

—No lo sé, mamá, no la he visto —me sobraban las preguntas y más las respuestas.

Estuvimos en silencio durante un buen rato hasta que apareció una enfermera preguntando por los familiares de Elena González. Respondimos al unísono:

—¡Somos nosotros! —Ni aun sumando la voz de los tres hacíamos la de una persona normal.

—Seguidme, que os llevaré a la segunda planta donde están las mamás que acaban de dar a luz —nos explicó la enfermera que ya había comenzado a caminar antes de finalizar la frase.

Ahí estábamos mi madre, mi suegra y yo siguiendo a una enfermera que vestía el pijama habitual de servicio. Llegamos a una estancia con mucha luz donde se veía a numerosas parturientas con cara de felicidad y se oía el llanto de sus primorosos bebés que pasaban las primeras horas de su vida pegados al cuerpo de sus madres. La estancia estaba repleta de habitaciones compartidas. En una de ellas se encontraba Elena. Con síntomas visibles de la anestesia que le habían administrado, yacía sobre una cama, somnolienta, desorientada, aún llorosa.

—¿Dónde está Hugo? —nos interrogó mirándonos indistintamente.

Mi madre y mi suegra me miraron como si fuera un astro cegador, un referente al que seguir en tiempos de congoja, y en ese momento no supe qué responder.

—Se lo han llevado a la UCI, no sé mucho más… —respondí con desgana.

—¿Pero lo has visto? —insistió Elena.

—Bueno…, sí, sí, lo he visto fugazmente. —No sabía si contarle la verdad o una mentira piadosa.

—Y dime, Juan Carlos, ¿qué has visto? —Elena insistía a pesar de su estado de somnolencia.

—Elena, ahora tienes que descansar. El día ha sido muy duro y es mejor que intentes dormir algo.

—De verdad, necesito saberlo, no puedo esperar más…

—Elena, pues más o menos lo que nos imaginábamos. De verdad, amor, intenta descansar. —Más que pedírselo, se lo suplicaba.

El llanto de los bebés ahogaba nuestra aflicción y hacía que la situación fuera aún más trágica, ya que, como pudimos comprobar con nuestros mustios ojos, todas las madres menos Elena acunaban a sus hijos. Mi suegra, percatándose de la situación y viendo que eso afectaba en sobremanera a su hija, salió de la habitación y se fue a hablar con unas de las enfermeras para comentarle si era posible que nos cambiaran a una habitación algo más tranquila o, al menos, donde pudiéramos llevar nuestra pena en silencio.

No pasaron ni diez minutos cuando la misma enfermera que nos había conducido a la estancia donde estábamos nos dijo que nos trasladarían a una habitación para nosotros solos en donde podríamos estar más tranquilos.

Antes de la una de la madrugada del día veinticinco de abril, ya estábamos en una habitación a la que excepcionalmente nos habían trasladado. No parábamos de darle vueltas a la cabeza a cómo podíamos haber llegado a esta situación, y todo eran preguntas sin respuesta. Solo se escuchaba el eco monótono de una negación repetida hasta la saciedad: «Esto no nos puede estar pasando a nosotros... No puede ser verdad...».

De repente, Elena, que estaba pensando en alto, hizo la pregunta que nadie se atrevía a verbalizar. Sin destinatario concreto, pero dirigida a todos:

—¿No sería posible ver a Hugo? —dijo con voz suplicante.

Tras una breve pausa, contesté:

—No creo que sea el momento, amor. Tal como hemos hablado, es mejor que descanses y mañana ya veremos...

La habitación, escasamente iluminada con una luz tenue, prácticamente en la penumbra, era un mar de lamentos que apenas encontraba consuelo en los jardines que se divisaban a través de la ventana, mientras las farolas exteriores dibujaban extrañas y opacas figuras en el suelo y sus reflejos parecían recuerdos de otro tiempo mejor.

Unos instantes más tarde, mi madre hizo la misma pregunta, pero esta vez transformándola en una exclamación:

—¡Me gustaría ver al niño, sea lo que sea, esté como esté! —Su voz sonó enérgica.

La insistencia de ambas hizo que, por un momento, me planteara si sería buena idea ir a ver a Hugo a la UCI, o, en todo caso, si nos dejarían verlo.

No sé por qué, pero en ese momento salí de la habitación con una decisión impropia de la situación y me fui directo al control de enfermería, donde varias enfermeras atareadas rellenaban papeles de manera compulsiva. Me dirigí a una de ellas y le pregunté si sería posible ver a Hugo, aunque solo fuera desde el exterior de la UCI. Con toda amabilidad, me respondió que no dependía de ella y que, en todo caso, tenía que consultarlo.

Esperé un rato al otro lado del control de enfermería, cuando la enfermera volvió, me comentó:

—Tenéis que esperar unos veinte minutos, están acabando de acomodarlo en la UCI. Si os parece, cuando ya lo tengamos, voy a vuestra habitación y os aviso.

Media hora después, la misma enfermera entró en la habitación y nos dijo que ya era posible bajar a verlo. La duda era cómo podíamos mover a Elena, ya que aún no le habían pasado los efectos de la anestesia y tenía puntiagudos dolores. La enfermera, siempre dispuesta, nos dijo que estuviéramos tranquilos, que allí tenían solución para casi todo. Fue en busca de una silla de ruedas en la que poder trasladarla, y salimos todos de la habitación tras ella. Yo empujaba la silla de ruedas en la que mi mujer, cabizbaja y demacrada, emitía unos quejidos apenas audibles.

Llegamos a la UCI situada en la primera planta con cierto nerviosismo e impaciencia. El miedo se dibujaba en nuestros rostros. Escuchamos que la enfermera nos decía:

—Esperad aquí, que tengo que avisar a mis compañeras para que os acerquen la incubadora.

Pudimos comprobar, a través del cristal de la UCI, cómo la enfermera de críticos, junto con la que nos había acompañado allí, movían la misma incubadora que yo había visto en aquel pasillo y que tanto me había impactado. Elena cogió mi mano y la apretó con una inusitada fuerza, como queriendo decirme: «No me sueltes ahora, no podría soportarlo».

Cuanto más se acercaba con la incubadora, más temía yo que Elena, mi madre y mi suegra se vinieran abajo. La dejaron a apenas veinte centímetros del cristal. La visión de Hugo fue todavía más aterradora que aquella primera vez que lo vi en el pasillo que daba a los quirófanos. Elena cerró los ojos instintivamente y comenzó a emitir un llanto desgarrador, fúnebre, como si le estuvieran arrancando la piel. Mi madre y mi suegra apenas podían mirar la cruel escena y sus caras reflejaban una mezcla de miedo y pesadumbre. Miré a la enfermera que nos había acompañado desde la habitación y, con el rostro afligido y roto por el dolor, le hice un gesto indicándole que la función ya se había acabado. Necesitábamos volver a la habitación con premura. Ella lo entendió inmediatamente y su cara, así como la de la compañera de críticos, reflejaban comprensión y, al mismo tiempo, compasión por la extraña situación que les había tocado vivir esa dolorosa noche de guardia. A pesar de la machacona insistencia de Elena, que nos apremiaba por regresar a la habitación, Angelines no se despegaba del soberbio cristal de la UCI, y ausente de toda realidad, solo mascullaba en susurros:

—Ahora es él quien me necesita más que nadie. No quiero que esté solo si le pasa algo… —Su tono de voz apenas era perceptible, sus manos no se despegaban del cristal exterior de la UCI y sus lágrimas resbalaban a borbotones por su rostro deformado por la tristeza.

Nos costó convencerla de que allí, de pie, enfrente del enorme ventanal de la UCI, no teníamos nada que hacer. Volvimos a la habitación extenuados, hundidos, sin apenas esperanza. Al cabo de unos minutos aparecieron dos enfermeras con una bandeja repleta de tilas y manzanillas, y eso hizo que, durante unos segundos, nuestras cabezas dejaran de pensar en Hugo. Una de ellas, la misma que nos había acompañado a la UCI, nos dijo:

—Creo que las necesitáis…

Agradecimos el detalle que habían tenido con nosotros intentando distraernos de nuestra tragedia, a la vez que hablaban de cosas intrascendentes. A esas horas, casi las dos de la mañana, el cansancio comenzaba a hacer mella en nosotros y mi suegra nos sugirió a mi madre y a mí que nos fuéramos a casa a descansar. Ella prefería quedarse con su hija. Le dije que ni hablar. Si alguien tenía que quedarse esa noche, ese era yo. Sin embargo, ella insistió sin desfallecer hasta que, cansados de un continuo tira y afloja, mi madre y yo decidimos marcharnos para casa.

Nos despedimos de ellas, y yo le di un abrazo a Elena con las pocas fuerzas que me quedaban. Salimos del recinto de la Maternitat, donde a esas horas todo era silencio, como si Barcelona entera se hubiera parado.

Las calles estaban desiertas, deshabitadas, y si, tal como me encontraba entonces, absorto en mis pensamientos, no llegó una multa por exceso de velocidad, debió tratarse de un verdadero milagro, ya que en ningún momento respeté el límite establecido en 50 km/h. Dejé a mi madre en su casa y un poco después llegaba a la mía para dejarme caer en la cama como el que suelta un pesado lastre, pensando en cómo iba a ser capaz de conciliar el sueño esa noche. Mi mujer yacía en una cama de un hospital apesadumbrada, con la ilusión hecha trizas, y no sabía si mi hijo Hugo tendría futuro más allá de la unidad de críticos de la Maternitat.

Respecto a Paula, esta había pasado el día con un canguro de lujo: mi suegro. Para ella también sería un día extraño, un día en el que sus padres no habían jugado con ella en el parque ni le habían dado un beso justo al acostarla. La pequeña, ajena a la tragedia de su hermanito, vivía en su pequeño mundo en donde casi todo era felicidad. Intenté concentrar mis pensamientos en su sonrisa, en sus travesuras, sabiendo que no quería dormirme, porque, probablemente, ya no habría día siguiente para Hugo...

Apenas pude descansar un par de horas; a las seis de la mañana me levanté para ir al lavabo y ya no puede dormir más, por lo que antes de las ocho ya estaba de nuevo en el hospital. Esta vez aparqué dentro, donde lo hacen las visitas de los familiares ingresados.

Sonó mi móvil, era mi madre:

—Hola, hijo, ¿qué tal, ya estás en la Maternitat? —me interrogó con una voz que aún reflejaba el cansancio del día anterior.

—Sí, ahora mismo estoy aparcando.

—No has dormido nada, ¿verdad? —No sé si era una pregunta o más bien una afirmación.

—Bueno, al menos lo he intentado —respondí con resignación.

—¿Sabes algo del niño?

—No, no he hablado con nadie.

—Vale, cualquier cosa me llamas. Yo salgo en un rato para allí. Iré en metro.

Llegué a la habitación donde Elena y Angelines, como era de esperar, no habían descansado absolutamente nada. Mi suegra, tumbada en un sofá que, aparentemente, era cómodo. Mi mujer, estirada en la cama sin poder conciliar el sueño en toda la noche.

Volvió a sonar mi móvil: era un cliente. En ese momento me percaté de que tenía un bullicioso trabajo en Vodafone. Desvié la llamada al contestador y, cuando accedí a la bandeja de correo del móvil, tenía casi cincuenta *mails* sin contestar. Suspiré largamente: «No sé cómo voy a poder gestionar esto», me dije con cierta desazón. Salí de la habitación momentáneamente para marcar el número de móvil de mi mánager. Al cabo de unos segundos, escuché la voz de ella al otro lado.

—Buenas, Juan Carlos, ¿todo bien? —me preguntó con cierta indiferencia.

—No, no muy bien… Estamos en el hospital. Han tenido que practicarle una cesárea a Elena y el niño está muy grave… —No deseaba explicarle toda la historia, ya que nuestra relación profesional hacía tiempo que no era satisfactoria.

—Vaya, cómo lo siento. ¿Qué vas a hacer?

—Pues, ahora mismo, no puedo atender a los clientes. Consultaré con Recursos Humanos a ver qué me explican. Aunque no lo tengo claro del todo, entiendo que me corresponden unos días libres y, luego…, bueno, luego ya veremos… —Era una suposición mía que no iba mal encaminada.

—No lo sé, imagino que sí, pero tenemos que atender a los clientes. No podemos olvidarnos de ellos. Configura el fuera de oficina en el correo electrónico y desvías todos los correos a un compañero. —Sus prioridades estaban claras, las mías habían mutado para siempre.

—De acuerdo, vamos hablando —le respondí con cierta parsimonia.

Ese primer día en la Maternitat, en torno a las diez de la mañana, tuvimos una gratificante visita: el doctor Miracle hizo acto de presencia en la habitación para interesarse por nosotros e informarnos del estado de Hugo. Nos dijo que, durante el día, vendría un prestigioso cardiólogo de Sant Joan de Déu —el doctor Bartrons—, para realizarle una ecocardiografía. Aprovechamos la coyuntura, sobre todo Elena, que le disparó cuatro o cinco preguntas a bocajarro, para solicitarle su experta opinión acerca de la evolución, si es que esta existía, de Hugo.

El doctor Miracle fue sincero y directo:

—No os voy a engañar. No tendría sentido. La situación es crítica. La evolución de estos primeros días va a ser vital. Con la ecocardiografía, vamos a descartar si existe algún problema adicional de corazón que, añadido al *hydrops*, pueda complicar sobremanera su supervivencia —nos dijo con rotundidad acostumbrado a este tipo de trances.

Un poco más tarde, entraban mi suegro y mi madre en la habitación, ambos con caras largas. Los pusimos al tanto de las últimas novedades y convencí a mi suegro para que se llevara a Angelines a casa: necesitaba descansar urgentemente.

Elena apenas probó algo de la comida del mediodía y comenzaba a preocuparme seriamente por su salud. Esta situación podría acabarse mañana mismo, pero también alargarse por más tiempo, y nosotros teníamos que estar lo más enteros posibles, por nuestro bien y, por ende, para afrontar lo que viniera.

Trasladaron a Elena a una habitación de la planta principal. Allí, ya nos esperaba el doctor Bartrons con una enfermera que le daría soporte durante la prueba. Era condición *sine qua non* que Hugo estuviera quieto durante el procedimiento.

El doctor Bartrons, con una larga experiencia y curtido en todo tipo de batallas cardiológicas, estaba acostumbrado a lidiar con los casos médicos más complicados. Sobrepasado el medio siglo, reservado, de pocas palabras, siempre cavilando el mejor diagnóstico para el neonato, parecía uno más de la familia, alguien cercano a nuestra tragedia y no un cardiólogo con una brillante trayectoria.

Bajaron a Hugo en la incubadora y alrededor de las cinco de la tarde comenzó la ecocardiografía. El doctor nos dejó estar presentes y Elena, que estaba hecha un mar de nervios, no paraba de atosigarlo a preguntas, una tras de otra. Él, ensimismado en el pequeño gran corazón de Hugo, apenas respondía con monosílabos. Durante los veinticinco minutos que duró la prueba, no apartó sus curiosos ojos de la pantalla del ecógrafo, escudriñando un diagnóstico, buscando respuesta en los recovecos de un corazón harto complejo. A veces, le solicitaba a la enfermera que sujetara a Hugo de una forma determinada, que le sostuviera las piernas, los brazos… Elena intentaba no mirar a nuestro hijo. No deseaba mostrar síntomas de debilidad y, a las primeras de cambio, venirse abajo. Sentada en su momentánea silla de ruedas, me dirigía miradas, a veces de interrogación, a veces de miedo y espanto. El ecógrafo emitía el surrealista sonido del corazón de Hugo, acelerado, prácticamente exhausto.

Cuando el doctor acabó la prueba y la enfermera ya estaba retirando los restos del gel conductor que, debido al *hydrops* fetal, se habían esparcido por la parte superior del cuerpo de Hugo, este entró en parada cardiorrespiratoria. La enfermera salió corriendo de la habitación y comenzó a gritar como una posesa:

—¡Parada, parada, tenemos una parada en el box B!

Todo se desarrolló en apenas unos segundos. Al tiempo que la enfermera regresaba al box, el doctor Bartrons nos conminó, apresuradamente, a salir de allí. Notamos cómo la respiración de la enfermera, agitada por la repentina e inesperada carrera fuera del box, pesada como el plomo, hacía presagiar lo peor. Fue ella misma quien, empujando la silla de Elena, nos sacó de allí a toda prisa.

Vimos en ese momento cómo varias enfermeras y un pediatra corrían hacia el box. Cerraron la puerta de golpe, con un estruendo que nos pareció, por un instante, el fin del mundo. Tal vez, ahora sí, el amargo final de nuestra trágica y efímera epopeya.

Miré a Elena. Su hinchado rostro era digno de pena. Le sujeté ambas manos con fuerza, como el que se sujeta a una boya en el momento de hundirse en el negro y oscuro abismo del océano. Me agaché a darle un beso en la frente. Le dije abiertamente:

—Si tiene que pasar, Elena, cuanto antes, mejor. —Ya no nos quedaban más lamentos…

Pasaron unos eternos minutos, cuando vimos que el doctor Bartrons salía del box B seguido del pediatra que, al escuchar los gritos de la enfermera solicitando ayuda, había acudido de forma apresurada. Se acercó a nosotros y nos dijo en un perfecto catalán:

—Aquesta vegada hem aconseguit sortir endavant de miracle, però la situació és molt greu. Vaig a fer un parell de trucades per veure si el podem traslladar a Sant Joan de Déu. La única possibilitat que té l'Hugo és una màquina que es diu ECMO.[5]

El doctor Joaquim J. Bartrons Casas salvó el segundo *match ball* al borde del precipicio. Otro superhéroe con capa blanca que se había cruzado en nuestro camino. Esa fue la primera ocasión que vimos cómo médicos, pediatras y enfermeras corrían al unísono para salvar una vida al borde del cataclismo. La nuestra era un vaivén de emociones incontrolables…

---

[5] Esta vez hemos conseguido salir adelante de milagro, pero la situación es muy grave. Voy a hacer un par de llamadas para ver si lo podemos trasladar a San Juan de Dios. La única posibilidad que tiene Hugo es una máquina que se llama ECMO.

3. El hospital de la colina

Tras la insospechada y casi trágica situación que acabábamos de presenciar, no teníamos más remedio que volver a la habitación. El doctor Bartrons nos comentó que, en el momento en que tuvieran novedades acerca del traslado de Hugo a Sant Joan de Déu, nos avisarían con suficiente tiempo.

Mi madre y Angelines, que no nos dejaron solos ni un solo instante, apenas se atrevían a preguntar nada. Sabían que la situación era extrema y que las preguntas tenían siempre la misma respuesta. No tardaron en llegar Odilo y su hermano, el tío Pepe, que tan importante iba a ser para mí de ahí en adelante. También mi hermano Javi, al que hacía tiempo que no veía y con el que me fundí en un abrazo.

Aún no había anochecido cuando el doctor Bartrons subió a la habitación y nos comentó que una ambulancia medicalizada estaba en camino. También nos informó que ubicar a Hugo en la ambulancia sería como trasladar un Picasso. Se tenía que llevar a cabo con sumo cuidado, ya que cualquier mínimo error podría ser fatal. De hecho, confirmando sus palabras, tardaron casi cuarenta minutos en «acomodarlo».

Me indicaron, expresamente, que nadie podía ir con él en la ambulancia, pero que sería conveniente que algún familiar estuviera en el hospital cuando esta llegara. El tío Pepe y mi hermano se ofrecieron a acompañarme hasta Sant Joan de Déu. Mi madre y mis suegros ya habían tenido demasiadas emociones en tan poco tiempo.

La distancia que separa la Maternitat de Sant Joan de Déu es de apenas un par de kilómetros. A esas horas, las nueve de la noche pasadas, no nos llevaría más de un cuarto de hora. En la avenida de Pedralbes, perdimos de vista la ambulancia. No era cuestión de hacer caso omiso a los semáforos. Las calles del barrio de Pedralbes, lo que se conoce como la zona alta, lucían deshabitadas. Apenas tres o cuatro vecinos paseando algún perro con pedigrí y un coche de gama alta entrando en un garaje privado. Ya en la avenida de Esplugues, la Escola Thau permanecía en silencio. Atrás quedaban las horas bulliciosas en las que centenares de alumnos colapsaban sus alrededores. Tal vez hubiésemos necesitado algún testigo para confirmar que realmente ese día era viernes noche.

Antes de finalizar nuestro recorrido, por un efímero instante me entretuve contemplando la vista que se me ofrecía a través de la ventanilla del conductor. Sin saber cómo, teníamos una buena parte de Barcelona a nuestros pies. En cierta manera, después de la cuesta arriba que habíamos recorrido, era normal. El hospital simulaba, desde su solitaria cima, controlarlo todo.

Justo después de dejar el coche en el aparcamiento, sonó el móvil: era David.

—Juan Carlos, ¿qué tal está Hugo? —inquirió algo acelerado.

—Nos han derivado a Sant Joan de Déu, ya que las pocas posibilidades que tenemos pasan por una máquina que creo recordar se llama ECMO... —Siempre había sido bueno recordando acrónimos.

—Estoy seguro de qué estáis en las mejores manos. Voy para allá.

No me dio tiempo a responderle que no hacía falta, que ya estaba acompañado, pero David había colgado y se dirigía hacia Sant Joan de Déu en moto.

Llegamos al vestíbulo del hospital, un espacio diáfano, con una altura considerable y unas enormes cristaleras que permiten ver la plaza que lleva el mismo nombre que el hospital y donde mucha gente pasa las horas muertas entre visita y visita a sus familiares.

Me percaté de que, a pesar de la hora, había un gentío considerable sentado en diversos sofás que se espaciaban por el vestíbulo. Imaginé que serían familiares de pacientes. Sus caras reflejaban tensión y preocupación. A través de las cristaleras puede ver un corrillo de siete u ocho personas que charlaban de forma animosa. «No deben de estar aquí por gusto», cavilé, mientras buscaba alguien que pudiera decirme dónde estaba la UCI. Hacía unos segundos había descartado preguntarle al guardia de seguridad que, de forma rutinaria, recorría la recepción de arriba a abajo. Supuse, erróneamente, que no sabría orientarnos.

Sin la menor idea de a dónde dirigirnos, vimos a una persona que llevaba una casaca de color verde, parecida a la de las enfermeras, y una tarjeta de identificación colgada del cuello en la que se podía leer: «Voluntaria». Le pregunté, de forma atropellada, dónde podíamos localizar la UCI.

—En la cuarta planta —respondió al instante.

El tío Pepe y mi hermano subieron por el ascensor: no era cuestión de que el padrino de Elena, al borde de los ochenta años, subiera por la escalera y tuviéramos un disgusto en un día como hoy. Yo decidí subir caminando. Me llamó poderosamente la atención que en cada peldaño de la escalera había escrito un mensaje: *Fes exercici, es bó per al teu cor*.[6] Por un momento pensé en mi corazón. «Bah», me dije, «si ha aguantado estos dos días de infarto, es que está hecho a prueba de bomba».

Nos encontramos en la cuarta planta, en una especie de descansillo de unos diez o doce metros cuadrados en el cual confluían dos puertas que daban acceso, respectivamente, a la UCI neonatal y

---

[6] Haz ejercicio, es saludable para tu corazón.

la UCI pediátrica. Supuse que tendríamos que dirigirnos a la UCI neonatal. Tiramos de una puerta de cristal que daba acceso a un largo pasillo. Otra vez un pasillo, como en la Maternitat. Con el impredecible transcurso del tiempo, nos dimos cuenta de que, en él, la vida y la muerte, la alegría y la pena se entrelazaban sin distinción alguna.

Entré seguido de mi hermano y el tío Pepe. A mano derecha, unas estancias, todas ellas rotuladas con refulgentes y llamativos letreros (desde el box E hasta el box A), hacían referencia a espacios, supuse, destinados a la atención de recién nacidos. Al final del pasillo, también a mano derecha, estaba ubicada la UCI neonatal. A mano izquierda había una estancia en la que se podía leer un cartel de «Sala de lactancia» y a continuación de esta, un enorme mural repleto de dibujos realizados por niños. Todos ellos, desde el primero hasta el último, con una característica en común: una «pupa» en el corazón. «Trompó de grandes vasos», *L'operació de cor del Jan*[7]… y un incontable número de láminas y dibujos que recogían un mar de esperanzas, de sueños e ilusiones, algunas de ellas quizás truncadas por el amargo destino de los que antes que nosotros habían estado allí. Un escalofrío atravesó mi cuerpo en tanto mi mente me golpeaba con un único y silente estribillo: «No me puede estar pasando esto, es un mal sueño y tarde o temprano despertaré de él».

A esas alturas, ni por asomo era consciente de que, con el discurrir del tiempo, completaría un par de maratones a través de ese pasillo que quedó desgarradoramente dibujado en mi mente para el resto de mis días.

---

[7] La operación de corazón de Jan.

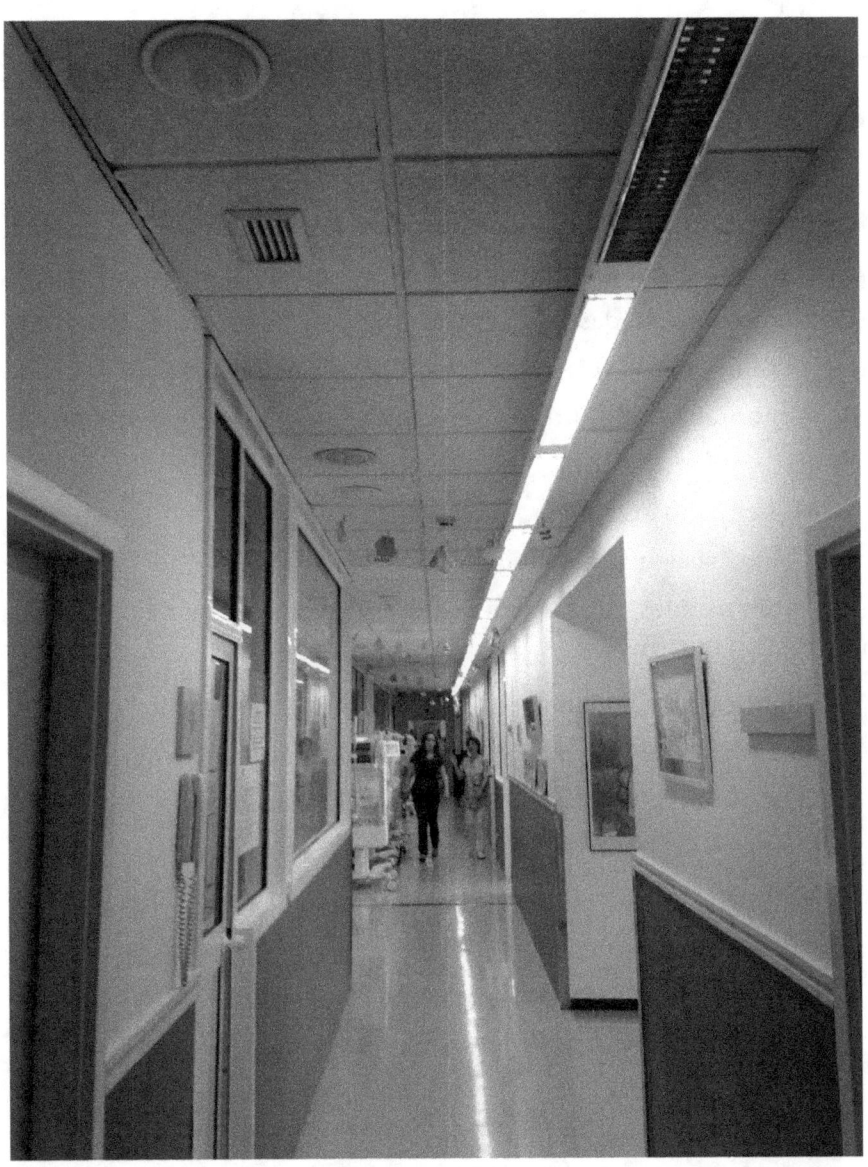

Justo enfrente de la puerta que daba acceso a la UCI neonatal se encontraba una estancia del tamaño de una habitación con un letrero que indicaba «Sala de espera», por lo que entramos en ella. Decorada de forma austera, apenas unas diez sillas que formaban una L y dieciséis taquillas de color gris metálico en donde los padres, supuse, dejarían sus pertenencias, la sala de espera estaba completamente desierta.

La estancia, prácticamente en penumbras, solo recibía las centelleantes luces de una Barcelona casi inmóvil a través de tres enormes ventanales.

La vista a través de ellas era privilegiada: la ronda de Dalt, por donde apenas circulaban unos pocos coches, el Camp Nou, el hotel Arts, la torre Agbar, la Sagrada Familia y un sinfín de luces difuminadas, como pintadas con acuarela, de una Barcelona parada en el tiempo que solo se veía alterada por los aviones volando por encima de la montaña de Montjuic en su recta final hacia el aeropuerto de El Prat.

Mi hermano exclamó:

—¡Qué vista más cojonuda!

—¡Sí!, para los que puedan disfrutar de ella —respondí con cierto desánimo.

Allí estuvimos sentados, en silencio, hasta que el cuchicheo de dos animosas enfermeras y el renqueante sonido de las Crocs que calzaban me puso en alerta e hizo que me asomara a la puerta.

Me dirigí a ellas:

—Disculpad. Acaban de traer a mi hijo aquí y no sabemos dónde podemos encontrarlo. ¿Podéis indicarnos algo al respecto?

Una de ellas, que sujetaba con ambas manos una especie de recipiente en donde, supuse, llevaría algún tentempié para resistir toda la noche, me preguntó:

—¿Cómo se llama tu hijo, papi?

—Hugo Alonso.

—Vale, de acuerdo. Ahora, justamente, estamos en el cambio de turno —eran sobre las 22:30 horas— y tenemos para un rato. Si te parece, intento averiguar algo y vuelvo a informaros —confirmó con una amabilidad que me tranquilizó momentáneamente.

—Perfecto, muchas gracias por todo.

Las enfermeras vestían un pantalón de color blanco y una casaca con infinidad de minúsculos dibujos superpuestos, unos encima de otros, todos con alegorías infantiles y llamativos colores. Era imposible no distinguir a una enfermera de Sant Joan de Déu.

Vi a David asomar por el pasillo, con el casco de motorista en la mano, caminando de manera decidida hacia donde me encontraba. Cuando llegó a mi altura, lo abracé como te abrazas a un flotador cuando no sabes nadar y la tormenta no deja de arreciar. Le presenté a mi hermano y al tío Pepe. Mientras David miraba embelesado a través de los ventanales de la sala de espera, lo puse al corriente de las últimas novedades sobre el diagnóstico de Hugo.

Aproveché unos instantes, en tanto mi hermano y David conversaban sobre banalidades, y extraje el móvil de la cazadora para buscar en Internet el significado de ECMO. Así supe que se trata de un sistema de oxigenación por ventilación mecánica extracorpórea que permite mantener la función respiratoria y limpiar los pulmones.

«No pinta bien», pensé, e inmediatamente contesté un wasap de Elena, que otra vez me preguntaba por Hugo.

Una enfermera se asomó a la sala de espera.

—¿El papá de Hugo? —interrogó dirigiéndose a los que allí estábamos reunidos.

—¡Yo! —respondí con premura.

—¡Sígueme, que te llevo con él!

Dejé atrás la sala de espera y me despedí de mis acompañantes. La enfermera esperaba con la puerta de la UCI abierta. Una puerta hacia lo desconocido.

Una luz tenue, agonizante, iluminaba una amplia estancia en donde, al menos, pude contar hasta diez camas medicalizadas. En cada una de ellas, excepto una que estaba vacía, un neonato luchaba de manera denodada contra el destino por evitar lo que, a veces, desgraciadamente, era inevitable. Al lado de cada cama había una especie de torre con diversas bombas de infusión de jeringas que eyectaban los medicamentos, tan pausadamente, que daba la sensación de que el tiempo se había detenido en la UCI, para que cada momento que pasáramos allí nos marcara para siempre.

Las enfermeras recorrían todas las camas de forma sincronizada. La que me acompañó a la UCI señaló una cama que había en la entrada, a mano izquierda, en un espacio más amplio que permitía mayor maniobrabilidad: en ella estaba Hugo.

Con posterioridad, nos enteramos de qué las enfermeras la conocían como «la *suite* nupcial». A cada lado de la cama había una torre con infinidad de bombas inyectoras. Entre ambas torres, llegué a contar hasta catorce. Hugo tenía un mar de cables encima y varias vías por las que entraban los medicamentos. Me quedé de pie, al lado de la cama, mirando a aquel ser con una apariencia extraña. Me pregunté qué sentiría él en ese momento y una compasión infinita se apoderó de mí. Hugo era parte de mí, carne de mi carne, era mi hijo…

Una enfermera se me acercó.

—¿Papi, qué tal, cómo estás? Me llamo Samanta y hoy voy a estar pendiente de Hugo —me dijo poniendo los brazos en jarra.

—Gracias, Samanta, te lo agradezco.

—Una cosa, papi —prosiguió—, ¿ves la columna que hay a la entrada? —preguntó, señalándome una columna que no sé cómo pudo pasarme desapercibida esa primera vez.

—Sí, la veo…

—Pues es muy importante que, cada vez que entres, te laves las manos hasta el codo. Allí hay una pica con un bote de jabón. No podemos permitirnos ni la más mínima infección aquí. —Aquello parecía una regañina en toda regla, perfectamente comprensible por estar donde estábamos.

—Lo entiendo. Es la primera vez que entro en la UCI y aún no tengo las normas claras —respondí en tanto movía mi cabeza en señal de comprensión.

—Bueno, tranquilo. No pasa nada. Si quieres te traigo una silla.

—No hace falta —repliqué sin apenas convicción en mi afirmación.

A pesar de que estaba muy cansado —apenas había dormido un par de horas la noche anterior—, ¿qué era lo mío comparado con lo de aquel ser que yacía extendido en una blanquecina cama justo a mi lado?

Samanta prosiguió:

—De todas maneras, le acaban de prescribir fentanilo. Se trata de una especie de opiáceo como la morfina, pero más potente. Estaba muy inquieto y esto hará que esté mucho más tranquilo, por lo que casi con seguridad estará dormido toda la noche. Intentamos que los niños sufran lo mínimo. —Tenía muy bien aprendida la lección de muchas noches sin dormir pendiente del más mínimo sobresalto en la UCI.

—De acuerdo. Lo que pasa es que veo muchos medicamentos y estoy un poco aturdido —contesté meditabundo.

—Es comprensible. Es mejor que te vayas para casa. Mañana será otro día y es preferible que descanses y estés al cien por cien. Te lo digo por experiencia. Aquí ya estamos nosotras para cuidarlos —afirmó antes de dirigirme una mirada de comprensión.

Salí de la UCI y entré en la sala de espera, donde seguían mis tres acompañantes hablando distendidamente. Les informé del estado de Hugo y les conminé a irnos; ahora mismo, allí no pintábamos nada. Me despedí de David con la promesa de que lo mantendría al tanto de cualquier novedad. Llevé a mi hermano a su casa y luego dejé al tío Pepe al lado de la suya, en el barrio de Gràcia. Nuestras viviendas apenas distaban doscientos metros.

No eran las siete de la mañana cuando el móvil me despertó: era Elena que no podía dormir y me decía que iba a solicitar el alta. No podía estar sin ver a Hugo. Le dije que igual era muy precipitado, no hacía ni dos días que le habían practicado la cesárea, pero ella insistió. Recogí a Angelines y salimos camino de la Maternitat.

Elena nos esperaba ansiosamente para tramitar su alta voluntaria. Tanto Angelines como yo intentamos disuadirla, pero fue completamente en vano. Una vez que gestionamos el papeleo habitual en estos casos, salimos los tres de la Maternitat y nos dirigimos a Sant Joan de Déu.

Mi madre, con la que había hablado temprano esa misma mañana, ya nos esperaba en el amplio vestíbulo. Nos pareció que, a pesar de ser sábado, había demasiada gente. Más que un hospital, parecía una avenida de una gran ciudad. Subimos a la cuarta planta y entramos en la sala de espera. Angelines insistía en ser la primera en entrar en la UCI, pero le dije que esperara. No sabía si permitirían entrar a alguien aparte de los progenitores. Lo consulté con una enfermera del turno de mañana y me dijo que no había problema, siempre que no hubiera más de una persona con Hugo. En primer lugar, entró Elena, que apenas pudo soportar estar junto a Hugo unos quince minutos. Salió con la cara pálida, desencajada: no estaba preparada para aquello y, además, el cansancio de los últimos dos días hacía mella en su espíritu. Angelines, ignorando mis recomendaciones, entró después de ella y, al contrario a lo que pensaba, estuvo algo más de una hora. Cuando salió, intentaba aparentar tranquilidad, pero su mirada, inundada de tristeza, la delataba.

La sala de espera estaba concurrida. Familiares de los neonatos ingresados entraban y salían de forma continuada. Todos concentrados en su propia tragedia, en su epopeya, pero sin perder en ningún momento las buenas formas.

Al llegar el mediodía, fuimos a comer un bocadillo a la cafetería del hospital, como siempre, abarrotada de gente ensimismada en conversaciones que, indefectiblemente, tenían como punto de conexión el hospital.

Nunca pude llegar a imaginarme el gran número de niños que se encontraban malitos, ya que en Sant Joan de Déu no atendían a adultos. Buena parte de los comensales eran niños ingresados en el hospital. Todos, sin excepción alguna, iban acompañados de sus padres.

Me llamó la atención uno de ellos, de unos diez años. Vestido con un camisón que obligatoriamente lo delataba como un paciente más del hospital, empujaba un portasuero portátil. Su mirada era triste, diría que ausente. Llevaba la cabeza rasurada y supuse que debía ser debido a algún tipo de cáncer, tal vez leucemia. Aun así, fue capaz de arrancarle una sonrisa a su madre cuando intentó comerse el bocadillo de tortilla de patatas empezando por la parte de abajo. La mirada de dulzura que le dirigió la mujer era la de una madre que lleva mucho tiempo luchando al pie del cañón sin desfallecer. Entre otras cosas, porque no podía permitírselo.

Yo no tenía mucha hambre, pero después de lo que mis ojos habían visto, se me cerró el estómago hasta el día siguiente. Mi madre, Angelines y Elena, que estaba absorta en contestar los numerosos wasaps que tenía, apenas se habían percatado de la presencia en la cafetería de un pequeño héroe.

Así pasamos el día, entre la cafetería, la sala de espera y relevándonos a la hora de acompañar a Hugo en la UCI. Cuando entré de nuevo para relevar a mi madre, pude comprobar que el niño tenía unos micropinchazos por todo el cuerpo, a través de los cuales salía un líquido de color amarillo, como bilis. Supuse que sería el líquido del enorme edema que recubría su cuerpo.

Se acercó otra enfermera y con una voz entre dulce y melosa, se presentó:

—¿Qué tal? Me llamo Sara —anunció mientras se ajustaba una interminable coleta rubia.

—¡Hola, Sara! —contesté cruzado de brazos.

—Papi, te veo muy ocioso y preocupado —me dijo con una media sonrisa—, vamos a hacer lo siguiente: te voy a dar una caja de gasas y todo el líquido que vaya evacuando, se lo vas limpiando. ¿Te parece bien? —me preguntó Sara mirando a Hugo con melancolía.

—Por supuesto, así tengo la percepción, aunque sea subjetiva, de ser de ayuda —repliqué, esta vez con convicción. Me daba la sensación de ser un estorbo en medio de las enfermeras atareadas que pululaban por la UCI.

—Los papás también tenéis que cuidaros —aseveró Sara—, para los niños ya estamos nosotras.

Era la segunda vez que una enfermera ratificaba su misión dentro de la UCI: cuidar a los niños por encima de todo, y eso, de alguna manera, me tranquilizó. En el hospital, el sufrimiento iba con el carné de padre.

Cogí las gasas y comencé a limpiar todas las microheridas por las que mi hijo supuraba y se deshacía mililitro a mililitro de ese ingente edema. Era un goteo constante, fluido, y las gasas se empapaban una tras otra. Así estuvimos durante cinco días hasta que Hugo se quedó en la mitad del peso con el que había nacido: apenas dos kilos.

Cuando ya anochecía y estábamos a punto de abandonar el hospital, entró en la sala de espera, de manera fulminante y atropellada, un chico con la cara desencajada. Algo más joven que yo, venía con lo puesto, en compañía de un amigo que había decidido estar con él en esos amargos momentos. Se les notaba completamente desubicados, como lo estaba yo ayer, cuando llegué por primera vez a Sant Joan de Déu.

Rompí el hielo y decidí saludarlo.

—Buenas, ¿qué tal? Me llamo Juan Carlos —me presenté intentado ser de ayuda.

—¡Hola, encantado, yo me llamo Oriol Rius! —me contestó con una cara que reflejaba una preocupación exasperante.

—¿Me imagino que no estáis aquí por diversión? —Me atreví a preguntar.

—Pues no, acabamos de llegar junto con la ambulancia que ha traído a mi hijo, Pol. —Me respondió el padre sincerándose conmigo.

—Vaya, cómo lo siento. Espero que no sea nada grave —afirmé con cierta pesadumbre, y en ese mismo instante me percaté de la absurdidad de mi afirmación: si estaba aquí, era por algo grave...

—Pues no lo sabemos, pero nos dicen que ha podido estar unos veinte minutos sin que el oxígeno llegara a su cerebro y creen que le puede haber afectado irreversiblemente. Me hablan de daños neurológicos. No sé, ahora estoy muy nervioso... —me argumentó Oriol con cierto aturdimiento. Su mirada se ausentó a través del ventanal de la sala de espera.

Oriol era un mar de nervios, como lo era yo ayer. No sabía qué decir en esos momentos, ni qué responder a ese padre que tenía la vida de su hijo pendiente de un hilo. Tal vez, uno más en la UCI.

—Bueno, y vosotros, ¿qué le pasa a vuestro hijo? —reflexionó Oriol al ver a tanta gente que, supuso, era de una misma familia.

—Apenas llevamos un día con él en la UCI. Llegamos ayer porque ha nacido con un *hydrops* fetal y parece que también tiene una cardiomegalia. —Empezaban a «adherirse» a mi vocabulario unos términos médicos que no sé si eran buenos para mi salud mental.

—Supongo que todos tenemos nuestra historia —comentó Oriol absorto.

—Sí, pero todas tienen un denominador común, la incertidumbre… —afirmé con cierta amargura.

Salimos del hospital más tristes y cabizbajos de lo que entramos. Pensaba en Hugo, en Pol, en el niño con cáncer que había visto en la cafetería. Realmente, no teníamos ni la más remota idea de lo que era sufrir, al menos, hasta ahora. Vivíamos en una burbuja de felicidad solo truncada por cosas o situaciones que nos parecían un mundo y que, al fin y al cabo, después de una visita a Sant Joan de Déu, te parecían absurdas, intrascendentes, banales: un coche que se cruza en tu camino, un vecino que hace ruido, un acuerdo comercial truncado…

El lunes, el hospital recobraba la actividad normal y, como decían algunos padres, regresaban los «médicos titulares». Eso me hizo pensar que probablemente Paula, tan solo unos días a continuación del inesperado alumbramiento de Hugo, no tenía claro quiénes eran sus padres. Apenas mantuvimos contacto con ella durante el fin de semana, excepción hecha de un par de melancólicas y fugaces llamadas de móvil, y mis suegros tuvieron que turnarse en su cuidado mientras ella no hacía otra cosa que preguntar por nosotros. Tristemente, sus «padres titulares» ya no estaban disponibles. Mi suegro, ese mismo lunes, durante el trayecto hacia el hospital, nos lo acabó de confirmar:

—Si esto se alarga mucho, vais a tener un grave problema con Paula. No he sabido explicarle por qué no estáis con ella —nos explicó con una tristeza insondable.

Angelines se quedó para llevarla al colegio y mi suegro, Elena y yo, por la mañana temprano ya estábamos de nuevo en Sant Joan de Déu.

Entramos en la sala de espera en donde Oriol, junto con algunas personas más, ocupaban buena parte de las sillas. Su cara reflejaba una honda preocupación. Lo interrogué con la intención de distraerlo:

—Oriol, ¿vamos a tomarnos algo a la cafetería?

Bajamos y, una vez allí, me contó la historia de Pol.

Habían acudido a su hospital habitual, al igual que nosotros, para una visita rutinaria. En ese preciso instante, Estefanía —la madre de Pol— hizo un comentario inocente, sin aparente importancia: «Hace un par de días que no noto a Pol». En ese momento, todo se desencadenó de forma precipitada: la cesárea, el primer diagnóstico nada halagüeño y el traslado a Sant Joan de Déu. A partir de ahí, una espera interminable, un mar de incertidumbres y un sinvivir esperando que el pequeño cerebro de Pol emitiera una señal de esperanza que nunca llegó.

«Joder, quería distraerlo e igual la he cagado más...», pensé.

Volvimos a la cuarta planta y, tras despedirme de Oriol, entré en la UCI. El ritmo era frenético. Samanta pasó por mi lado y me dio los buenos días. Estaba obnubilado mirando las bombas inyectoras que no cesaban de introducir medicamentos en el cuerpo de Hugo, cuando un brazo se posó sobre mis hombros y me sacudió un par de palmadas que hicieron que despertara del letargo en el que estaba. Me pareció el abrazo de alguien cercano, conocedor del dolor de aquellos a quienes les toca vivir una epopeya como esta. Al volverme, vi a un hombre al que no conocía, vestido de médico, cuyos ojos azules transmitían optimismo y confianza. Su 1.90 de estatura hizo que tuviera que levantar ligeramente la vista para reflejarme en ellos.

—Soy el doctor Julio Moreno, coordinador de la UCI —me espetó con voz decidida extendiéndome su mano derecha.

—Hola, doctor, encantado. Aquí estamos, al pie del cañón, siempre y cuando la bala no nos atraviese —le contesté estrechándosela.

—Bueno, para eso ya estamos nosotros —afirmó disimulando una tímida sonrisa—. Ya me han puesto al corriente del historial de Hugo. Los primeros días van a ser vitales para la evolución del niño —continuó, mientras enfrente de nosotros se situaba una doctora que había llegado unos segundos después.

—¡Buenos días!, soy la doctora Camprubí —se presentó. Era inusitadamente joven, delgada, con gafas y una sonrisa que no presagiaba tiempos tumultuosos.

Con mucha seguridad, me confirmó que el pronóstico de Hugo era muy grave y que, realmente, aún no sabían cómo sería su evolución. «Debe ser una de las alumnas aventajadas de la UCI», pensé. Explicó, confirmando un pronóstico desalentador, que, aparte del *hydrops* fetal y la cardiomegalia, el niño presentaba una insuficiencia respiratoria grave y por ello requería de ventilación mecánica.

—Sí, soy consciente de la situación… —les respondí a ambos desviando la mirada a la cama donde Hugo aparentaba estar tranquilo.

El doctor Julio Moreno Hernando y la doctora Marta Camprubí iban a tener un papel preponderante en la evolución futura de Hugo y, con todo merecimiento, se incorporarían a esa larga lista de superhéroes que nos quedaban por conocer. Ellos aún no lo sabían, y nosotros nadábamos en la ignorancia de un futuro lleno de nubarrones.

Los días en el hospital pasaban lentamente rodeados de la misma amarga rutina. Sin embargo, el veintiocho de abril salimos de ella de manera brillante.

Aquel día volvimos a coincidir con Sara, la dulce Sara. De juventud perenne, una larga coleta de color rubio que coronaba la parte baja de su espalda y una cara que te transmitía una felicidad imperecedera, se acercó a la cama donde estaba Hugo y me dijo:

—¡Hola, papá!, ¿cómo estás? Hoy vamos a hacerle un diploma a Hugo —me espetó con toda la normalidad del mundo y una sonrisa que me pareció sanadora—. Aquí lo llamamos diploma de valentía —prosiguió.

Dicho y hecho. Sara trajo una lámina en donde se podía ver a un niño y una niña cogidos de la mano, cuyo título era *Certificat de valentía*. Acabó de rellenarlo con el nombre de Hugo, la fecha del veintiocho de abril de 2014 y con las palabras: «Ánimo campeón, te queremos mucho». Me lo entregó y con su habitual dulzura, me dijo:

—Papi, ¡cuélgalo donde más te guste!

No me lo pensé dos veces y con un trozo de cinta adhesiva de la que tenían en la UCI, lo ubiqué en los pies de la cama donde Hugo yacía postrado. Me paré un instante a contemplar embelesado el diploma e inmediatamente unas lágrimas asomaron por mis ojos. Sara, a mi lado, me puso la mano en la espalda y me susurró, con una ternura infinita:

—Tranquilo, todo va a salir bien…

Ese diploma de valentía acompañó a Hugo hasta el final, sin importar la cama hospitalaria en donde estuviéramos.

El día veintinueve amaneció nublado, triste, el cielo amenazaba tormenta. Nos permitimos la licencia de no llegar antes de las nueve de la mañana y convencimos a Angelines para que descansara y se quedara a cargo de Paula. Al fin y al cabo, alguien tenía que llevarla al colegio.

En la avenida de Esplugues había un puesto de venta de rosas solidarias, posiblemente las que quedaban del pasado Sant Jordi. Necesitaba comprar cinco: tres para Elena, Angelines y mi madre, y las otras dos para Hugo y Pol.

Entré en la UCI. Hugo seguía supurando líquido seroso y se le veía bastante más desinflado que días atrás. En cambio, me dio la impresión de que el número de bombas inyectoras era mayor. Dejé una de las rosas encima de su cama y me giré para ver cómo seguía Pol. Para mi sorpresa, la cama donde había estado esos días estaba vacía. Divisé a Samanta atareada y no me atreví a preguntarle, hasta que se dirigió a la cama de Hugo y pudo ver la rosa que le había dejado.

—Es muy bonita —afirmó con cierta satisfacción.

Le pregunté por Pol.

—Pues se lo acaban de llevar hace unos minutos, papi —me contestó mientras preparaba una jeringa para sustituir otra que se había vaciado.

—Vaya, ¿y supongo que no me puedes decir a dónde? —volví a indagar inocentemente.

—No, no lo sé, y aunque lo supiera, se trata de información confidencial…

—Lo entiendo, Samanta. Gracias —alegué con resignación.

Salí de la UCI y en el pasillo me encontré con Oriol. Estaba meditabundo, decaído, en una palabra, hundido. Me explicó que Pol seguía sin responder a ningún estímulo y que absolutamente todos los doctores, pasadas setenta y dos horas del nacimiento, le habían confirmado que no existía ya ninguna posibilidad de que se recuperara. Su situación era irreversible.

Dejaron en manos de los padres la decisión final. Oriol y Estefanía estuvieron meditándolo y llegaron a una conclusión: si no puedes disfrutar de la vida, si no puedes llenar tu tiempo de experiencias, eso no es vida. Por lo tanto, la decisión estaba clara. Esto no lo hacía más sencillo, pero les marcaba el camino a seguir.

Nos abrazamos durante un largo rato, un abrazo sincero, de consuelo, de acompañamiento. Lo miré con ojos vidriosos y le dije:

—Toma, esto es para Pol. —Y le entregué una de las rosas que había comprado esa mañana.

Con la voz quebrada, como un tallo que ya nunca volverá a su estado original, no pudimos decirnos nada más, la emoción nos ahogaba y ambos sabíamos que Oriol tenía que estar «entero» para el momento que le venía encima.

Me faltaba el aire, sentía un dolor en el pecho y me costaba respirar. No podía continuar más en el hospital, así que decidí salir. Crucé el vestíbulo a toda velocidad y una vez fuera, me dirigí hasta el punto más cercano desde donde se puede divisar la ronda de Dalt: a esas horas, ya empezaba a amontonarse el tráfico. Cerré los ojos, respiré cuatro o cinco veces profundamente y por un momento me trasladé a la Galicia de mis antepasados, a esa Galicia donde tantas veces había sido feliz. A la Galicia donde el inmenso verde te envuelve hasta llegar a mimetizarte con él. La ligera brisa que corría en Barcelona, aunque contaminada por la falta de lluvia y la proximidad de la ronda, me pareció una bocanada de aire límpido, regenerador. Por un amargo y miserable fugaz momento, fui feliz...

Oriol y Estefanía ya habían tomado su decisión, así que solicitaron al personal médico si existía la posibilidad de trasladar a Pol a la habitación en donde estaba Estefanía ingresada. Los médicos, conscientes de la situación, no se podían negar al último deseo de una familia que solo quería dar un primer y último abrazo a su hijo. Allí, una vez desconectado de los odiosos cables, de las vías, del respirador que insuflaba vida artificial en su cuerpo, de todo aquello que lo unía temporalmente con una vida que no le pertenecía, lo vistieron, pudieron mirarlo a los ojos y susurrarle: «Hasta siempre, hijo...».

4. Un paso adelante, dos hacia atrás

Al día siguiente, cuando llegué de nuevo al hospital, estaba cansado. La noche anterior me costó mucho tiempo conciliar el sueño. Mi cuerpo quería relajarse, desconectar, pero en mi mente solo bullía un pensamiento: Pol.

Mis ojos querían cerrarse y por momentos tenía que hacer un gran esfuerzo para continuar con mis facultades intactas.

Sara, al verme así, me dijo:

—Papi, hay que descansar por las noches. Nunca sabemos qué puede pasar mañana y hay que estar al cien por cien. —Su pequeña «regañina» más bien pareció una sugerencia de una madre preocupada por un hijo que ha perdido el norte.

—Sí, Sara, lo sé, soy consciente, pero es que… —No tenía ganas de explicarle lo que había pasado ayer con Pol, aunque intuía que ella también estaría al corriente.

Sara estaba poniendo una vía y tenía que irse a cambiar una cama de un bebé que había vomitado un líquido parecido a leche infantil.

Continué absorto en mis pensamientos mirando a Hugo, cuando la prominente figura del doctor Julio Moreno se hizo visible en la UCI. Se le veía distendido, jovial, cargado de energía.

—¿Qué tal?, ¿cómo vas? —me preguntó antes de ajustar uno de los bolígrafos que llevaba en el bolsillo de la bata médica.

—Aquí estamos, doctor, un poco cansado, pero esperando que sea un día menos o un día más, depende de cómo evolucione Hugo.

—Bueno, pues será un día menos, porque os tenemos que dar el alta —me afirmó con una convicción fuera de toda duda.

—¿Cómo? —objeté extrañado—. Si ayer me comentó que seguía muy grave y, por lo que puedo ver, sigue con diversas vías, intubado y con catorce o quince medicamentos. No sé, no lo comprendo… —repliqué con la cara desencajada y sin entender nada.

—Disculpa, ¡me he explicado mal! —El doctor parecía querer excusarse—. Vamos a daros el alta en Sant Joan de Déu para que volváis a la Maternitat, que es donde ha nacido Hugo. No me he expresado bien, lo siento —añadió.

—¡Vaya!, la verdad es que pensaba que íbamos a continuar aquí, ya que, dentro de la gravedad de la situación, estamos convencidos que en Sant Joan de Déu es donde mejor puede estar Hugo —afirmé como si el hospital fuera nuestra segunda casa.

—Lo entiendo, pero es que eso no depende de nosotros. Os vamos a preparar los papeles del alta y cuando los tengamos, avisaremos a una ambulancia medicalizada para que proceda con el traslado. Nos os vayáis muy lejos…

Me sentí decepcionado durante un breve lapso. Al cabo de unos minutos, salí de la UCI para explicárselo a Elena. Le pareció lo mismo que a mí: una contrariedad. Nos sentíamos muy bien tratados en Sant Joan de Déu, y lo más importante era que Hugo, después de cinco días, había experimentado una leve mejoría que nos traía un hálito de esperanza, aunque esta fuera circunstancial.

El traslado en la ambulancia medicalizada, aunque esta vez fue totalmente ajeno a nosotros, nos imaginamos que habría sido igual de complicado que el anterior entre la Maternitat y Sant Joan de Déu. A las cinco de la tarde, Hugo ya estaba de nuevo en la UCI de la Maternitat. Nosotros, incluido mi suegro Odilo, ya llevábamos un largo rato esperando cuando llegó la ambulancia, aunque aún nos quedaba una hora más hasta que acabaran de «acomodarlo» en la UCI. No hacíamos nada más que mirar a través del cristal de esta, por el que, aunque limitada, teníamos una vista de lo que sucedía en el interior. Finalmente, salió un doctor de mediana edad, moreno de piel y cabello, con gafas y mirada sincera. Preguntó en voz alta:

—¿Los familiares de Hugo Alonso?

—¡Sí, somos nosotros! —contestamos Elena y yo.

—Buenas, soy el doctor José Manuel Rodríguez. ¿Qué tal? —nos dijo con una voz que me pareció familiar, al menos en lo que al acento se refiere.

—¡Encantados, doctor!

—Ya tenemos de nuevo aquí a Hugo —exclamó con voz decidida—. Nos ha costado, pero ya hemos conseguido tranquilizarlo. Por lo demás, ya hemos visto que, a excepción de la cabeza, prácticamente ha perdido todo el líquido del edema seroso con el que nació. Lo que sucede es que continúa con una insuficiencia respiratoria grave y, por el momento, vamos a mantenerlo intubado. Tenemos que ver cómo evoluciona en estos próximos días —añadió el doctor.

—¡Muchas gracias, doctor! ¿Le importa si le hago una pregunta? —me atreví a sugerir.

—Por supuesto, siempre que pueda contestarla y no me pongáis en un aprieto…

No estaba muy convencido. Barruntaba que, por su acento, debía de ser de origen gallego o leonés…

—¿Es usted gallego? —le inquirí sin más ambages.

—¡Bingo! Nací en León, pero todos mis abuelos son de una pequeña parroquia llamada Oroso, en el ayuntamiento de A Cañiza, en la provincia de Pontevedra. —La cara se le iluminó cuando nos aclaró su origen.

—*Ah, carallo!* —respondí yo—. *Xa me parecía…*[8] —Por primera vez en todo este desastre esbocé una mueca de satisfacción.

—¿Vosotros también lo sois? —preguntó el doctor con los brazos en jarra esperando un sí por respuesta.

—*Claro, e tanto, somos de Castro Caldelas, na provincia de Ourense*[9] —respondí como si todo el mundo conociera el que hoy en día es uno de los pueblos más bonitos de España.

Esa breve conversación con el doctor José Manuel Rodríguez Miguélez, «Manolo», para los compañeros, en donde chapurreamos un par de frases en gallego, me hizo esbozar una minúscula mueca de satisfacción, exigua, pero, al fin y al cabo, de satisfacción. Era la primera en seis días y eso me llevó a meditar acerca de que, aún en la más trágica situación, hay un minúsculo recodo para la alegría.

El doctor Miguélez entraría pronto, por derecho propio, en nuestra particular lista de superhéroes con capa blanca.

En los días posteriores recibimos diversas visitas, pero, por encima de todas, una que me hizo llorar de emoción: mis compañeros del tenis mesa —que no Ping pong—, José María Díez y Juan Martínez. El tercero en «discordia», Jordi Moreno, había fallecido apenas un mes y medio antes. Nos conocimos allá por el año 1986 y, desde entonces, nos hicimos inseparables.

También vino el otro hermano de Odilo afincado en Barcelona, el tío Cándido, con su hija Benilde y su nieto Adrià, de diez años.

---

[8] ¡Ay, carajo! (…) Ya me parecía…
[9] Claro, y tanto, somos de Castro Caldelas, en la provincia de Orense

Recuerdo con nitidez a Adrià correteando con mi hija Paula, a punto de cumplir los cuatro años, por los pasillos de la Maternitat, bajando y subiendo las enormes escaleras y jugando al pillapilla, mientras mis suegros los perseguían al grito de: «¡No es el lugar apropiado para jugar!». Por un breve instante, Adrià se transformó en Hugo y pude ver cómo los dos hermanitos corrían como posesos, el uno detrás del otro, y Hugo gritaba: «Paula, no corras tanto, que no te puedo pillar…».

Mi mente permanecía absorta en ese pensamiento, cuando una mano se posó en mi espalda y me despertó del letargo: era el doctor Miracle acompañado del doctor Miguélez.

—¿Cómo estás? —inquirió el primero con su habitual familiaridad.

—Aquí estamos, doctor, con unos familiares que han venido a vernos. —Al menos estábamos algo distraídos, pensé.

—Me parece muy bien, hay que mantener la mente ocupada. Vamos a extubar a Hugo —afirmó mirando al doctor Miguélez como si esperara un asentimiento por su parte.

—Vaya, ¿y eso, doctor? Pensaba que seguía muy grave y, por lo que nos han ido transmitiendo, sigue con insuficiencia pulmonar grave… —No lo veía nada claro.

—Es cierto, pero hemos de darle una oportunidad para ver cómo reacciona su sistema cardiopulmonar. —El doctor Miracle tenía perfectamente claro el procedimiento a seguir.

—Es que…, estamos tan escarmentados y hemos tenido tantos sustos. Quisiera, en la medida de lo posible, evitar más sobresaltos.

—Lo entendemos, pero hay que intentarlo… —afirmó esta vez el doctor Miguélez, reafirmando el argumento previamente expuesto por su colega.

—Bueno, supongo que hemos de intentar avanzar. —El tono de mi respuesta delataba cierta negatividad y pesadumbre basada en las experiencias previas de la última semana—. Si no queda otro remedio…

Diez días llevábamos con Hugo en el alambre y esos eran los mismos que llevaba sin pisar la oficina, aunque en ningún momento conseguí desconectar del trabajo al cien por cien. Una de las ventajas de los tiempos modernos es poder tener el correo en el móvil, eso te permite una cierta independencia del lugar de trabajo y constituye tu particular hilo de conexión con tus quehaceres profesionales. Decidí no solicitar la baja y seguir atendiendo a los clientes siempre, obviamente, supeditado a la evolución de Hugo. Fue una decisión personal que formaba parte de mi *savoir faire* y que decidí mantener hasta las últimas consecuencias. Para ello, contaba con mis compañeros de equipo en Vodafone, que en todo momento se prestaron a echarme una mano, conscientes de la situación por la que estaba atravesando.

Disfrutaba de un móvil de última generación, pero no me había sido posible hacerle ni una puñetera foto a Hugo. Ni era el momento, ni se prestaba a ello, ya que no queríamos tener ningún recuerdo de él en esa tesitura. Tremenda paradoja que nos deparaba la vida.

Hugo, ahora ya extubado, no evolucionaba bien y sus constantes vitales habían empeorado desde el primer momento en que intentó respirar por sus propios medios. La frecuencia cardiaca había subido considerablemente y la saturación, nivel de oxigenación de la sangre, por momentos bajaba del 90 %. Eso nos hacía pensar, doctores incluidos, que no se podría alargar mucho más esta situación y que tendría que volver a ser intubado.

Como cualquier padre y madre en nuestra situación, nos partía el alma ver sufrir a Hugo, si es que podíamos ser conscientes, aunque solo fuera por un instante, del sufrimiento que podía estar pasando en esos momentos.

El cuatro de mayo, apenas transcurrido un día desde que lo extubaron, y una vez que llegamos a la Maternitat por la mañana, fuimos a hablar con Erika Sánchez, la coordinadora de Neonatología de la UCI. Ella nos confirmó que, desde la extubación, Hugo había empeorado notablemente y casi con total seguridad, tendrían que volver a intubarlo.

La conversación con Erika nos hizo darnos cuenta de que nuestro laberinto estaba edificado sin salida, sin una luz que nos orientara en la oscuridad y nos mostrara el camino hacia la salvación.

Llegados al cinco de mayo, Hugo había empeorado de tal manera que decidieron intubarlo de nuevo y volver a trasladarlo a Sant Joan de Déu, previa autorización y coordinación con los responsables de la UCI de allí. Tenían que verificar si disponían de camas libres.

Nos cruzamos en el pasillo con los doctores Miracle y Miguélez, que caminaban con Erika Sánchez, todos ellos en animosa conversación. El doctor Miracle, al vernos, entristeció la expresión:

—¿Qué tal estáis? —Esta vez su voz sonaba más decaída de lo habitual.

—Hola, doctores —respondimos con voz apagada.

—Lo van a trasladar de nuevo a Sant Joan de Déu, ¿no? —inquirió Elena.

—Sí, tenemos que hacerlo así. Desgraciadamente, ha empeorado de forma sustancial y es mejor que hagan el seguimiento allí —contestó el doctor Miguélez, que llevaba un expediente médico entre las manos.

—Al menos, se ha intentado. Entiendo que no puede estar intubado toda la vida —confirmé mirando a los tres al mismo tiempo.

—Así es. Los niños son muy resistentes y hay que darles una oportunidad, pero en el caso de Hugo, no ha salido bien. Estamos convencidos de que en Sant Joan de Déu mejorará y poco a poco comenzaréis a olvidaros de esta pesadilla… —aseveró el doctor Miracle.

—Ojalá tenga razón —afirmé falto de convicción.

—Os avisaremos cuando lo tengamos todo listo —finalizó Erika antes de que nos despidiéramos de ellos.

La preocupación y el desánimo volvieron a invadirnos, y lo peor de todo era que teníamos que informar a mis suegros y a mi madre de que regresábamos a Sant Joan de Déu. Era como decirles que habíamos retrocedido al día en que nació y eso hizo mella en su estado de ánimo, que estaba ya muy tocado desde aquel fatídico veinticuatro de abril.

Una vez en Sant Joan de Déu, avanzaba por el pasillo que daba acceso a la UCI, esta vez cogido de la mano de Elena. El pasillo, solitario y triste, me pareció más desolado que la vez anterior. Era como si estuviera viviendo una secuela del día de la marmota en donde Friedrich Nietzsche, fundador del concepto, describe a un hombre que vive un día una y otra vez. Esperaba que no fueran las treinta y ocho veces que el actor Bill Murray vive una situación completa o parcialmente en dicha película, hasta que sale del bucle temporal. Mi mente divagaba justo en el momento que tomábamos asiento en dos sillas de la sala de espera.

De la UCI salió una enfermera preguntando por los padres de Hugo. Entramos los dos y nos lavamos las manos. A pesar de que éramos conscientes de que solo uno de nosotros podía estar con Hugo, nos situamos cada uno a un lado de la cama mientras él permanecía prácticamente inmóvil, sosegado, como sabiendo que estaba en el mejor sitio al que, posiblemente, estaba predestinado. Lo miramos con toda la ternura del mundo, y al cabo de unos segundos se cruzaron nuestras miradas. Ambos fuimos conscientes, en ese preciso momento, de que teníamos que seguir enteros porque, si él era capaz de continuar luchando como lo estaba haciendo, nosotros teníamos que hacer lo mismo, pero elevado al cubo.

Nos interrumpió una voz que empezaba a parecernos familiar: era el doctor Julio Moreno, que llevaba un par de jeringas en la mano.

—¡Ya tenemos aquí a Superhugo! —nos dijo con confianza y energía.

—¿Qué tal, doctor?

«Le queda bien eso de Superhugo», pensé.

—¿Cómo estáis? —nos preguntó.

—Pues la verdad es que no muy bien. No pensábamos volver, pero supongo que a Hugo, o a Superhugo, le ha gustado la *suite* nupcial. —Intentaba quitar hierro a la situación.

Lo habían vuelto a ubicar a la izquierda según se entra en la UCI, en donde había más espacio y mayor maniobrabilidad.

—Normal, es comprensible —el doctor Moreno parecía ponerse en nuestro lugar—, ya me han puesto al corriente de que no ha aguantado mucho tiempo extubado.

—Así es, doctor, apenas dos días, aunque, si le soy sincero, creo que desde el primer momento en que lo extubaron fueron conscientes de que su evolución no era la esperada. —Era una suposición mía que se confirmó con el paso del tiempo.

—¡Ya!, me imagino, pero había que intentarlo, porque hasta que no se prueba, no sabemos cómo puede reaccionar el neonato —dijo el doctor Moreno, ratificando la argumentación del doctor Miracle en la Maternitat.

—Ahora ya estamos de vuelta y creo, sinceramente, que es mejor para Hugo, así como para nuestra tranquilidad —objetó Elena con todo convencimiento.

Nos sentíamos enormemente agradecidos por el trato recibido en la Maternitat, pero en Sant Joan de Déu atendían los casos más complicados que les llegaban procedentes de todos los rincones de España, así como de otros países. Supusimos que, si existía alguna posibilidad, esta pasaba por Sant Joan de Déu.

—En los próximos días haremos un seguimiento exhaustivo. Vamos hablando y esperemos que su evolución sea positiva —añadió el doctor Moreno mirando la pantalla con las constantes vitales de Hugo.

—Doctor, una cosa más. —Elena no las tenía todas consigo—. Me preocupan mucho estas idas y venidas. ¿Cree que sería posible quedarnos aquí de forma definitiva independientemente de la evolución de Hugo? —le preguntó de manera directa. Tenía muy claro que no quería más sobresaltos.

—Bueno, si os he de ser sincero, no es lo habitual. Una vez los niños presentan una evolución favorable, vuelven a su hospital de origen, pero en el caso de Hugo y dada su evolución, lo hemos consensuado internamente y vemos conveniente que continúe aquí.

Esas palabras del doctor Julio Moreno nos tranquilizaron a ambos. Dentro de la situación por la que estábamos atravesando, fueron un bálsamo que calmó nuestra ansiedad, al menos por unos días.

—Ah, por cierto —añadió el doctor—. Ha llamado el doctor Lucaya preguntando por el estado de Hugo. Hemos estado hablando con él y lo hemos puesto al corriente. Solo era para que lo supierais, ya que se ha mostrado muy preocupado —afirmó sonriente.

Xavier Lucaya i Layret, un referente nacional en al ámbito de la radiología, que, entre otros premios, había obtenido la Creu de Sant Jordi en el año 2004 y la medalla Josep Trueta en el año 2006, había sido el director del Instituto de Diagnóstico para la Imagen en el Grupo Quirón, así como director del instituto equivalente en el hospital

Vall d'Hebrón, cargo que ocupaba desde 1974. No sabíamos cómo había llegado a enterarse de la epopeya de Hugo, probablemente por David, que había colaborado con él durante un tiempo, pero su humanidad y cercanía fueron dignas de un superhéroe de capa blanca. Con una edad en la que la mayoría ya estaríamos retirados, el doctor Lucaya seguía arrojando luz y esperanza al diagnóstico de muchos pacientes.

5. VALERIA, OCHO MESES SIN RESPIRAR

Los días avanzaban lentamente, siempre con la misma rutina, de casa al hospital y del hospital a casa. Nos levantábamos a la mañana para acompañar a Hugo y atender a las explicaciones de los médicos por si había alguna variación en su estado de salud, comíamos algo de manera frugal en la cafetería de Sant Joan de Déu, charlábamos con algunos padres y, a última hora de la noche, cuando ya hacía tiempo que había anochecido, volvíamos a casa, siempre con la misma sensación de desesperanza y angustia, ya que a pesar de que Hugo, ahora sí, físicamente aparentaba ser un niño normal —excepto la cabeza, que aún continuaba con algo de líquido seroso acumulado—, no daba muestras de tener una evolución positiva.

Esa monotonía se rompió el día siete de mayo, como no podía ser de otra manera, ya que Paula cumplía cuatro años. Mis suegros, conscientes de que desde aquel funesto día en el que Hugo irrumpió súbitamente en nuestras vidas, y durante dos semanas, no habíamos tenido mucho tiempo para ella, se ofrecieron a sustituirnos en el hospital para que pudiéramos desconectar y pasar el día con Paula. La niña nos necesitaba a nosotros como la barca necesita el agua para navegar y también nosotros necesitábamos estar con nuestra hija.

Decidimos pasar el día fuera. Fuimos a comer a La Lola, un restaurante pizzería situado en la calle Escorial, donde la comida, abundante y casera, nunca te defrauda. Allí, Rafa, el *sheriff* de los camareros, con una carantoña perenne en su rostro, hace que te sientas como en casa. El restaurante, abarrotado hasta la bandera, era un enjambre de historias cruzadas, algunas de ellas amargas, otras despampanantes como la vida misma. En tanto Paula acababa sus *nuggets* con patatas, abstraída en el corazón que, con kétchup, yo le había dibujado en su plato, nosotros, por un mágico momento, pudimos desconectar de la solitud del hospital y de las bombas de infusión emitiendo su abstracto pitido final, cuando ya han acabado de insuflar el innombrable medicamento en el pequeño cuerpo de los gladiadores que habitan la UCI de Sant Joan de Déu.

Seguidamente de comer, fuimos a dar un paseo. Paula en medio de nosotros, tal vez intentando recuperar el tiempo perdido en esas dos últimas semanas, en las que el reloj de nuestra vida se había parado desde el momento que la dejamos a las puertas de La Salle Gràcia aquel veinticuatro de abril. Caminando por el paseo de Sant Joan, pudimos contemplar cómo una marabunta de padres y madres jugaban con sus hijos en alguno de los numerosos parques que pueblan tan insigne paseo. Nuestro pensamiento, por un momento, voló a la UCI de Sant Joan de Déu. Era inevitable. Llegamos hasta el monumento erigido en memoria de Jacint Verdaguer y Santaló, poeta y sacerdote que escribió buena parte de su obra en catalán.

Paula, ensimismada mirando dicho monumento, nos hizo una pregunta que nos resultó hilarante y al mismo tiempo, graciosa:

—¿Mamá, estos señores —refiriéndose a Jacint Verdaguer—, cuando se encontraban malitos también tomaban «antiovecchios» como Hugo?

Tardamos algunos segundos en darnos cuenta de que lo que Paula preguntaba era si esos señores cuando estaban enfermos tomaban antibióticos. Recuerdo ese momento, entre risas y miradas de complicidad con Elena, como una de las pocas ocasiones en que logramos olvidarnos de las penurias de las últimas dos semanas.

El móvil de Elena sonó y ambos nos sobresaltamos. Era Angelines para decirnos que a Hugo le habían quitado algún medicamento de los catorce o quince que tenía prescritos y que ellos, en breve, regresarían a casa.

Nos habíamos mimetizado completamente con la rutina hospitalaria, pero el ocho de mayo por la mañana tuvimos una agradable sorpresa, ya que en ningún momento la esperábamos: la musicoterapia. Vinieron dos personas vestidas con batas blancas que a simple vista no se diferenciaban de las batas habituales de un médico, con la tarjeta de Sant Joan de Déu colgada del cuello. En las mangas de las batas se podía leer: Associació Ressò de Musicoteràpia.

—Y a este niño tan guapo, ¿qué le pasa? —me interrogaron con una sonrisa franca.

—Bueno, está un poco pachucho, pero aquí estamos aguantando el tirón.

Eran dos chicas con una expresión de bienestar y alegría altamente contagiosa.

—¡Venga, pues vamos a ver si con la musicoterapia mejoramos, aunque sea solo un poquito y le alegramos el día a este papi que parece triste y a este niño tan guapo!

Se les notaba que amaban lo que hacían y ponían los cinco sentidos en ello. Comenzaron a tocar sus instrumentos, unas simples pero llamativas maracas y una guitarra española más pequeña de lo habitual y arrancaron a cantar una canción infantil típica del cancionero catalán: *L'Esquirol*.

Plin, plin, plin, plin, salta l'esquirol.
Plin, plin, plin, plin, i depressa puja el tronc.

Plin, plin, plin, plin, agafa una pinya.
Plin, plin, plin, plin, i se la menja tot sol.[10]

Hugo, con sus grandes ojos abiertos de par en par, miraba el movimiento de las maracas, como siguiendo el compás de la música, aunque sin asomo siquiera de una pequeña sonrisa. Estuvieron un buen rato, ya que la cantaron hasta tres veces. Una vez terminaron, me dijeron:

—Ahora que ya te la sabes, ¡es tu turno, papi! Nos vamos a ver a otros niños que también necesitan de nuestra ayuda.

Esa breve canción en catalán formó parte de nuestra rutina diaria durante muchos meses. Se la cantábamos docenas de veces al día, hasta que constituyó un vínculo invisible entre Hugo y nosotros.

Esa fue la de arena, por la tarde, vino la de cal. Elena decidió quedarse con Hugo. Ahora, este llevaba la cabeza rapada prácticamente al cero, ya que tuvieron que afeitársela para poder cogerle alguna vía por debajo del cuero cabelludo: en las muñecas, a duras penas se le distinguían las venas, y, a pesar de que ya llevaba alguna vía que había costado horrores, las enfermeras prefirieron tener otras alternativas.

Mientras Elena permanecía con Hugo, decidí airearme un poco. No tuve mucho rato de distracción, ya que apenas pasaron unos minutos cuando sonó el móvil: necesitaba contarme lo que le habían transmitido los doctores.

Subí como una exhalación; en menos de un minuto, ya estaba con ella sentado en la sala de espera.

---

[10] Plin, plin, plin, plin, salta la ardilla.
Plin, plin, plin, plin, y deprisa sube al tronco.
Plin, plin, plin, plin, coge una piña.
Plin, plin, plin, plin, y se la come toda sola.

—¿Qué te han contado? —la interrogué con precipitación.

—Me han informado que lo van a intentar extubar de nuevo…
—Se la veía agobiada.

—¿Quién te lo ha confirmado?

—El doctor Moreno. Ha venido acompañado de la doctora Camprubí y una doctora que está haciendo una residencia: doctora Diana Rodà.

—A lo mejor esta vez lo consiguen… —dije dubitativo.

—Por cierto, me han preguntado por ti: han supuesto que estarías buscando algún término médico… —me explicó Elena antes de que su mirada se perdiera por el ventanal de la sala de espera.

Aunque esperábamos que esta segunda vez fuese exitosa, al cabo de unos treinta minutos, el doctor Moreno, acompañado de las dos doctoras, nos confirmó que la respuesta de Hugo a la extubación no era la esperada. Esperarían un par de horas más y, si no mejoraba, tendrían que volver a intubarlo. Noté cómo Elena cambiaba el semblante y una especie de nerviosismo hacía acto de presencia en sus acomplejados ademanes. Esta sensación de agobio y desesperanza se repetiría cada vez que algún médico le transmitiera alguna información acerca del estado de salud de nuestro hijo.

Aún no eran las ocho de la tarde, cuando Samanta, nuestra «enfermera de cabecera», nos dijo que habían pasado de nuevo las doctoras Camprubí y Rodà y que, lamentablemente, habían decidido volver a intubarlo.

Aunque esta era la segunda vez, al menos no había estado dos días extubado como la primera ocasión. Triste consuelo para el que apenas alberga esperanza alguna. A lo mejor, a la tercera sería la vencida… Hicimos uso del refranero español para darnos ánimos mutuamente, aunque ambos sabíamos que Hugo no era capaz de respirar por sí mismo y eso era un golpe directo a nuestro ánimo, que, después de más de dos semanas, comenzaba a mostrar síntomas de flaqueza.

Era tarde y el cansancio hacía mella en nosotros, por lo que, ya con el día extinguido, entramos a decirle adiós a Hugo.

A la mañana siguiente, cuando entramos en la UCI, vimos a Hugo rodeado de varias enfermeras, una de ellas Sara; las doctoras Camprubí y Rodà, y el doctor Moreno acompañado de otro doctor al que veíamos por primera vez. A pesar de la bata médica que llevaba por encima de la ropa, intuí que vestía bien. Perfectamente afeitado, de mediana edad, con el cabello completamente canoso, tal vez de forma prematura, me pareció distinguir un Omega Seamaster de color azul en su muñeca izquierda y una pluma Montblanc en el bolsillo de la bata. Mi instinto se había puesto a funcionar como si estuviera a punto de cerrar un acuerdo comercial, escudriñando hasta el último detalle de mi interlocutor.

El doctor Moreno nos pidió amablemente que esperásemos fuera, ya que estaban tratando un tema importante acerca de Hugo.

Estábamos en la sala de espera, que esa mañana se encontraba bastante concurrida, cuando escuchamos cómo varias enfermeras, que venían corriendo por el pasillo, entraban en la UCI a toda prisa. No fuimos los únicos que nos dimos cuenta de la desventurada situación. Nuestro corazón dio un vuelco y comenzamos a mirar a los allí presentes con cara de angustia. Pasados unos interminables cinco minutos, Sara salió de la UCI para decirnos que estuviésemos tranquilos, que no era por Hugo y que ya podíamos entrar.

El comité de bienvenida se había reducido a la doctora Camprubí, el doctor Moreno y el doctor al que aún no conocíamos. En la cama de enfrente de Hugo había un remolino de enfermeras, entre ellas, las que habían entrado corriendo en la UCI, junto con la doctora Rodà.

Sentimos un gélido escalofrío al ver la dantesca escena. Por desgracia, con el discurrir del tiempo, esta se convirtió en cotidiana, casi tanto como el respirar.

El doctor Moreno tomó la palabra:

—Papis, Hugo tiene un DAP. —Hablaba mientras ajustaba el cabezal de la cama.

—¿Un qué…, doctor? —preguntó Elena con cara de intriga.

—El DAP es el ductus arterioso persistente. Además, por lo que hemos podido comprobar, es bastante grande. Lo hemos auscultado y el doctor Mayol —señaló al nuevo doctor— le ha hecho una ecocardiografía para acabar de confirmarlo. Ese es el gran culpable, en buena medida, de que cuando extubamos a Hugo no progrese como esperamos. El tema es que el DAP tenía que haberse cerrado espontáneamente a los pocos días de haber nacido, pero como Hugo es prematuro, nació con el *hydrops* y todo han sido complicaciones, pues no se ha cerrado —nos explicó el doctor Moreno con la sencillez de alguien que lo ha transmitido muchas veces.

—Ya… —respondimos como si lo entendiéramos, pero sin entender nada de nada—. ¿Y qué opciones tenemos, doctor? —inquirió Elena angustiada.

—Pues, en algunos casos, el ductus se cierra con una pequeña dosis, aunque parezca mentira, de ibuprofeno, pero si esta opción no funciona, tendríamos que llevar a cabo el cierre del ductus mediante procedimiento quirúrgico.

Las palabras del doctor Moreno nos dejaron estupefactos. No era suficiente con todo lo que habíamos vivido con Hugo hasta ese día, como para que ahora tuviésemos que afrontar una intervención quirúrgica. Viendo nuestras caras de preocupación, el doctor Mayol tomó la palabra:

—Hola, soy el doctor Javier Mayol, cirujano cardiovascular pe-diátrico —dijo para, inmediatamente, mirar la hora en el Omega Sea-master, que llevaba impresas unas olas azules.

—Hola, doctor —apenas se escuchó nuestro saludo protocolario.

—Aunque ahora lo veáis como algo tremendamente grave, la ver-dad es que el cierre del DAP en neonatos es más frecuente de lo que podríamos pensar en un principio. Es un pequeño vaso que comu-nica las arterias aorta y pulmonar y, como muy bien ha dicho mi colega, el doctor Moreno, en el caso de Hugo no se ha cerrado. Te-nemos que abordarlo mediante una toracotomía lateral para poder acceder directamente al ductus. —El doctor Mayol tenía la lección bien aprendida.

—¿Una tora… qué, doctor? —preguntamos al mismo tiempo.

—Sí, para que nos entendamos, una incisión por debajo de la axila izquierda por donde vamos a tener visibilidad directa del ductus —nos comentó como si la operación fuera algo simplemente rutinario.

Aún tendríamos que esperar siete días más para una operación que nos parecía un mundo, ya que Hugo presentaba una sepsis nosoco-mial. En palabras digeribles para nosotros, los mortales, tenía infec-ción sanguínea causada por organismos resistentes a los antibióticos.

A pesar de las circunstancias, tenía que atender las clases del Máster en Dirección Comercial que había comenzado en septiembre del año anterior. No podía obviarlo y ahora que tan solo me quedaban algo más de dos meses para finalizarlo, tenía que continuar fuera como fuera. Así fue como el nueve de mayo, en torno a las cinco de la tarde, comencé a descender caminando por la calle González Tablas en dirección a la avenida Diagonal. Al contrario que en la avenida de Esplugues, aquí sí pude ver algunos a alumnos con el traje «oficial» de algún colegio de cierto postín. Absortos en sus conversaciones, muchas de ellas probablemente intrascendentes, arrastraban sus irreproducibles mochilas calle abajo como almas en pena. Aun así, parecía que el sofocante calor no iba con ellos.

Ya en la avenida Diagonal, accedí a la universidad por la puerta principal y me dirigí al aula en la que se impartían las clases del máster. Faltaban cinco minutos para las cinco y media de la tarde y aún se veían muchas sillas vacías. Apenas tres o cuatro compañeros habían sido puntuales.

Una de las primeras tareas que nos habían encomendado nada más comenzar las clases fue la de conformar grupos de cuatro personas con las que trabajar el PAC, una especie de proyecto de final de carrera, aunque, en este caso, sería de final de máster. En nuestro grupo, en el que se incluían dos compañeros de nacionalidad china, el PAC versaría sobre las mejoras en la comercialización de los vehículos industriales de Mercedes Benz, algo que *a priori* no me desagradaba.

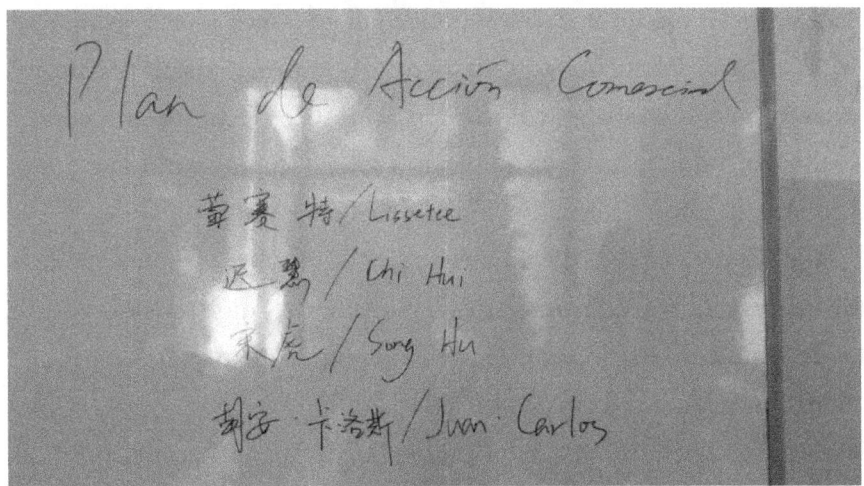

La clase de Marketing, impartida por Mel Solé, directora del máster, discurría con fluidez y con numerosas intervenciones por parte de casi todos los asistentes. Cuando alguien le hacía una pregunta, ella, invariablemente, respondía con el mismo estribillo:

—¿Y de qué crees que depende? ¿Y si depende, «de qué pende»? —preguntaba con una mirada traviesa.

La compañera que estaba sentada a mi lado me dio un pequeño codazo e hizo un gesto con sus ojos para que desviara mi mirada hacia el otro lado del aula, justo donde estaban los grandes ventanales que daban acceso a un patio interior desde el que se veían la avenida de l'Exèrcit y el imponente cuartel del Bruch.

Dirigí mi mirada hacia esa parte del aula, pero solo conseguí divisar la cabeza rapada de otro compañero en la que se reflejaban los focos traseros del aula. Sus ojos de comercial pícaro se encontraron con los míos y una leve sonrisa nos conectó de inmediato. Aun así, no acertaba a comprender qué era lo que me quería decir mi compañera.

—¿Qué es lo que quieres que mire? —la interrogué arqueando los hombros.

—Fíjate en el chino… —me indicó con una sonrisa burlona.

De nuevo fijé mi mirada en donde ella insistía y sí, efectivamente, justo al final del aula, recostado contra la enorme cristalera enrejada de color negro, estaba mi compañero del PAC. A ciencia cierta no desentonaba con la misma, ya que, como solía hacer los viernes, y nunca supimos el porqué, vestía un chándal de color negro.

No llegué a saber si dormitaba contra la cristalera o estaba ensimismado buscando la compra perfecta en Alibaba. Solo recuerdo aquella tarde, en medio del sopor de un mes de mayo que parecía eternizarse en el tiempo, como la más divertida de todo el máster.

Salí de la universidad a toda prisa en dirección hacia el hospital. Había quedado en recoger a Elena y su madre alrededor de las diez de la noche, por lo que aún me quedaban unos veinticinco minutos para recorrer el camino inverso al que había transitado apenas cuatro horas antes, aunque esta vez, cuesta arriba. A pesar de que aún no había anochecido, apenas pude divisar a alguien en los alrededores, excepción hecha, como era natural, de dos militares que hacían guardia en la entrada principal del cuartel. Sus pasos eran rítmicos y acompasados. Supuse que no era su primera guardia juntos.

Los días volaban y un nuevo fin de semana llegó. El sábado llegamos temprano al hospital, apenas eran las nueve de la mañana. Entramos en la sala de espera y nos encontramos con unos padres a los que habíamos visto anteriormente de manera fugaz. A ella me había parecido verla algunos días al lado de una cama en la UCI, justo al final, donde hay unos grandes ventanales a través de los cuales se ven varios bloques de viviendas adyacentes al hospital.

Ya habían colocado sus cosas en la taquilla y se disponían a entrar en la UCI, cuando, dirigiéndose a nosotros, se presentaron:

—*Hola, bon dia!, com va?*[11] —nos preguntaron en un catalán que me pareció ajeno al que usualmente se hablaba en Barcelona.

—*Anar fent... Nosaltres som Elena i Joan Carles, els pares d'Hugo*[12] —afirmó Elena. (La conversación, de aquí en adelante, fluye en catalán).

—Nosotros Albert Noguero y Dori Millón, los padres de Valeria.

—Ah, creo que a ti, Dori, te he visto unas cuantas veces al lado de una cama, justo al final de la UCI. —Ahora sí estaba seguro de qué era ella.

—Sí, ahí estamos todos los días —nos respondió Dori—. A ti también te he visto unas cuantas veces. Vuestro hijo está en una cama a la entrada de la UCI, a mano izquierda, ¿no? —nos interrogó en el instante de guardar la llave de la taquilla en el pantalón vaquero.

—¡Eso es! —afirmé yo—. Estamos en la *suite* nupcial, supongo que ya la conocéis...

---

[11] ¡Hola, buenos días! ¿Cómo va?
[12] Vamos haciendo... Nosotros somos Elena y Juan Carlos, los padres de Hugo.

—Sí, ya nos han hablado de ella —respondió Albert—. No es nada agradable estar aquí, pero menos regentar la *suite* nupcial —confirmó Dori como si llevaran mucho tiempo en el hospital.

Imaginé que vivirían cerca, aunque su acento los delataba como foráneos de Barcelona. Decidí preguntarles de dónde venían:

—¡Somos de Lleida! —aseguró Albert resoplando.

—Bueno, sois de Lleida, pero vivís en Barcelona, ¿no? —«Es inviable que vengan todos los días de Lleida», medité atribulado.

—Vivimos en Almenar, un pueblo situado a unos veinte kilómetros al norte de Lleida —nos confirmó Dori.

—Va, me estáis vacilando… —les espeté con cierta ironía, aunque inmediatamente me percaté de que en una situación como la que estábamos viviendo las bromas no tenían cabida.

Habiendo hecho mucha carretera como comercial y haciendo unas cuentas rápidas, tenían, al menos, ciento ochenta kilómetros desde Almenar a Barcelona. Si iban y volvían todos los días, se pasaban, como mínimo, tres horas en la carretera. «Si es así, son unos héroes», pensé.

—¡No, no, qué va, venimos desde Lleida! Los miércoles y fines de semana, en coche, ya que venimos los dos y son los días que Albert no trabaja. El resto, vengo yo sola en el AVE —aseveró Dori con total naturalidad—. A veces vengo en coche y me quedo a dormir en el hotel que hay justo detrás del hospital. Sant Joan de Déu habilita unos pisos para los familiares que venimos de lejos, pero no me han acabado de convencer y prefiero pasar la noche en el hotel.

Mientras Elena y yo escuchábamos su particular viacrucis diario hasta llegar a Sant Joan de Déu y posteriormente volver a su casa, nunca antes de las doce de la noche, nuestras caras no paraban de gesticular mostrando un asombro desmedido.

—¿Lleváis mucho tiempo con Valeria ingresada? —se atrevió a interpelar Elena esperando que solo fueran unos días.

—Bueno, depende de cómo se mire… —nos dijo Albert –. Desde el veinte de febrero en que nació Valeria…

Aquella mañana de un verano prematuro que ya asomaba por la ventana, era diez de mayo, por lo que, otra vez echando cuentas rápidamente, me percaté de que llevaban más de dos meses y medio ingresados. Ya no nos atrevimos a preguntar nada más…

Después de dos semanas y media de odisea con Hugo, en las que nuestra vida había dado un giro radical, haciéndonos ver lo que era intrínsecamente importante y aprender a desechar lo superfluo, estábamos convencidos y habíamos interiorizado aquello de que éramos unos grandes padres, especiales, que todo eran desvelos por nuestro hijo, que estábamos haciendo un esfuerzo titánico, que nuestras vidas giraban en torno a ese pequeño ser que luchaba por salir adelante, y así nos lo hacían ver todos los que se habían volcado con nosotros desde el alumbramiento inesperado de Hugo. Esa opinión saltó por los aires hecha añicos cuando conocimos a Albert, Dori, Valeria y su gran historia de superación. Nos dimos cuenta de que nuestra particular historia con Hugo no era un caso aislado y que ellos, por el momento, nos superaban con creces. No sé cómo eran capaces de estar así de enteros. Intenté mutar a su situación y ponerme en su piel, aunque solo fuera por un instante, pero me fue imposible. Me volvía loco.

Valeria había venido al mundo el veinte de febrero de 2014 en el Hospital Arnau de Vilanova, Lleida. En la ecografía que le hicieron a Dori el treinta y uno de diciembre de 2013 ya le habían avanzado que muy posiblemente la niña tenía líquido linfático en el espacio pleural alrededor de los pulmones, lo que en medicina se conoce como un hidrotórax, por lo que sería una complicación grave de cara al parto. Esa noticia les agrió el viaje que ya tenían planificado con destino a Venecia y Verona, y que iniciaban ese mismo día, para despedir el año

2013. En enero, los médicos decidieron hacerle una operación intrauterina para intentar corregir ese derrame pleural, porque, en caso contrario, Valeria podría presentar, al nacer, un cuadro de insuficiencia respiratoria grave. Dada la emergencia de la situación, decidieron trasladar a Dori a la Maternitat, en donde dio a luz el veinte de febrero. Una vez allí, el estado de salud de Valeria se complicó gravemente y presentó también líquido en el pericardio, un órgano vital del sistema circulatorio que sirve de cubierta protectora externa del corazón.

A partir de ahí, traslado a Sant Joan de Déu por expresa recomendación del doctor Bartrons, que esa vez también se había puesto la capa de superhéroe, y numerosos intentos de extubación que siempre fueron fallidos hasta que le diagnosticaron una traqueomalacia, una enfermedad de la vía aérea central, en la cual las paredes de la tráquea colapsan. No fue hasta que la intervinieron quirúrgicamente para realizarle una traqueotomía que Valeria no empezó a mejorar de forma paulatina, aunque más lentamente de lo que sus padres quisieran. Lo suyo fue una historia de superación y de constancia que nos sirvió de ejemplo a muchos.

Con Albert y Dori vivimos muchos momentos que, aún hoy en día, permanecen en nuestra mente y que, de tanto en cuando, vuelven a nosotros como algo recurrente para que no nos olvidemos de aquella experiencia que nos cambió a todos para siempre.

Aún recuerdo aquel día en la cuarta planta, cuando ya estaba cayendo el atardecer y el día languidecía. La sala de espera ya se había vaciado, y Albert y yo estábamos charlando sobre cosas triviales, posiblemente de fútbol; la vista privilegiada del Camp Nou, prácticamente a nuestros pies, hacía que fuera un tema recurrente en nuestras charlas intranscendentes. Al mismo tiempo, unos gritos que venían de fuera nos llamaron la atención. Miramos a través de la ventana y vimos como cuatro o cinco personas discutían acaloradamente con dos médicos que parecían asustados y acorralados por una familia furiosa. A pesar de la distancia a la que estábamos, se escuchaba el vocerío de los familiares con perfecta claridad. Intuimos por el acento que no eran españoles. Querían llevarse a su hijo a casa a todo trance y no entraban en razón. Los médicos los intentaban convencer para que desistieran de su tentativa, ya que el niño estaba muy grave y necesitaba atención médica urgente. Le dije a Albert:

—Qué gente tan desagradecida, los médicos haciendo todo lo que pueden para salvar una vida y ellos les dan un trato denigrante. ¡No sé cómo aguantan los profesionales! —Era incapaz de ponerme en la situación de los médicos.

—No puedo entender estas cosas… —afirmó Albert con un tono desesperanzado.

—Yo tampoco, no tiene ningún sentido. Esta gente —refiriéndome a los médicos— está mal pagada y encima, tiene que hacer muchas horas extra. Si, además, le sumas situaciones como esta, pues no sé…, te dan ganas de plegar y mandarlo todo a tomar por culo —masculló con cierta pena, pues había experimentado en primera persona la dedicación de todo el personal médico que habíamos conocido hasta ahora.

—¡Estos de abajo son chatarra, chatarrota, eso es lo que son! —exclamó Albert refiriéndose a los familiares que habían pasado de la discusión a la amenaza en apenas un par de minutos.

Pronto escuchamos cómo las sirenas de varias patrullas de los Mossos d'Esquadra, enfilaban hacia arriba el paseo de Sant Joan de Déu para detenerse de forma súbita en la plaza del hospital y llevarse a los familiares de forma expedita.

El mismo día en que supimos de la odisea de Dori y Albert, mientras estaba en la sala de espera, sonó mi teléfono. Aunque no tenía el número memorizado, me resultaba familiar. Descolgué, no fuera a ser una llamada importante. Una voz familiar, dulce y cercana, se escuchó al otro lado.

—Eres el papá de Paula, ¿verdad?

—Sí.

—Soy Elena, la profesora de P3.

—Ya decía yo que me sonaba tu voz… —afirmé instintivamente.

—Quería hablar un tema con vosotros. No sé si te cojo en buen momento…

—No te preocupes, puedo hablar —respondí intuyendo el motivo de la llamada.

Durante la conversación, que se alargó casi diez minutos, la profesora me confirmó lo que era más que evidente. Mi hija permanecía absolutamente distraída durante las clases, como si no fueran con ella. La situación que atravesábamos también le afectaba. Y aunque hacíamos todo lo posible cuando estábamos junto a ella por abstraernos de nuestra tragedia, muy a nuestro pesar, siempre acabábamos hablando de su hermanito.

—¿Mamá, crees que algún día Huguito se curará? —interrogaba a mi mujer con la inocencia y candidez propia de una niña de apenas cuatro años.

Esa llamada impactó directamente en mi línea de flotación. Me hizo despertar del letargo y el horrible sopor que arrojaba la UCI. Fui consciente de que Paula también nos necesitaba. Tal vez, incluso más que Hugo. Me sentía culpable por haberla olvidado. Era una víctima más de nuestra tragedia y desde ese instante me propuse pasar un rato con ella todos los días, aunque eso significara apretar más el acelerador en nuestras ajetreadas jornadas.

Al igual que la musicoterapia fue una agradable sorpresa, no lo fueron menos los Pallapupas, que con sus cabriolas alegraban el día a los niños ingresados en el hospital y, muchas veces, también a los padres. Ataviados con sus disfraces caracterizados de doctores y siempre con una gran nariz roja que los hacía perfectamente visibles en las estancias médicas, eran un hálito de frescura en el que zambullirse en días amargos.

Conforme avanzaba el tiempo, una duda razonable comenzó a dar vueltas por nuestras cabezas: ¿cuándo seríamos capaces de hacerle la primera foto a Hugo? Casi siempre obteníamos la misma respuesta: no queremos tener ningún recuerdo en forma de foto de esta experiencia. Y, precisamente en esa situación, tampoco creíamos que Hugo fuera muy fotogénico. Aunque ya parecía tener un aspecto más o menos «normal», aún retenía algo de líquido seroso en la parte superior del cuerpo, presentaba algunas pequeñas costras en la cabeza rasurada, fruto de las vías que había tenido, y seguía intubado, además de los electrodos para la monitorización cardiaca.

Era una pregunta recurrente que nos hacíamos cada día que llegábamos junto a él. El día once decidí tomar la iniciativa y sacando el móvil a hurtadillas —siguió pareciéndome algo sacrílego hacerlo en esa situación—, tomé la primera foto de Hugo, dieciocho días después de que el doctor Miracle obrara el milagro.

Esa primera foto y el olor a naftalina que desprendía Hugo en el momento en que nos acercábamos a darle un beso, bien fuera de despedida o bien de buenos días, es algo que llevamos grabado a fuego en nuestra mente. Con el paso del tiempo, cada vez que miramos la foto, nos vienen docenas de recuerdos en tropel, todos ellos, reflexiones de un tiempo que nos hizo reinterpretar en primera persona el verdadero sentido de la vida.

6. La inestimable ayuda celestial...

Durante nuestro largo peregrinar por Sant Joan de Déu, no todo fueron héroes con capa blanca. También conocimos a muchos otros que, a pesar de no llevarla, se merecieron, sin ningún lugar a dudas, ese calificativo. Ese fue el caso de la hermana Saveria y de Concha.

La hermana Saveria formó parte de nuestras aflicciones prácticamente desde que aterrizamos en Sant Joan de Déu. Pertenecía al Servicio de Atención Espiritual y Religiosa de Sant Joan de Déu, entonces formado por tres hermanas, todas ellas de origen indio. Concretamente, la hermana Saveria era originaria de la región de Kerala, situada al sur de la India.

De pequeña de estatura y grandiosa personalidad, muy morena de piel, con unas enormes gafas de color oro y un gran crucifijo colgado de su cuello por encima del hábito, que parecía haber sido hecho para su cuerpo menudo, transmitía esperanza y fe a partes iguales. Sin duda, alguien que había nacido para escuchar al prójimo y hacer el bien. Fue un faro al que dirigirse en los días en que arreciaban los diagnósticos negativos sobre el estado de salud de Hugo, y, como estos eran muchos, la hermana Saveria tuvo que multiplicarse por mil, con nosotros y con todos los que requerían de su presencia. Aún recuerdo aquella vez que me dijo:

—Papi, si estáis aquí es porque Dios ha querido que así sea, nunca olvides que todo pasa por algo.

Siempre se despedía de nosotros con una frase esperanzadora:

—Ya veréis, papis, cómo todo va a ir bien. ¡Tened fe en Dios!

Fuera del hospital, Concha fue nuestra conexión con el mundo espiritual. Se enteró de que Hugo estaba muy grave justo después de su nacimiento, a través de su nuera, Laura, casada con su hijo Javi, con el que tenía dos hijos de corta edad. Ambos, Javi y Laura, que eran nuestros vecinos, fueron de los primeros en conocer nuestra tragedia. Fue mi suegro quién, durante una mañana de finales del mes de abril, tras dejar a Paula en el colegio, les informó de la situación por la que estábamos atravesando. Ellos se ofrecieron a ayudarnos en lo que pudieran, sobre todo con nuestra hija, con quien la suya compartía travesuras.

No había día en que Concha no pusiera una vela, no rezara un rosario, no conectara con alguien «del más allá». Fue una fuente de energía inagotable, pero, sobre todo, fue nuestra abanderada fuera del hospital, donde numerosas personas en diversas y recónditas partes de España, ofrecieron velas y rezos a todo el santoral disponible para ayudar a la sanación de Hugo.

Concha Troitiño Janeiro, nacida en Pontevedra y siempre fiel a Galicia, regentaba una empresa de limpieza de escaleras que gestionaba con una dedicación encomiable, solo compartida con la devoción hacia sus nietos. Siempre estuvo a nuestro lado y, sobre todo, al lado de Hugo. Fue una luz providencial que iluminó los momentos más oscuros en los que no encontrábamos la salida de nuestro laberinto.

Conforme avanzaba el mes, el calor comenzaba a hacerse presente y más cuando se aparcaba lejos del hospital. La última subida, a pie, nos dejaba sin aliento. Debido a esto, comenzamos a llegar algo más tarde de lo habitual. Esa mañana habíamos quedado en que Elena entraría primero en la UCI y luego, en torno a las doce, yo la relevaría para que bajara a comerse el bocadillo habitual de los mediodías. Hugo parecía estar más relajado. Ahora que teníamos un diagnóstico más certero, los días transcurrían sin muchos sobresaltos.

Cuando fui a relevarla, Elena me contó que había venido a verla una chica vestida de calle, pero con una tarjeta de voluntaria del hospital prendida de su chaqueta. Muy amablemente, la joven, que casualmente también se llamaba Elena, le explicó que, si en algún momento teníamos que ausentaros por cualquier cosa, así fuera bajar a comernos un bocadillo, o simplemente salir a tomar el aire, podíamos marcar el teléfono de los voluntarios y, tan pronto como pudieran, subiría alguien para sustituirnos y hacerle compañía a Hugo.

Sobre las siete de la tarde, cuando salía de la UCI, me encontré con Albert, el padre de Valeria, que estaba sentado en la sala de espera absorto en sus pensamientos. Su cara era la de alguien cansado, agotado física y psicológicamente. Le di un par de palmadas en la espalda.

—*Què tal, Albert, com va tot?*[13] —lo interrogué mientras miraba a través de la ventana los enormes barcos atracados en la dársena del puerto, que en la distancia parecían de juguete.

—*Ei, Joan Carles, per aquí estem!*[14] —me respondió sin apenas levantar la cabeza (la conversación, de aquí en adelante, se desarrolla en catalán).

—¿Quieres que vayamos a tomarnos una coca-cola fuera de aquí? —le propuse, sospechando que no lo rechazaría.

—Pues sí, necesito airearme y respirar. El día ha sido complicado —resopló levantándose de la silla.

---

[13] ¿Qué tal, Albert, cómo va todo?
[14] ¡Ey, Juan Carlos, por aquí estamos!

Bajamos al vestíbulo del hospital, y de allí nos fuimos a la cafetería a coger unas coca-colas. Por motivos obvios, en Sant Joan de Déu no se dispensaba alcohol. Probablemente, dada la situación de Albert, lo más recomendable hubiera sido un pelotazo, pensé, tal vez porque yo también lo necesitaba.

Salimos del hospital en dirección norte, hacia la montaña. Corría una ligera brisa que golpeaba nuestras caras con suavidad, de forma perezosa. En la situación que nos había tocado vivir, ya nada o prácticamente nada nos conmovía. Comenzamos a caminar cuesta arriba por la calle de Santa Rosa. A ambos lados de esta había varias ambulancias, alguna de ellas todavía con las luces encendidas que delataban el traslado de algún niño, muy posiblemente al borde del abismo, y que muy posiblemente estaría luchando por conservar aquello que, creemos, solo se extinguirá con la vejez.

Al final de la calle Tenerife, divisamos un banco aislado de las miradas de posibles curiosos. Nos sentamos resoplando. La subida hasta allí, aunque apenas habíamos caminado trescientos metros, tenía un desnivel considerable. Me senté a la izquierda de Albert, quien, a pesar del esfuerzo, mostraba mejor cara que en la sala de espera de la UCI.

La vista era inmejorable: Barcelona entera se rendía a nuestros pies. El Nou Camp parecía el campo del subbuteo con el que, los que somos generación EGB, hemos jugado alguna vez en nuestra niñez. Los pináculos de la Sagrada Familia resplandecían en la distancia, reflejados contra el sol como una estrella que estuviera a miles de kilómetros, mientras los aviones dibujaban estelas surrealistas en el cielo cuando pasaban por encima del castillo de Montjuic, que, en la distancia, apenas se distinguía de una construcción de nuestros añorados juguetes de Playmobil.

Allí, en ese momento único, por un instante, nos sentimos los reyes del mundo, aunque ni siquiera fuésemos los reyes de nuestra propia casa, porque esta no estaba completa: nos faltaban Valeria y Hugo. Qué paradoja tan amarga…

Albert rompió el hielo de forma abrupta:

—*Estic fins als collons!*[15] —exclamó después de abrir la coca-cola de forma expedita.

—¡Te entiendo perfectamente! —comenté mirando al suelo arcilloso.

Era simplemente una mentira, tal vez piadosa, pero al fin y al cabo una mentira. No podía entenderlo de ninguna manera. Valeria llevaba casi tres meses ingresada en Sant Joan de Déu, y Albert venía de Lleida todos los fines de semana, además del miércoles, que era el día que habitualmente libraba entre semana. Lo compaginaba con un trabajo en la construcción, que debí suponer agotador, casi siempre levantando desde cero granjas, que formaban parte del paisaje de Almenar y alrededores como las ambulancias formaban parte del de Sant Joan de Déu. Sabía que su día comenzaba muy pronto: a las seis de la mañana tocaban diana, y siendo casi las ocho de la tarde como eran, me sentí culpable de «retenerlo» a esas horas a sabiendas de que tenía casi dos horas antes de llegar a Almenar.

Albert se comportaba como un héroe, sin capa blanca, pero al fin y al cabo como un héroe.

Entre lamentos, prosiguió:

—Hoy han intentado extubar de nuevo a Valeria y nada, lo mismo que las otras veces, apenas ha aguantado unos minutos —masculló en voz alta en tanto estrujaba la lata vacía entre sus manos.

—Vaya, lo siento, me imaginaba que había pasado algo, ya que he visto cómo varias enfermeras corrían hacia la cama de Valeria —le confirmé con cierta pesadumbre.

—Sí, bueno, una vez más, ya estamos acostumbrados. Aquí no estamos para divertirnos. —Su voz delataba resignación.

---

[15] ¡Estoy hasta los cojones!

—¿Sabes una cosa, Albert?

—No sé, tú dirás, Juan Carlos… —Me miró con cierta expectación.

—Algún día volveremos aquí y nos tomaremos un chupito de orujo gallego, sí, del que me traigo de Galicia cada verano, y te puedo asegurar que nos sentará mucho mejor que esta Coca-Cola. Nos lo tomaremos a la salud de Valeria y Hugo. —Le prometí antes de que mi mirada se perdiera en el horizonte lejano que solo se veía alterado por los surcos que la brisa dibujaba en el mar.

—¡Búa…, ojalá sea verdad, Juan Carlos, te lo compro ahora mismo! —afirmó tajante.

Nos levantamos y comenzamos a descender hacia el hospital. Había comenzado a anochecer, y a Albert y Dori les quedaba un largo trecho hasta Almenar.

Ese día llegamos tarde a casa, cansados y saturados de tantos datos sobre el estado de salud y la evolución de Hugo. Cuanta más información nos daban, más queríamos saber, sobre todo yo, y eso casi siempre resultaba contraproducente. Paula estaba en casa de mis suegros y Elena hizo el intento de llamar a su madre para ver si la niña dormía, aunque a esas horas, las diez de la noche pasadas, casi con total seguridad no conseguiríamos hablar con ella. Finalmente, desistió de la llamada. Un simple wasap a mi suegra para decirle que ya estábamos en casa.

—¿Quieres que prepare algo de cena? —le pregunté con cierta desgana.

—No tengo hambre, Juan Carlos.

—Algo tendremos que comer, aunque sea un par de piezas de fruta. Por cierto, ¿qué te ha dicho el doctor Moreno? —la interrogué cambiando de tema.

Los había visto hablar fuera de la UCI de manera distendida.

—Me ha comentado que, a la espera de la operación, estemos tranquilos. Él cree firmemente que, una vez haya pasado esta, Hugo mejorará considerablemente. En resumen, que tengamos paciencia y que nos mentalicemos de que esto va para largo.

—El doctor Moreno me parece una gran persona y, además, un grandísimo doctor —contesté mirando a Elena, cuya cara mostraba síntomas de un cansancio extremo.

—¡Sí!, yo pienso lo mismo. Además, cuando te habla, te transmite una tranquilidad y serenidad que hace que te sientas mucho mejor.

Ella, que no había soltado el mando de la televisión desde que se tumbó en el sofá, continuó haciendo *zapping*, pero ya no había ningún programa que la distrajera.

—Si quieres, cena algo tú, Juan Carlos. Yo me voy a la cama —me dijo después de apagar la televisión.

—Bueno, comeré algo de fruta —afirmé con desgana.

—Ah, por cierto, casi se me olvidaba: mañana he quedado con Concha para tomar un café por el barrio. ¿Te apetece venir antes de ir al hospital?

—Me parece buena idea. Así me distraigo un poco. Intenta descansar. —Le sugerí y caminé hacia la cocina.

En torno a las nueve de la mañana, el sol ya lucía alto en el horizonte cuando nos sentamos en la terraza de un bar de la plaza de la Virreina esperando a que llegara Concha.

Al norte de la plaza, las escaleras de la parroquia de San Juan Bautista, erigida en 1868, habitualmente llenas de personas sentadas, y en parte vandalizadas, a esas horas de la mañana yacían solitarias contemplando el frenético ir y venir de gente que cruzaba frente a ellas.

Pronto divisamos a Concha, que venía a paso ligero por la calle Torrijos. Como era habitual en ella, no le gustaba llegar tarde.

—*Bos días, Eleniña e Juan Carlos!*[16] ¿Qué tal estáis? —inquirió en una mezcolanza entre gallego y castellano.

—¡Buenos días, Concha, ahora mucho mejor —respondió Elena con semblante relajado.

Desde el primer momento, Elena confió en ella y en sus particulares dotes. Aparte de muy religiosa y creyente, era aficionada a la cartomancia y conocía a la perfección el significado de todos y cada uno de los naipes que componían la baraja del tarot. En vista de la proximidad de la operación del ductus arterioso, Elena había decidido contar con la sapiencia de Concha para intentar escudriñar qué nos depararía el futuro más cercano. Ella nunca tuvo un no como respuesta hacia Elena e intentó desenmarañar la telaraña que se cernía sobre la evolución de Hugo.

Rozando la sesentena, con una cara que sumaba alegrías y decepciones por igual, y una sumisa y bien cuidada melena rubia, como el oro que aparece en algún naipe de los arcanos menores, a Concha le gustaba vestir bien, lo que se dice habitualmente, «ir arreglada cuando una sale de casa».

—¿Cómo está Hugo? —inquirió ella.

—Vamos haciendo, no parece que avancemos mucho, pero al menos ahora está estable —respondió Elena con un tono de voz melancólico.

—Bueno, lo importante es que ya solo podemos ir hacia arriba. Creo que ha tocado fondo y, de aquí en adelante, estoy segura de que va a ir progresando. ¡Ya lo verás, Elena! —confirmó con una seguridad inapelable.

—¿Te lo han dicho las cartas, Concha? —la interrogó al tiempo que vertía un azucarillo en el café.

---

[16] ¡Buenos días, Elenita y Juan Carlos!

—A ver, si te he de ser sincera, las cartas me han dicho que hay un pequeño tropiezo en el camino, pero una vez superado ese bache, Hugo mejorará mucho, tanto que ni siquiera parecerá el mismo.

—Ya, pero es que estamos tan escarmentados después de todo lo que hemos vivido que ahora mismo estamos muy bajos de moral —aseveré en tono quejumbroso.

—¡Te entiendo, Juan Carlos! Pero yo creo que el tropiezo este se refiere, posiblemente, a la operación esa que me has comentado para la que estáis esperando fecha, y que una vez Hugo esté operado, dará un cambio radical. —Ella estaba convencida al cien por cien.

—¡Ojalá, Concha, ojalá sea así!, porque esto se está haciendo muy cuesta arriba —se lamentó Elena mientras sorbía el último trago de café.

—Ya verás como es así, hay que tener paciencia y fe, ¡mucha fe! —afirmó Concha, para a continuación, sacar de su monedero un billete de cinco euros para pagar los cafés.

Nos despedimos de Concha, que tenía que hacer unas gestiones de la empresa de limpieza. Habían cogido algunas escaleras más y debía de ajustar los horarios de las limpiadoras. Donde no llegaban ellas, llegaba Concha, porque a pesar de ser la propietaria, a la hora de trabajar, era una más.

Llegué al hospital a media mañana y noté una actividad inusual. Demasiada gente en el vestíbulo o demasiadas batas blancas deambulando de un lado para otro en animosa conversación. El sol ya había hecho acto de presencia en la UCI a través de los enormes ventanales que daban a la parte posterior de Sant Joan de Déu, y se reflejaba en los instrumentos metálicos que usaban habitualmente las enfermeras, que ahora, bañados de su luz, emitían un destello casi cegador.

Hugo aparentaba estar tranquilo. Supongo que ya se había acostumbrado al ruido que emitían las bombas inyectoras al finalizar la infusión y al trajín interminable de enfermeras y doctores.

Enseguida se acercó a mí la dulce Sara.

—¿Qué tal? Por lo que veo, hoy has venido solo —me preguntó después de coger una caja de gasas.

—¡Sí! Hoy le he concedido el día libre a Elena, al menos, hasta la tarde —respondí mirando la pantalla en donde se reflejaban las constantes vitales de Hugo.

—Bueno, eso está bien. Hay que desconectar de tanto en cuando.

—¿Qué haces aquí aún? ¿No estabas de noche? —la interrogué con curiosidad. Su rostro denotaba cierto cansancio.

—Pues sí, tenía que haberme ido hace un par de horas, pero hemos tenido una noche movidita y me he quedado a acabar algunas tareas para no dejárselas a las compañeras del turno de mañana.

—Vaya, no sé por qué, pero cuando he llegado al hospital he visto demasiado movimiento por el vestíbulo y me daba la sensación de que había pasado algo…

—Hay algunos días más complicados que otros —concluyó Sara.

La pantalla en cuestión me había llamado la atención, ya que a pesar de estar saturando cerca del 100 % —no en vano llevaba todavía la ventilación mecánica— estaba siempre o casi siempre por encima de 170 pulsaciones por minuto. Barruntaba si la cardiomegalia le estaba pasando factura, cuando la doctora Camprubí se acercó a mí.

—¡Buenas, papá!, ¿ya estás mirando las pantallas? —me preguntó con cierta curiosidad—. No es bueno estar siempre pendiente de las máquinas. Es mucho mejor mirar al niño y ver su estado general y la coloración. Créeme, las máquinas te acabarán dando muchos dolores de cabeza… —aseveró auscultando a Hugo con el fonendo que llevaba colgado del cuello.

—Ya, doctora, tienes toda la razón —por entonces había comenzado a tutear a los médicos—, pero me cuesta evitarlo. Supongo que viene por defecto conmigo. Soy informático —afirmé esperando obtener su asentimiento no verbal.

—Los papás sufrís mucho en la UCI, a veces demasiado. Es comprensible, pero los niños son muy fuertes, créeme… —me explicaba al tiempo que chequeaba en el ordenador el registro de temperaturas de Hugo.

—Supongo que tendremos que acostumbrarnos… —asentí con cierta resignación.

—Bueno, poco a poco. Recuerda que esto es una maratón —aseveró.

En ese momento, consultó su móvil. Por su expresión, supuse que no eran buenas noticias…

—Me tengo que ir. Te dejo en buena compañía —dijo, al percatarse de que la hermana Saveria acababa de entrar en la UCI.

Esta, con su indumentaria habitual, caminaba lentamente, como si necesitara comprobar que el próximo paso era el correcto. Un verdadero remanso de paz, que ni tan siquiera el ajetreo de la UCI neonatal perturbaba.

—¡Buenos días tengamos! —me saludó en tanto contemplaba a Hugo por unos instantes y tocaba el crucifijo que llevaba colgado del cuello.

—¡Buenos días, hermana!

—¿Qué te pasa? Te noto inquieto —me interpeló con su habitual afabilidad.

—Es que esto es un sinvivir y siempre estás con la mosca detrás de la oreja, y si no es una cosa, es la de más allá. —«Nunca mejor dicho», pensé—. Aquí en Sant Joan de Déu siempre hay algo de lo que preocuparse… —me lamenté esperando obtener algún consuelo por parte de la hermana Saveria.

—Lo sé, aquí todo es complicado, pero con algo de fe, estoy segura de que todo va a ir bien. ¡Debes tener confianza en los médicos y sobre todo fe, mucha fe!

—Sí, hermana, aquí estamos en las mejores manos, ¡eso es irrefutable! —Lo tuve claro desde el primer momento en que pisé el hospital de la colina—. El resto, Dios proveerá…

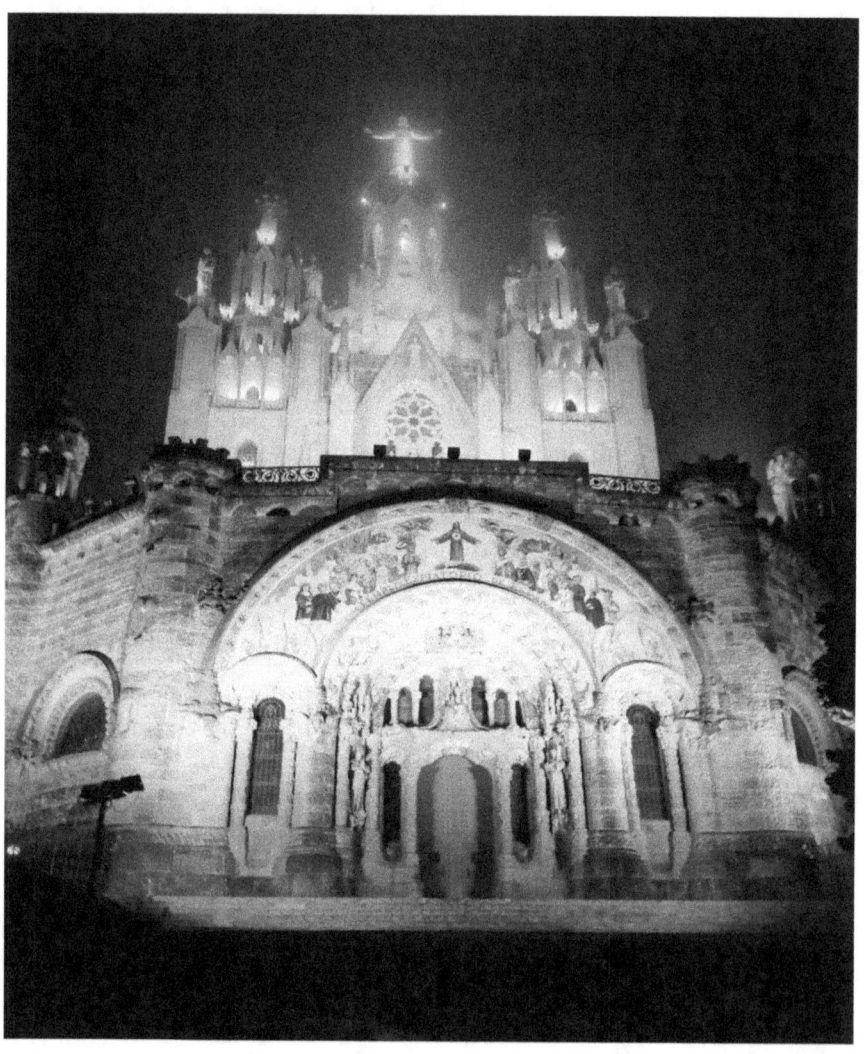

—Así me gusta, siempre hay que ser positivo. Los niños lo perciben todo, y aunque pienses que él no se da cuenta, es todo lo contrario.

Siempre, siempre que estés con él en la UCI, háblale, cántale algo para que note tu presencia. Te lo digo por experiencia —añadió con tono solemne.

—¡Muchas gracias, hermana!

—Bueno, papi, pues me voy a ver a otra familia que tiene un niño ingresado en la planta de oncología. Recuerda que por las noches tienes que descansar todo lo que puedas, ya que no sabemos qué nos deparará el mañana —me explicó mientras cogía mis brazos con sus dulces manos para trasmitirme hasta el último gramo de esperanza que podía caber en su pequeño cuerpo.

Por la tarde, Elena y Odilo me relevaron en la UCI para intentar hacer el día más llevadero. Era fundamental poder desconectar del estrés que generaba estar allí de forma continua, con el ir y venir de enfermeras y doctores en medio del sonido de centenares de bombas de infusión que emitían su chirriante pitido, inconfundible de todas maneras, cuando finalizaban su correspondiente dosis.

No teníamos otro remedio que aprender a vivir con ello. Tal como narró magistralmente Bruce Springsteen en «The price you pay», canción del mítico álbum *The River*, de 1980: *You learn to sleep at night with the price you pay...*[17]

---

[17] Aprendes a dormir por la noche con el precio que pagas…

7. URBEZ:
LOS ÚLTIMOS SERÁN LOS PRIMEROS

Sant Joan de Déu es lo más parecido a un crisol de culturas, un conglomerado de gente proveniente de todas partes de España e, incluso, del extranjero. Era como hacer el camino de Santiago, que hasta entonces había hecho en seis ocasiones, pero sin la satisfacción que te da el acabar una etapa por tus propios medios, aunque los pies estén doloridos y te digan «¡basta!» a cada metro que recorres.

El trece de mayo conocimos a otro matrimonio excepcional que por entonces ya llevaba su particular credencial, que no era de peregrino, sino de sufrimiento, bien cumplimentada: Chorche y Rosa, ambos maños hasta el tuétano.

Recuerdo que ese día fue uno de los que más tarde llegamos al hospital: las diez habían quedado atrás hacía rato. Dejamos nuestras cosas en la taquilla y bajamos a tomarnos un café; supusimos, para variar, que el día sería largo.

A pesar de la hora, la cafetería era un hormiguero de gente, y apenas quedaban un par de mesas libres en donde poder sentarse. Una marabunta de familiares que acompañaban a algunos niños, por su pijama dedujimos eran «huéspedes» del hospital, se mezclaba con algunos doctores apurando un café antes de meterse en la piel de superhéroes.

Siempre he sido muy observador y, aunque en las circunstancias que nos había tocado vivir no era fácil percatarse de ciertos detalles, me fijé en una pareja que había visto en repetidas ocasiones justo delante de la cama de Hugo. Si esta estaba a la izquierda, según se entra en la UCI, la que «regentaba» esta pareja estaba justo enfrente, a mano derecha. Coincidimos a la hora de recoger los vasos de plástico y depositarlos en la papelera.

—Buenas, ¿qué tal? —pregunté dirigiéndome a ambos.

—Hola, buenas, creo que nos conocemos, ¿no? Al menos de vista —me respondió él con un acento «peculiar».

—¡Sí!, nos hemos visto en varias ocasiones en la UCI —me presenté sin más dilación—, yo soy Juan Carlos y esta es mi mujer, Elena. —Ella estaba a mi lado todavía algo adormilada.

—¡Nosotros somos Chorche y Rosa!

Sospechaba que no eran catalanes.

—¿De dónde sois? —me atreví a interrogar. Me dio apuro preguntarles directamente si eran de Zaragoza.

—¡Pues es que no se nota, somos maños, hombre…! —Normal, de dónde podían ser si no.

—Ah, me lo imaginaba —confirmé afirmando algo más que evidente.

—¡Oye, una cosa!, vosotros sois los que estáis con vuestro hijo, justo a la entrada de la UCI, a mano izquierda, ¿no? —me preguntó Rosa.

—Sí, esos somos nosotros —aseguró Elena, que había comenzado a mostrar un interés inusitado en la conversación.

—Pues nosotros estamos con nuestro hijo, Urbez, justo enfrente de vosotros.

—¡Ah, ahora caigo! Sí, es cierto, mira que nos hemos visto veces y veces, pero con los nervios y el ajetreo de la UCI, al final, solo estás pendiente de tu hijo.

—Bueno, es normal, no te preocupes. Creo que nos pasa lo mismo a todos —confirmó Rosa intentando quitar hierro al asunto.

—Ahora estoy seguro de que nos acordaremos de quiénes sois y, por supuesto, ¡de dónde! —afirmé con una media sonrisa.

—Más te vale, porque si no, la Pilarica no se va a acordar de Hugo —bromeó Chorche.

Salimos de la cafetería en dirección al vestíbulo para coger uno de los ascensores que nos llevaría a la cuarta planta. Todos íbamos en la misma dirección y el camino ya nos era familiar. Para ellos, por lo que supimos más tarde, era el día de la operación de corazón de Urbez, por lo tanto, un tiovivo de emociones incontenibles.

Chorche y Rosa, ambos de Zaragoza, recibieron su primer jarro de agua fría cuando en la vigésima semana de embarazo, les diagnosticaron un defecto cardiaco congénito llamado transposición de grandes arterias, en el que la arteria pulmonar sale del ventrículo izquierdo y la aorta del derecho, alterándose por tanto la circulación normal de la sangre de forma muy importante: la sangre pobre en oxígeno que llega al ventrículo derecho circula por todo el cuerpo[18].

A partir de ahí, un maremoto de sensaciones, un vaivén de sentimientos encontrados y tres viajes a Sant Joan de Déu para plantearles una pregunta de aquellas que te marcan para siempre:

—¿Estáis dispuestos a abortar? —los interrogó a bocajarro el doctor que había seguido su caso.

La respuesta, como no podía ser de otra manera, era otra pregunta:

—¿Podrá hacer una vida normal? —rebatió Chorche sin vacilación.

—Hombre, no va a ser campeón olímpico, pero sí podrá hacer vida normal… —alegó el médico.

—¡Pues adelante y que sea lo que Dios quiera! —afirmaron ellos al unísono.

---

[18] Transposición de las grandes arterias: MedlinePlus enciclopedia médica.

Eso fue el treinta de diciembre de 2013, probablemente la mejor forma de despedir el año: luchando por lo que quieres, por lo que en verdad vale la pena luchar, así ello suponga enfrentarte a todos tus miedos, que, aunque ocultos, siempre han estado ahí.

El equipo médico que llevaba su caso les sugirió que la cesárea se llevara a cabo a principios del mes de mayo y teniendo en cuenta que el día del trabajador caía en jueves, Chorche y Rosa estuvieron de acuerdo en hacerla el lunes día cinco y así aprovecharían el largo fin de semana para conocer Barcelona, aunque fuera superficialmente. Lo que sí conocieron en profundidad fue el hospital, pero a esas alturas de su historia aún no eran conscientes de lo que les esperaba en su particular *tour* por Sant Joan de Déu. Dos billetes de ida, pero sin fecha de vuelta.

Ese día la UCI estaba a rebosar de enfermeras y doctores que iban de un lado para otro. Me acerqué a la cama de Hugo. Como cada mañana, conté las bombas inyectoras y le di un vistazo a la pantalla en donde se mostraban sus constantes vitales. Pasados unos instantes, me dije a mí mismo: «Parece que está todo en orden». No tardó en acercarse el doctor Moreno:

—Hola, doctor, ¿qué tal vamos? —inquirí circunspecto.

—Yo bien, ¿y vosotros? —preguntó al tiempo que revisaba las vías de Hugo.

—Vamos haciendo, doctor. Esperando fecha para la operación…
—La desafortunada infección sanguínea no permitía llevar a cabo la intervención que nos habían comunicado casi una semana atrás. Yo intentaba averiguar si había alguna novedad al respecto.

—Pues no creo que tardemos mucho, ya que la infección ha bajado y supongo que en breve podremos operar.

—¡Vaya!, pues eso es buena noticia, ¿no? —interpelé esperando un sí por respuesta.

—Sí, eso es bueno. Todos estamos convencidos de que habrá un antes y un después de esa operación.

—Eso espero… —contesté con un suspiro de alivio.

Al mediodía, Elena me sustituyó en la UCI y salí en busca de noticias de Urbez. Eran cerca de las dos de la tarde y, por lo que nos habían dicho Rosa y Chorche, si la operación había empezado en torno a las ocho de la mañana, Urbez llevaría casi seis horas en el quirófano. No tardé en divisar a Chorche, que daba vueltas como un poseso pasillo arriba, pasillo abajo. Con la cara desencajada y los ojos rojos, era un manojo de nervios.

—¡Chorche!, ¿cómo va la operación? —le interrogué mirando un pequeño aparato que llevaba en la mano; blanco, con forma de transmisor y una luz roja parpadeando.

—No muy bien, bueno…, sí…, la operación, según nos han dicho, ha ido bien, pero resulta que se han encontrado con otra patología relacionada con las venas coronarias y eso, por lo que nos han contado, no lo esperaban. —Chorche apenas podía balbucear una respuesta coherente.

—¡Joder, vaya, qué putada! —En el hospital, ya me estaba acostumbrando a los tacos.

—Pues sí, porque estamos en ascuas y nos han comunicado que no pueden ponerle las grapas para cerrar la incisión en el esternón, por lo que le van a dejar los hierros puestos.

Chorche se refería a los separadores costales o de costillas, que son de uso común en operaciones de este tipo y que permiten una mejor realización de la técnica quirúrgica.

—No sé qué decirte. ¿Y esa especie de transmisor de color blanco que llevas en la mano? —intenté cambiar el curso de la conversación.

—Pues es como una clase de busca o avisador que te dan durante el preoperatorio y cuando la operación ha acabado, te avisa con un pitido y la luz cambia a color verde.

—Ah…, ¡qué interesante! —intentaba centrar la conversación en el pequeño transmisor.

—Bueno, creo que me voy a ir con Rosa —dijo con una voz decaída que solo era comparable a su mirada, que apuntaba al suelo blanquecino con ligeras manchas marrones del pasillo de la UCI.

—Por cierto, ¿y dónde está ella?

—En la sala de espera, muy preocupada y preguntándose cómo nos puede estar pasando esto a nosotros…

—Supongo que son preguntas que nos hacemos todos —respondí. Yo, ya me la había planteado en numerosas ocasiones—. A propósito, ¿quién lo ha operado? —Quería saber quién tenía la capacidad de afrontar una operación de este calibre.

—¡El doctor Caffarena! ¿No te han hablado de él? —me interrogaba como si ese tal Caffarena fuese alguien sobrenatural.

—No, la verdad es que no. ¡Y mira que hemos hablado con muchos doctores!

—Pues, según dicen, ¡es una eminencia mundial!

Eso les había transmitido el hermano de Rosa, a través de una amiga que tenía en Fayón, cuando ambos ya sabían que el doctor Caffarena sería quién llevaría a cabo la operación: «No tenéis de que preocuparos: ¡estáis en las mejores manos! El doctor Caffarena opera igual con la mano derecha que con la izquierda. ¡Aquí es casi un dios!».

Pasadas las cuatro de la tarde, tras de estar un tiempo prudencial en la sala de reanimación, fui testigo de cómo subían de nuevo a Urbez a la UCI neonatal para seguir con su recuperación: la operación se había alargado casi ocho horas.

Por un instante, mientras miraba embelesado el mar desde mi posición privilegiada fuera del hospital de la colina, me pregunté si la operación del ductus de Hugo sería tan complicada como la de Urbez y, a pesar del calor sofocante que hacía en el exterior, sentí un escalofrío, como aquella vez en el pasillo de la Maternitat, después de que el doctor Miracle exclamara: «¡Papi, ya lo tenemos aquí!».

La sirena de una ambulancia que subía a gran velocidad en dirección al hospital me despertó de la zozobra que invadía mi cuerpo. Tenía que subir a relevar a Elena.

Llegamos a casa tarde y Elena me sometió a un pequeño interrogatorio sobre la conversación que había tenido con Chorche:

—Has hablado con el padre de Urbez, ¿no? —indagó, quitándose los zapatos.

—¡Sí! Hemos estado hablando sobre la operación y les he dado ánimos, a él y su mujer.

—¿Y cómo los has visto?

—Pues la verdad es que estaban muy nerviosos, supongo que es normal. Además, según me ha dicho Chorche, han tenido alguna «pequeña» complicación que no esperaban.

—¿Crees que con la operación de Hugo nos pasará lo mismo? —Elena comenzaba a estar preocupada por algo que aún no sabíamos ni si sucedería…

—Sinceramente, no lo sé, Elena. No soy médico —respondía algo más que evidente –. Son operaciones totalmente distintas, pero de lo que estoy totalmente seguro, es de que estamos en las mejores manos —a esas alturas, era prácticamente lo único que tenía claro.

—Supongo que sí, Juan Carlos, pero comienzo a estar muy preocupada y no puedo evitarlo, es superior a mí…

Al fin, el quince de mayo, cuando la doctora Camprubí hacía su ronda de reconocimiento matutina, tuvimos la noticia que esperábamos.

—¡Siempre al pie del cañón! —exclamó al verme entrar, mientras se acababa de abrochar la bata médica.

—¿Qué tal, doctora?

—¡Bien, todo bien! He cogido un atasco de mil demonios y pensaba que no llegaba, pero ya estoy aquí. —Se la veía algo acelerada.

—Bueno, eso nos sucede a todos, doctora —intentaba empatizar con ella—. Hoy, nosotros también hemos tardado algo más de lo habitual en llegar al hospital y, además, como ya no usamos el aparcamiento público, raro es el día que llegamos antes de las diez de la mañana.

—¡Sí!, pero como comprenderás, vosotros podéis permitiros el lujo de llegar algo más tarde, ¡yo no! Tengo que pasar revista por la mañana temprano y hay que preparar muchas cosas, ya que no sabemos qué nos puede deparar el día aquí.

Notaba un exceso de responsabilidad en la doctora Camprubí, aunque, pensándolo bien, estábamos en una UCI y no en un parvulario.

—Lo entiendo perfectamente. —De hecho, Elena y yo lo entendimos desde el primer día que pisamos Sant Joan de Déu.

—Por cierto, papi, a lo que venía, qué si no se me va el santo al cielo. Supongo que no te lo han comunicado, pero mañana operan a Hugo del conducto arterioso persistente.

Me percaté de que mi corazón había comenzado a latir con fuerza y conforme pasaban los segundos, noté una cierta taquicardia que no remitía a pesar de que intentaba controlar la respiración. Un nerviosismo patente y perfectamente visible en mi lenguaje corporal empezó a hacer acto de presencia. «Tal vez», pensé, «hoy no es el mejor día para estar solo».

—Pues no sabíamos nada, doctora —afirmé con voz entrecortada.

—Lo operarán mañana, a partir de las nueve, por lo que os recomiendo que estéis por el hospital no más tarde de esa hora.

—¿No me puedes concretar algo más, doctora? Mi mujer se va a poner muy nerviosa si no tiene alguna información más exacta —le supliqué a la doctora Camprubí.

—No puedo daros una hora exacta, ya que depende de cirugía cardiaca. Siento no poder ser más concreta.

—Lo entiendo. De todas maneras, muchas gracias, doctora —contesté con la cara desencajada.

Odilo y Elena llegaron a Sant Joan de Déu a la hora de comer. Los puse al corriente de las últimas noticias y mi esposa, a continuación de saber que al día siguiente operarían a Hugo, no quiso separarse de él ni un solo instante en toda la tarde. Era como si esa tarde fuese la última que iba a pasar con él y quisiera vivirla al límite, hasta la extenuación, aunque eso le costase quedarse sin aliento.

Elena pasaba la tarde en la UCI con Hugo, y yo volví a coincidir con Chorche y Rosa en la sala de espera. Sus caras reflejaban cierto alivio, como si se hubieran quitado un gran peso de encima.

—¿Qué tal estáis? —los interrogué.

Dentro de la UCI hacía demasiado frío, supongo que para evitar la aparición de bacterias.

—Hoy, algo mejor. Le han quitado los «hierros» —me aseveró Rosa con una media sonrisa que hacía parecer su cara más relajada.

—¡Vaya, eso es una gran noticia!, ¿no?

—Pues sí. Después del susto del otro día, ahora estamos algo más tranquilos —contestó Chorche, que tenía la mano de Rosa cogida con fuerza.

—Y vuestro Huguito, ¿qué tal? —me interrogó ella.

—Precisamente hoy nos han comunicado que mañana lo operan del ductus. Ahora está Elena con él: no quiere que la releve. Está muy preocupada, como es lógico.

—Bueno, seguro que todo va a ir bien, Juan Carlos. De verdad, confía en los médicos. Este es el mejor sitio en el que podemos estar —me respondió Rosa cogiéndome una mano con la que le quedaba libre.

Los miré fijamente con unos ojos vidriosos que ya no podían disimular la emoción que me embargaba en ese momento. Se mezclaba la incertidumbre de un padre por el futuro inmediato, con la incipiente ilusión de otros que ya habían dejado atrás lo peor. Aquella escena, en donde los tres estábamos conectados y podíamos sentir el calor humano, me pareció de una ternura infinita y estuvo presente en mis recónditos pensamientos durante mucho tiempo.

Hicimos el viaje de vuelta a casa en completo silencio. Elena estaba presente de cuerpo, pero su mente permanecía al lado de la cama de Hugo en la UCI. Solo al llegar al *parking*, el pitido de un camión de la basura hizo que despertara del letargo.

—No sé si seré capaz de ir mañana al hospital —musitó en voz alta con la mirada perdida en el camión de la basura que se alejaba por Torrent de l'Olla abajo.

—Te entiendo, cariño, pero hemos de estar los dos. ¡Hugo tiene que percibirnos a ambos!

—Supongo, Juan Carlos, pero es que me cuesta tanto… Es algo superior a mí, no me lo puedo quitar de la cabeza y no sé si seré capaz de estar a su lado… —Elena seguía con la mirada perdida.

—Lo sé, amor, pero hemos de ser fuertes y tener confianza, ¡en los médicos y en Dios!

—Por cierto, esta mañana he hablado con Concha —añadió.

—Ya…, me imaginaba que la llamarías… —Sabía que Elena contaría con las predicciones de Concha.

—Ya sé que a ti te cuesta creer en esto, Juan Carlos, pero a mí me da mucha fuerza. —Yo era más agnóstico que ella.

—¿Qué te ha dicho?

—Pues que la operación irá bien y que, a partir de entonces, vamos a notar una mejoría muy grande en Hugo.

—¡Ojalá sea así, Elena!

Aquella noche, ella estuvo dando vueltas en la cama hasta muy tarde. Le costó conciliar el sueño y a mí me transmitió una desazón mezclada con una desesperanza que no desapareció hasta pasada la operación.

La mañana del día dieciséis, llegamos temprano al hospital. Tal como se desarrollaron los acontecimientos, tal vez demasiado, pero eso aún no lo sabíamos. Apenas pasaban unos minutos de las ocho de la mañana cuando dejaba a mi esposa y a mi suegra en la plaza de Sant Joan de Déu. Antes de que Elena se bajara del coche, cogiéndola de la mano, le pregunté:

—¿No es mejor que lo aparques tú y ya subo yo con Hugo?

—No, Juan Carlos, tengo que subir yo. ¡Debo superar mis miedos, cueste lo que cueste! —percibí en ella una confianza inhabitual que hasta ahora no había hecho acto de presencia.

—De verdad, Elena, no tienes que pasar por esto. No te preocupes, ya subo yo…

—¡No!, esta vez tengo que ser capaz de estar junto a mi hijo… —me dijo mientras cerraba la puerta del acompañante y con la mano me hacía un gesto de despedida.

A continuación de aparcar el coche, sonó el móvil: era mi madre.

—¿Ya habéis llegado al hospital?

—Sí, he dejado a Elena y a Angelines allí —contesté cruzando a toda prisa la avenida de Esplugues en la que un autocar repleto de niños estuvo a punto de pasarme por encima.

—Vale, hijo. Yo salgo ahora de casa. A ver si no tarda mucho el autobús… —El tono de su voz denotaba cierto nerviosismo.

A esas horas, el hospital aún parecía desperezarse de una noche en la que solo Dios y los que habían estado de guardia serían capaces de explicar las complicaciones a las que habrían tenido que hacer frente en la UCI. Pensé en Paula, que a esa misma hora estaría almorzando, para, inmediatamente después, ir al colegio acompañada por mi suegro. Por un instante, mi mente se trasladó junto a mi hija y dejé de pensar en el hospital y en la operación, aunque solo fuera por unos segundos, que, aunque pocos, me parecieron mágicos.

Al llegar junto a Elena, ambos en el pasillo de pie, ella me contó que el tiempo que había estado dentro con Hugo lo había pasado acariciándole suavemente las manos para que él fuera consciente de su presencia. Con lágrimas en los ojos, me explicaba que le susurró, como si de una nana se tratara:

—Hola, amor. Aquí estoy, Huguito, contigo, superando mis miedos, mis fantasmas, por ti y porque te quiero con toda mi alma.

También me informó de que la dulce Sara ya estaba al corriente de la operación y que este había sido uno de los temas tratados durante el cambio de turno.

Ella volvió a entrar y yo estuve matando el tiempo entre la sala de espera, hablando con unos y otros, y el pasillo que da acceso a la UCI, el cual recorrí en innumerables ocasiones como un autómata.

Eran las once y aún no había ningún movimiento en la UCI que nos hiciera sospechar que la operación sería inminente. Chorche hizo su aparición en la sala de espera: se le veía, indudablemente, mucho más relajado que los días anteriores.

—¡Hombre, Juan Carlos! ¿Qué tal? Hoy operan a Hugo, ¿verdad? —me inquirió intrigado.

—Sí, Chorche, hoy es el día de la operación. De hecho, estamos a la espera de que nos comuniquen algo.

—Entonces, ¿está Elena contigo?

—Sí, está dentro de la UCI con Hugo. No quiere dejarlo solo, al menos, hasta que no tenga más remedio —confirmé con cierta desesperanza.

—Bueno, esto es muy difícil, Juan Carlos, pero de verdad, ten mucha confianza en los médicos. ¡Estamos en las mejores manos!

—¡Sí!, eso es muy cierto, Chorche —masenllé suspirando.

Pasadas las doce del mediodía, y cuando ya creía que la operación se habría postergado, vi aparecer en el pasillo al doctor Mayol acompañado de dos médicos más. Todos iban uniformados con un traje azul que cubría completamente su cuerpo, así como una mascarilla y un gorro del mismo color. Fue en ese preciso momento cuando mis piernas empezaron a flaquear, me invadió un sudor frío, aunque perfectamente perceptible, y la boca se me secó como si llevara varios días sin ingerir líquido. Mi cerebro bullía con miles de pensamientos, pero el primero que asomó por encima de los demás fue: «Si yo estoy así, no quiero ni pensar lo que va a sentir Elena cuando los vea entrar por la puerta de la UCI». Miré a Angelines, que siempre había estado a mi lado en la sala de espera, y su mirada quiso decirme: «No tenemos más remedio que afrontarlo».

Al cabo de unos interminables minutos, Elena salió de la UCI. La cara compungida y las mejillas con restos de un sollozo que seguramente duró varios minutos delataban que lo estaba pasando igual o peor que yo. La abracé con fuerza, con toda la masculinidad de la que era posible, como si quisiera que no se escapara, en tanto le daba un beso en la frente. Le pregunté:

—¿Qué te han dicho, amor?

—Pues que estemos tranquilos y nos vayamos a tomar un café. Según lo que me ha explicado el doctor Mayol, entre la anestesia, la cirugía y la recuperación, la operación durará en torno a las dos horas…

Me sorprendió la entereza con la que Elena me lo explicó.

—¡Ah!, ¿pero es que lo van a operar en la UCI y no en el quirófano? —la interrogué con cierta extrañeza.

—Sí, lo operan dentro de la UCI. Han montado una especie de… —Elena, por un momento, se bloqueó—, no sé cómo se llama eso, Juan Carlos…

—Debe de ser como un hospital de campaña, ¿no?

—Sí, debe de ser eso. Han instalado unas cortinas a ambos lados para tener más intimidad.

En la UCI neonatal, al igual que en la pediátrica, existía una visibilidad del resto de pacientes, por lo que en las circunstancias en las que estábamos, supusimos que era normal el procedimiento.

—¿Cómo lo has visto? —la interrogué mirándola a los ojos, que todavía estaban vidriosos.

—Aparentaba estar tranquilo. Justo cuando preparaban la sedación, me han hecho salir de la UCI. Le he soltado la mano y parecía como si no quisiera dejarla ir. —Un par de lágrimas volvieron a asomar por sus ojos.

—Todo va a salir bien, seguro, Elena. ¡Ten confianza y fe! —Siempre estuvimos entre una confianza desmedida y una fe ciega.

—¡Te quiero!

—¡Yo también!

Hicimos caso al doctor Mayol y, junto a mi suegra, que inicialmente no quería moverse de la sala de espera, bajamos a la cafetería para intentar distraernos temporalmente. En el vestíbulo, nos encontramos con mi suegro y mi madre. Ya hacía un rato que habían llegado y estaban en animosa conversación, aunque por la tensión que reflejaban sus rostros, supusimos que la procesión iría por dentro. El primer pensamiento que me vino a la cabeza fue mi hija:

—¿Quién recogerá a Paula del colegio? —interrogué a mi suegro.

—Irá Laura. Ya lo he hablado con ella esta mañana. Se quedará a comer en su casa.

—¿Supongo que Paula no habrá puesto ningún inconveniente? —inquirí irónicamente.

—¿Han empezado la operación? —preguntó mi madre con cierta angustia.

—Hace unos veinte minutos, más o menos…

Apenas había sitio en la cafetería. A pesar de ello, conseguimos encontrar una pequeña mesa en donde poder sentarnos. A esas horas, como era habitual allí, se mezclaban los médicos con los pacientes, en perfecta harmonía, como si se necesitasen mutuamente. Estuvimos durante unos diez minutos prácticamente en silencio, un silencio que se podía cortar con el filo de una navaja y que, en ciertos momentos, me pareció aterrador. Solo el ruido de una taza repleta de café cuando se hizo añicos contra el suelo nos hizo volver a la realidad. En ese momento, nos dimos cuenta de que Hugo nos esperaba y decidimos subir de nuevo a la sala de espera.

Aún no eran las dos de la tarde cuando Samanta se asomó a la sala de espera y nos exclamó:

—¡Papis, ya está, la operación ha acabado!

Elena y yo saltamos de la silla y, en medio de nuestra ansiedad por ver a Hugo, echamos a correr en dirección a la UCI, sin tener en cuenta que Samanta se interponía en nuestro camino. Solo sus manos en actitud defensiva evitaron un choque inesperado.

—¡Tranquilos, tranquilos, que todo ha ido bien! Acompañadme dentro y el doctor Mayol os informará. —Tardó en bajar las manos a una posición más relajada.

Entramos en la UCI siguiendo a Samanta y, una vez más, debido al nerviosismo y a la tensión propia del momento, nos olvidamos de nuevo del lavado obligatorio de manos. Samanta nos miró con una expresión que reflejaba comprensión y al mismo tiempo indulgencia. Sin decir nada, lo dijo todo:

—Por esta vez, no pasa nada...

Al fin y al cabo, ellas eran partícipes de nuestro dolor y padecer.

Dentro de la UCI, Chorche y Dori acompañaban a sus respectivos hijos. Un par de enfermeras desmontaban el reducido «hospital de campaña» que habían instalado para la operación de Hugo, mientras otra se llevaba el carro con los instrumentos quirúrgicos que habían hecho servir durante la misma. Tanto el doctor Mayol como los otros dos doctores que lo acompañaban se habían quitado la mascarilla y el gorro de quirófano. Sus caras no reflejaban ni un ápice de tensión y hablaban de forma desenfadada a los pies de la cama de Hugo, el cual permanecía completamente dormido. En su costado izquierdo, por debajo de la axila, tal como nos había indicado el doctor Mayol, llevaba un vendaje ciertamente aparatoso, el cual se había mojado con alguna gota de sangre proveniente de la incisión quirúrgica.

El doctor Mayol, al vernos, se dirigió a nosotros:

—¿Ya estáis algo más tranquilos?

Imaginamos que era perfectamente consciente del trago por el que atraviesan los padres en una situación así.

—No sé qué decirle, doctor, ¡esto es muy duro! —apenas acertó a responder Elena.

—Sí, nos hacemos cargo de vuestra situación, pero ya sabéis que aquí uno no está por diversión.

—¿Qué tal ha ido la operación? —lo interrogué en un tono reflexivo.

—¡Pues ha ido muy bien! Tenía un ductus enorme y después de la operación estamos convencidos de que va a experimentar una mejoría notable. Va a estar un buen rato dormido por efecto de la anestesia y conforme se vaya despertando haremos un seguimiento más exhaustivo para ver si presenta algún síntoma de dolor. En caso afirmativo, igual se le pauta (lo tendría que hacer la pediatra de guardia) una pequeña dosis de fentanilo para ver cómo pasa esta noche —nos explicó antes de despedirse de los dos médicos que lo habían acompañado durante la operación.

En el momento de abandonar la UCI y despedirse de nosotros, los doctores lanzaron una mirada fugaz de admiración a Superhugo, que reflejaba confianza y seguridad en su futura evolución. Día a día, nuestro hijo se iba ganando una fama de superviviente y gladiador que ya nunca más lo abandonaría.

—¡Muchísimas gracias, doctor! —masculló Elena en un tono muy emocionado.

—¡Nada, nada, para eso estamos! —Nos volvió a extender su mano para despedirse de nosotros.

Elena la cogió entre las suyas. No quería dejarla ir, como si eso supusiera no darle las gracias como se merecía por todo lo que había hecho.

—¡De verdad, muchísimas gracias! —Las lágrimas hicieron aparición de nuevo en el rostro pétreo de Elena.

—Tranquila, mami, ¡de eso se trata nuestro trabajo! —afirmó el doctor Mayol casi susurrando.

El doctor Javier Mayol Gómez, siempre en perfecto estado de revista, entró en nuestra lista de superhéroes por la puerta grande. Esta se iba engrosando más y más.

Una vez que el cirujano salió de la UCI, me abracé a Elena con desesperación, dejando la cama de Hugo a nuestra espalda. En ese preciso instante, cuando tuve una panorámica despejada del resto de la estancia, me percaté de que éramos el centro de atención, pues todos los padres allí presentes tenían la mirada fija en nuestra escena. Dori y Chorche levantaron sus pulgares, como preguntándome si todo había ido bien. Al tiempo que abrazaba a Elena con fuerza, pude liberar mi mano derecha y alzar el pulgar en señal de victoria, escuálida, temporal, pero, al fin y al cabo, la primera victoria en nuestra epopeya.

Estuvimos así, abrazados, durante un buen rato, hasta que nuestros ojos llenos de lágrimas se cruzaron por un instante apenas perceptible. Sin embargo, esta vez, a diferencia de las anteriores, las lágrimas no eran de tristeza, sino de emoción...

8. Nunca es tarde
si la inscripción es buena

Esa noche dormimos como si nos faltara el sueño de toda una vida. El éxito de la operación hizo que ganásemos en tranquilidad y, después de más de tres semanas vividas hasta la extenuación, pudimos relajarnos ligeramente sin que ello fuera excusa para olvidar, de una manera u otra, la situación por la que estábamos atravesando.

Al siguiente día, nos permitimos el lujo de no madrugar tanto y poder deleitarnos con las tostadas con mantequilla y mermelada del almuerzo. Los momentos y situaciones que anteriormente nos eran cotidianos, ahora nos parecían algo extraordinario, sobrenatural. Esa fue una de las grandes lecciones que nos dio esta experiencia.

Teníamos ganas de ver a Hugo y saber cómo había pasado la noche. Elena prefería que fuese yo quien entrara en la UCI, por si había algún médico o pediatra que nos informara al respecto. Ella siempre pensó que yo entendía mejor los diagnósticos y, como estos habitualmente eran negativos, se abstenía, en la mayoría de las ocasiones, de hablar con los médicos.

La UCI, al igual que el vestíbulo del hospital, parecía funcionar a cámara lenta. Se notaba en exceso la llegada del fin de semana. Me acerqué a la cama de Hugo: estaba despierto y enseguida notó mi presencia. Le cogí una mano, mientras le cantaba, una vez más, la canción de *L'Esquirol*:

Plin, plin, plin, plin, salta l'esquirol…

En tanto me regalaba una mirada de satisfacción y alegría, por debajo de la fina sábana que cubría su cuerpo, bordada con las iniciales de SJD, Hugo movía las piernas de manera rítmica, como si fuera consciente de que, por primera vez en nuestra tragedia, se veía el sol en el horizonte.

Tal como había predicho Concha cuando nos dijo aquello de que, a continuación de la operación, Hugo experimentaría un cambio radical, ese cambio se estaba produciendo.

No tardó en acercarse a la cama una doctora con la que, hasta entonces, no habíamos coincidido. Más joven que yo, con una sonrisa y una mirada límpida, como si el futuro de Hugo se hubiera despejado de nubarrones, se presentó:

—¡Buenos días, papi! Soy la doctora Thais Agut y haré el seguimiento de Hugo durante el fin de semana —me explicó echándose hacia atrás parte del cabello ondulado de color castaño.

—¡Buenos días, doctora! ¡Hoy sí que podemos decir buenos días! —Sin discusión, me sentía alguien nuevo, renacido.

—¡Cuánto me alegro! —exclamó pizpireta.

—Es que, después de todo lo que hemos pasado, parece que vemos algo de luz en el túnel. ¡Solo espero que no sea un tren que viene de frente!

—Sí, hombre, sí, ya verás que todo va a ir mejor. ¡Positivos a tope!

La doctora Agut me informó que durante el día le harían dos pruebas a Hugo: una ecocardiografía, para comprobar si el corazón había tolerado bien la operación del ductus, y una ecografía craneal de seguimiento, ya que al tratarse de un bebé prematuro, tenían que descartar futuras complicaciones.

Decidí dejar solo a Hugo durante cinco minutos e informar a Elena de las últimas novedades. Supuse que estaría algo intranquila: me había entretenido en demasía dentro de la UCI y me olvidé por completo de que ella esperaba mi «informe»:

—¡Hola, cariño!

—¿Qué te han dicho? —me interrogó con cierta expectación.

—Pues que ha pasado la noche bien, algo inquieto, imagino que debido al dolor postoperatorio, pero, por lo demás, todo en orden.

—Me dejas mucho más tranquila —afirmó luego de dejar escapar un largo suspiro.

—Ha pasado una doctora nueva, Thais Agut, y me ha informado que durante la mañana le harán dos pruebas: una ecografía cardiológica y una craneal.

—¿Y eso? —inquirió silenciando el móvil, que había comenzado a sonar.

—Bueno, según me ha informado la doctora, son ecos de seguimiento.

—Vale, vale, pensaba que habían detectado algo en la operación.

—¿Quieres entrar tú a la UCI? —La interrogué, sabiendo a ciencia cierta que la respuesta sería negativa.

—No, no, Juan Carlos, ve tú, que te enteras mejor de los informes de los médicos. Ya hablamos luego…

Luego de regresar a la UCI, no tardó mucho en llegar un doctor para hacerle la ecografía craneal:

—¿Quieres que salga, doctor? —Supuse erróneamente que durante la prueba no querría tener a ningún familiar presente.

—¡No, no hace falta! Puedes quedarte, si así lo quieres, papi. Por mí no hay ningún inconveniente —confirmó con familiaridad.

—Si no te parece mal, me quedaré…

La prueba se alargó durante media hora, y al final de esta, no pude evitar interrogarlo:

—Doctor, ¿alguna cosa anómala que tengamos que saber?

—Tengo que hacer el informe habitual en estos casos y, posteriormente, te informará al respecto la pediatra de guardia. De todas maneras, aunque no es lo habitual, podéis estar tranquilos: la ecografía ha salido perfecta.

—¡Gracias de todo corazón! —exclamé agradecido.

Antes de abandonar la UCI, el doctor que le había hecho la ecografía craneal se encontró con otro colega y ambos estuvieron departiendo durante unos instantes: supuse que sería el que venía a hacerle la ecografía cardiológica. No estaba equivocado, porque unos segundos más tarde se acercó a la cama de Hugo, empujando lo que se conoce como un ecógrafo portátil:

—¡Buenos días! Soy el doctor Álex Pérez —se presentó. Su mano apretaba la mía con fuerza.

—¡Un placer, doctor!

—Supongo que ya os habrán informado, pero tengo que hacerle una ecocardio para chequear si todo está correcto.

—Sí, doctor, la doctora Agut nos ha puesto al corriente esta mañana.

—Perfecto, pues si te parece, voy a prepararlo todo. No te vayas muy lejos, que igual tienes que echarme una mano con Superhugo…

A continuación de esparcir el gel conductor sobre el pecho de Hugo, me dijo:

—Tienes que sujetarle las manos, porque si no, será complicado hacerle la ecografía.

—Entendido, doctor, ¡a ver si lo hago bien! —dije con cierto nerviosismo. Eso de sujetar a Hugo, en las circunstancias actuales, me parecía una acción punible.

—Si no te ves capaz, no te preocupes, se lo pido a una enfermera.

—El doctor Pérez detectó una cierta incapacidad en mi proceder.

—¡No, no, qué va, por favor, ellas tienen cosas más importantes que hacer! —afirmé cogiendo las manos de Hugo con decisión, pero al mismo tiempo con delicadeza.

En apenas unos segundos, el corazón de mi hijo comenzó a emitir sus latidos en el ecógrafo portátil. A través de este, se escuchaba un latido fuerte, continuado, que el doctor Pérez escudriñaba en la pantalla, al tiempo que movía con extremo cuidado el transductor sobre el pecho de Hugo para no dañar el enorme apósito que llevaba puesto luego de la operación del ductus. Lo hacía con delicadeza, tanta como la que yo usaba para sujetar sus manos.

Interrogué al doctor Pérez, tal vez para distraerme de la mirada de Hugo, tal vez por curiosidad:

—¿Doctor, cómo lo ves?

—Bueno, a ver, de momento bien. No hay nada reseñable, aparte de lo que ya conocemos —me contestó sin desviar la mirada del ecógrafo.

—Ya, entiendo, pero después de la intervención, deberíamos mejorar, ¿no? —No sabía si le preguntaba o le suplicaba.

—Bueno, sí, pero es que la operación fue ayer y de un día para otro, es difícil que se perciba un cambio drástico. Todo lo relacionado con el corazón va despacio…

—Ya, comprendo… —afirmé falto de confianza.

—Si te parece, déjame unos minutos, que ya estamos terminando, y luego lo comentamos —me contestó con la paciencia de alguien que, a pesar de su juventud, había hecho ya muchas ecografías y visto muchos corazones salvajes.

Durante la prueba, Hugo me miraba con cierta perplejidad, como queriendo preguntarme por qué lo tenía inmovilizado. Su mirada asustadiza, como la de aquel que se ve indefenso ante el vacío, fue algo que me persiguió durante muchos días. Pensé que habría sido mejor hacerle caso al doctor y dejar que una enfermera lo sujetara. Aún no estaba preparado para eso.

—Bueno, ya hemos terminado —afirmó el doctor Pérez.

—¿Y qué me puedes contar? —interpelé con cierta ansiedad.

—Me temo que no hay mucha novedad. El corazón sigue bastante dilatado, sobre todo las aurículas y el ventrículo derecho, de ahí el tema que supongo ya sabréis de la cardiomegalia. Por otra parte, el ductus se ha cerrado correctamente, por lo que ya no se mezcla la sangre oxigenada con la baja en oxígeno. Esto hace que, ahora mismo, aunque continua con hipertensión pulmonar alta, la presión haya descendido levemente respecto a estos últimos días y, si te fijas bien, el distrés respiratorio que presentaba estos días atrás ahora es menos evidente. —El doctor Pérez me dio una explicación magistral en apenas treinta segundos.

—Vaya, supongo que eso es bueno, ¿no?

—¡Sí, por supuesto que sí! El tema es que, a pesar de que todos, sobre todo los papás, queréis correr mucho, el corazón tiene su ritmo y aún tardará unos días en estabilizarse.

—¿Y el tema del distrés, crees que le desaparecerá? —Quería saber más y más...

—Bueno, yo espero que sí, pero démosle tiempo... —finalizó el doctor Pérez.

Luego de poner a Elena al corriente sobre lo que me había contado el doctor Pérez, ella decidió sustituirme en la UCI. Yo cogí el bocadillo de la taquilla y salí a dar una vuelta fuera del hospital. Empecé a dar buena cuenta del bocadillo de queso y miré en dirección a la ronda de Dalt, que a esas horas debería de estar vacía. Para mi sorpresa, pude contemplar un atasco que comenzaba a ser importante en dirección

Barcelona. Instintivamente, desvié mi mirada hacia el Camp Nou y fue entonces cuando me percaté de que las gradas comenzaban a poblarse de gente. Eché una ojeada al reloj: apenas eran las tres de la tarde. Me pareció algo extraño, hasta que caí en la cuenta de que ese día se decidía la liga de fútbol entre el Barça y el Atlético de Madrid, que hacía de visitante en la Ciudad Condal.

Ese sábado de mediados del mes de mayo, el Barça perdió la liga, y la cara de la gente que a partir de las ocho de la tarde llegaba a Sant Joan de Déu reflejaba una mezcla de incredulidad y decepción. Los supuse a todos, al igual que yo, culés hasta la médula. En el vestíbulo, me encontré con Albert y Chorche, que charlaban distendidamente:

—¡Hombre!, ¿qué tal estás, Juan Carlos? —me preguntó Chorche con cara de satisfacción.

—Pues, la verdad, bastante mejor que estos días atrás —argumenté con seguridad.

—¡Me alegro un montón! Yo, hoy, ¡también estoy más contento!

—¡Vaya, casi no se te nota, Chorche! —afirmé con cierta guasa al ver que una amplia sonrisa asomaba por su cara.

—Es que es para estar muy contento: ¡hoy por fin han cerrado a Urbez! —Se refería a qué le habían puesto las grapas habituales después de una operación a corazón abierto—. Y, además, a pesar de que soy maño, ¡mi segundo equipo es el Atlético de Madrid!

—¡Acabáramos! —masculló en voz baja.

Albert, en cambio, por sus comentarios y el rictus de su cara, supuse que no estaba tan contento:

—*La mare que em va fer, han fet un partit desastrós! És increïble com jugant-se la lliga a casa, es deixen empatar!*[19] —Indudablemente, se refería a los jugadores del Barça.

---

[19] ¡La madre que me parió, han hecho un partido desastroso! ¡Es increíble cómo, jugándose la liga en casa, se dejan empatar!

—Bueno, no te lo tomes así, hombre. Yo también soy fan del Barça, pero ni siquiera he seguido el partido. En esta situación, la verdad, es que no me preocupa lo más mínimo. —Le dije luego de abrir otra coca-cola; era la tercera del día.

—*Òndia! És que sempre fan el mateix i els seguidors som patidors de mena!*[20] —Albert seguía obcecado.

—¡Te lo tomas muy a pecho, maño! —le espetó Chorche, que aún mostraba restos de una felicidad radiante en su cara.

—Supongo que sí. Al fin y al cabo, *qui cobren els calerons són ells!* —Albert se daba por vencido—. *Que els bombin!*[21]

Medio en broma, medio en serio, afirmé:

—Yo los hacía venir aquí a Sant Joan de Déu unos cuantos días, no hacen falta muchos, solo unos cuantos, ya verás como espabilaban...

—*Què dius? No aguanten ni tres dies!*[22] —Albert no pudo evitar una sonrisa de complicidad en el momento que nos dirigíamos hacia las escaleras.

—¡A la Pilarica los enviaba yo en busca de un milagro! —replicó Chorche que era el último en subir las escaleras.

Antes de regresar a casa, sonó el móvil de Elena: era su madre.

—¿Qué tal está Hugo?

—Mejor, mamá, según nos han dicho los médicos, la operación ha ido bien y ahora hemos de esperar a ver cómo evoluciona estos próximos días —certificó Elena cuyo ánimo, desde entonces, dio un giro radical.

—¡Me alegro tanto, cariño! Elena, Paula solo pregunta por vosotros y le he prometido que mañana pasaréis el día con ella.

—Bueno, me parece bien. Lo hablamos entre nosotros. Nos irá bien para distraernos un poco —confirmó Elena.

---

[20] ¡Ostras! ¡Es que siempre hacen lo mismo y los seguidores somos los que sufrimos!

[21] ... ¡los que cobran la pasta son ellos! (...) ¡Que les den por saco!

[22] ¿Qué dices? ¡No aguantan ni tres días!

—Vosotros intentar pasar el máximo tiempo con Paula. Ya iremos el papá y yo para estar con el niño.

Siempre contamos con la inestimable e impagable ayuda de mis suegros y mi madre. Durante nuestras ausencias en el hospital, fueron unos canguros de lujo que pusieron lo mejor de sí mismos en el cuidado de Hugo e hicieron de la recuperación de este algo personal. Ellos también sufrieron en sus propias carnes los diagnósticos desfavorables y pasaron muchas noches en blanco pensando que el futuro al lado de Hugo, simplemente, formaba parte de una maltrecha quimera.

El domingo amaneció soleado y Paula se despertó mucho antes de lo que nosotros hubiéramos querido: aún no eran las ocho de la mañana. La noche anterior le pusimos el caramelo en la boca, diciéndole que iríamos al Tibidabo, y nos imaginamos que la ilusión le había jugado una mala pasada.

—¿Cómo estás, princesa? —le pregunté susurrándole al oído.

—¡Buenos días, papá! Nos vamos al Tibidabo, ¿verdad? —Paula aún seguía desperezándose.

—¡Sí, por supuesto que sí! Y nos subiremos a todas las atracciones.

—¿Y el tete, cuándo podrá ir, papá? —inquirió con toda la candidez que puede hacerlo una niña de apenas cuatro años.

—No, cariño, de momento, Hugo tiene que estar recuperándose en el hospital, pero te prometo que muy pronto podremos ir los cuatro al Tibidabo —afirmé acariciándole el pelo, que, ya por entonces, tenía cierto volumen.

Quizás era más un deseo que una realidad próxima, pero las ganas de que estuviéramos los cuatro juntos me vencieron por un momento.

El aparcamiento del Tibidabo estaba a rebosar y después de buscar un hueco donde dejar el coche durante más de diez minutos, conseguimos aparcarlo en una plaza de dudosa maniobrabilidad. Llegamos a la plaza Tibidabo en donde el templo expiatorio del Sagrado Corazón resplandecía más majestuoso que nunca. De estilo historicista, es obra del arquitecto Enric Sagnier i Villavecchia, quien lo comenzó a construir en 1902. Su hijo, Josep María Sagnier i Vidal, fue quién lo finalizó en 1962.

Elena y Paula disfrutaban de un paseo en la atracción *l'avió* del Tibidabo y yo me asomé al vacío desde el mirador del parque para intentar divisar el hospital de la colina. Me fue imposible. Pensé en cómo se encontraría Hugo ese día y, por un momento, me teletransporté a la UCI de Sant Joan de Déu. En apenas unos segundos, pasé de la alegría del parque de atracciones a la solitud de la UCI neonatal. Era como si esta ejerciera un influjo sobrenatural, empalagoso, sobre mí, del que me era imposible desprenderme, ni siquiera estando con lo que más quería. Solo la bocina que indicaba el fin del viaje en *l'avió* me despertó del adusto trance momentáneo al que no tardaría en volver.

Al bajar de la atracción, Elena me recordó, tal vez porque ahora se sentía más segura y optimista acerca del futuro inmediato, que aún no habíamos inscrito a Hugo en el Registro Civil.

—Vaya, pues no sé si estaremos a tiempo. Entre unas cosas y otras, casi ha pasado un mes desde que nació, pero no hemos tenido mucho tiempo para inscribirlo. Prácticamente nos pasamos todos los días en la UCI. —No sé si le estaba pidiendo disculpas a Elena o simplemente me autoexcusaba.

—Y eso que, al tercer o cuarto día de estancia en Sant Joan de Déu, nos entregaron los papeles del nacimiento para presentarlos en el Registro Civil —me recordó Elena con cierta lucidez.

Habían pasado veinticinco días desde el nacimiento de Hugo y no teníamos más remedio que inscribirlo en el Registro Civil. No lo habíamos hecho anteriormente por falta de tiempo —el hospital nos ocupaba casi todo el día— y, puede que en parte, porque realmente no estábamos del todo convencidos de que nuestra historia tuviera un final feliz. Sin embargo, desde la operación del ductus, vimos una luz que, aunque muy tenue, nos arrojaba cierta esperanza y confianza en el futuro más cercano. Ese fue el detonante que nos animó a inscribirlo, al hacer que nuestra desolación inicial diera paso a un optimismo contenido.

Esa noche, ya en casa, estuvimos hablando al respecto y Elena prefirió que fuese yo a inscribirlo y ella acompañaría a Hugo en el hospital.

El lunes diecinueve de mayo, decidí hacer a pie el camino hasta el Registro Civil de Barcelona ubicado en la plaza del Duc de Medinaceli. En el momento de desembocar en la mencionada plaza, desde la distancia, pude divisar un gentío que hacía cola para entrar en el edificio.

La brisa del mar traía consigo una mezcla de olores, entre sudor y salitre, combinados con el almizcle de los perfumes que llevaban las personas que por allí deambulaban. Al mismo tiempo, las gaviotas habían hecho del monumento dedicado al vicealmirante Galceran Marquet, erigido en 1851, su particular galeón. Me senté en un banco contemplando la escena: los turistas, mapa en mano, preguntando por el siguiente monumento en su ruta por Barcelona; la muchedumbre haciendo cola; las gaviotas, con su habitual y deplorable graznido, sobrevolando por encima de mi cabeza, y ese olor a mar azul mezclado con almizcle que traía la brisa, y todo ello me pareció algo exquisito, sobrenatural. Respiré cuatro o cinco bocanadas de aire, como probablemente no lo había hecho desde el día de la muerte de Pol, y, frente a la ronda de Dalt, aspiré profundamente el aire para trasladarme, aunque solo fuera por unos instantes, a esa Galicia perenne. La plaza del Duc de Medinaceli, por un momento mágico y trascendental, se transformó en algo similar al nirvana, aunque esa no fuera exactamente la realidad.

Lo cierto es que, el mero hecho de estar fuera del hospital hacía que cualquier pequeño detalle, el más intrascendente, se convirtiera en un momento único. Luego de casi un mes de sufrimiento ininterrumpido, habíamos aprendido a valorar aquello que anteriormente pasaba completamente inadvertido, aquello que creíamos superfluo y que ahora se había transformado en imprescindible.

Solo se rompió la magia cuando me di cuenta de que, posiblemente, me había olvidado algún papel necesario para completar el registro.

Entré en el edificio y cogí un tique. Me senté en una silla esperando que alguna de las pantallas reflejara el número que me había tocado en suerte. Al cabo de unos veinte minutos, un funcionario que había apretado el botón previamente reclamaba mi presencia. La pequeña pantalla que tenía a su lado reflejaba mi número:

—¿Qué tal? —le pregunté dejando el tique con el número encima de la mesa.

—¡Buenos días! —me contestó con una sonrisa vespertina—. Veo que ha venido a inscribir a un bebé. ¿Tiene todos los papeles necesarios?

Supuse, por la gente que estaba esperando en la sala, que los funcionarios no podían perder mucho tiempo en cuestiones intrascendentes e iban al grano.

—Si he de serle sincero, creo que me he olvidado de algo, pero ahora no lo tengo muy claro… —argumenté de forma dubitativa.

—¡Déjemelos ver! A ver, a ver… Pero si este niño nació el veinticuatro de abril. Está a punto de cumplirse un mes desde entonces, el límite legal para poder inscribirlo en el Registro Civil. Supongo que al ser primerizo se le habrá olvidado… —me confirmó mirando el libro de familia antes de darse cuenta de que Hugo era el segundo hijo.

—Bueno, es que… hemos tenido algún problemilla con él y hasta hoy no habíamos pensado en inscribirlo.

—Vaya, no pasa nada. Por unos días no tendremos que justificarlo.

—De todas maneras, aquí traigo el informe de Sant Joan de Déu. —Me lo habían expedido un par de días atrás.

Fue escuchar la palabra Sant Joan de Déu y el funcionario se sobresaltó y dio un pequeño bote en su silla.

—¡Ah!, ahora entiendo el retraso en inscribirlo… Sant Joan de Déu, dice usted, ¿no? —preguntó como comprendiendo lo que ello significaba.

—Sí, es un hospital bastante conocido… —afirmé corroborando su suposición.

—¡Por desgracia, así es…! —afirmó mientras su rostro transformaba la alegría inicial en una tristeza perfectamente visible a través de sus gafas negras.

—¿Por qué lo dice? —me sentía profundamente intrigado.

—Porque hace cinco años tuve a un sobrino ingresado allí durante dos semanas y la verdad es que mi hermana lo pasó fatal. Es un hospital muy bueno y la gente, maravillosa, pero nunca había visto sufrir a alguien como sufrió mi hermana y también el resto de la familia. —A medida que me explicaba, su alma, que se había agrietado, hablaba a través de sus ojos.

—¡Me imagino, créame que lo entiendo perfectamente! —En apenas cinco minutos tuve tiempo de identificarme con él.

—¡Supongo que sí! ¡Veo que su hijo lleva casi un mes ingresado!

—Sí, así es… A ver si cambia la suerte y podemos irnos para casa en breve —expresé un deseo más que una realidad.

El funcionario, obnubilado, releía una y otra vez el informe que nos habían redactado en Sant Joan de Déu.

El interlocutor vivaracho, alegre y desenfadado que me encontré al inicio de la conversación había mutado a una persona triste y apesadumbrada, como si le hubiera caído un peso inimaginable encima del que no pudiera deshacerse hasta que no finalizara el trámite de inscripción de Hugo.

—¡Siento haberle recordado todas esas vivencias! —le transmití con voz pausada.

—Nada, no se preocupe, no es culpa suya. Es que me han venido muchos recuerdos y pensaba que ya lo había superado... —contestó sin mirarme a los ojos.

—¡Me imagino que debió ser muy difícil...!

—¡Sí!, no se puede explicar con palabras. Igual que para ustedes también lo estará siendo —confirmó al tiempo que rellenaba el libro de familia con los datos de Hugo.

—Hasta que uno no tiene a un familiar ingresado allí no sabe realmente lo que es el sufrimiento.

Rellenó el libro de familia y finalizó la inscripción de Hugo en el Registro Civil. Con sumo cuidado me devolvió todos los papeles para después explicarme:

—Bueno, ya está todo y si necesitan cualquier cosa, la que sea, ¡aquí estamos!

—¡Muchas gracias, es usted muy amable! —respondí agradecido.

—Por cierto, ¡mucha suerte con Hugo! Estáis en las mejores manos, no tenga la menor duda —afirmó el funcionario.

—¡Gracias, de verdad, muchas gracias! —Estreché su mano con fuerza.

Era como si lo vivido en el hospital de la colina nos hubiera conectado para siempre, y ese vínculo, aunque muchas veces invisible, servía de conexión para todos aquellos que habían pasado o estaban pasando por una situación como la nuestra.

Salí del Registro Civil a paso ligero. Divisé la estatua de Colón, que en su momento algunos vieron con malos ojos que apuntara hacia la Rambla —verdadero rumbo que conduce a América—, y me abrí paso entre las docenas de turistas que lo inundaban todo para poder llegar a la boca de metro de Drassanes.

Aún me quedaba una combinación difícil de metro y autobús hasta llegar a Sant Joan de Déu.

9. LAS EURAS BAR

Llegué al hospital justo al mediodía e inmediatamente subí a la cuarta planta. Quería hacer partícipe a Elena de que ya teníamos a Hugo inscrito en el Registro Civil. Sin caer en la cuenta de que, casi con total seguridad, ella estaría junto a él, entré en la UCI como cada mañana y, durante mi habitual lavado de manos, eché una ojeada a la cama de Hugo: estaba vacía. Desde la columna que sujetaba la pileta para el lavado de manos, podía verse parte de la *suite* nupcial, pero no su parte exterior. El corazón me dio un vuelco. Cerré el grifo y, aún con las manos mojadas, comencé a caminar en dirección a la cama que Hugo habitaba desde hacía casi un mes. Fue entonces cuando pude presenciar una escena que hasta ese momento no me había permitido siquiera imaginar: Elena lo sujetaba entre sus brazos como si de un cristal de porcelana se tratase. Emocionado y tremendamente nervioso por lo que mis ojos contemplaban, miré a mi mujer a los ojos y ella me devolvió la mirada; sobraron las palabras.

Sin saber qué decir o qué hacer, solo se me ocurrió preguntar:

—Pero, bueno, ¿cómo tienes a Hugo en tus manos? —pregunté con una incredulidad inaudita.

—¡Mira, amor, me lo han dejado coger por primera vez! —me respondió con una cara de felicidad entremezclada con una emoción indescriptible.

—¡No me lo puedo creer, cariño! —apenas acerté a decir.

Inmediatamente me explicó que, con la ayuda de Samanta, después de desenredar con sumo cuidado todos los cables y vías que Hugo tenía, había conseguido cogerlo en brazos. Tal como me contaba, emocionada, fue como recibir el santo grial. Una sensación largamente soñada que ese diecinueve de mayo, veintiséis días desde que Elena diera a luz, se hizo realidad.

Aquel mismo día, aunque ya hacía algún tiempo que no coincidíamos con el doctor Moreno, este se pasó para realizar el seguimiento de Hugo. En ese momento ambos estábamos en la UCI. Por la expresión de sus ojos azules al ver que Elena tenía a Hugo en sus brazos, aquello no le resultaba tan sorpresivo como a mí. Intuí que él había tenido algo que ver con la decisión que nos había hecho tan felices. No solo ejercía su función como médico y coordinaba la UCI de forma excepcional, además, era consciente de que los padres también eran acreedores de ciertos momentos de felicidad, aunque estos pudieran contarse con los dedos de una mano:

—¿Qué tal?

—¡Bien, doctor! Hoy sí podemos decir que mucho mejor —contesté con una sonrisa apacible.

—¡Me alegro mucho por vosotros! Ya os lo habéis ganado, ¡y Superhugo también! —respondió radiante.

—Pues sí, ya era hora de que las cosas mejoraran —afirmó Elena sin apartar su mirada de felicidad de Hugo.

—Por cierto, os vamos a cambiar de ubicación al box B.

—¿Al box B? —cuestioné con cierta incredulidad.

—Sí, es lo habitual cuando un neonato evoluciona favorablemente y presenta cierta mejoría —nos explicó el doctor Moreno al tiempo que se colgaba la tarjeta de identificación en el cuello.

—¡Eso son muy buenas noticias! —repliqué emitiendo un suspiro de alivio que llevaba casi un mes agazapado.

—¡Sin lugar a duda lo son! Ah, por cierto, en los próximos días vamos a extubarlo de nuevo, ya que prácticamente no requiere de la ventilación mecánica y creemos que ahora sí va a ir bien…

—¡Crucemos los dedos! —exclamó Elena con un tono de voz realmente optimista que me resultó renovador.

El veinte de mayo nos trasladaron al box B, situado de manera contigua a la UCI. Los primeros días ahí transcurrieron sin sobresaltos, hasta el jueves veintidós de mayo, cuando se acercó un nuevo médico a la cama de Hugo, ahora una cama sin ninguna particularidad adicional, a diferencia de la que tenía en la UCI neonatal.

—¿Qué tal, papi? —me preguntó.

—¡Buenos días, doctor! Disculpa, no hemos coincidido hasta ahora… —afirmé con cierto atrevimiento.

—Doctor Clotet.

—¡Encantado, doctor!

—Voy a hacer el seguimiento de Hugo durante su estancia en el box B. Vamos a probar a extubarlo, por lo que, cuando llegue el momento, te pediré que salgas del box —me explicó pausadamente.

—¡A ver si a la tercera va la vencida!

—¡Ten confianza! ¡Esta sí será la definitiva! —El doctor se mostraba completamente convencido.

Así fue cómo Hugo empezó a respirar con la ayuda de un dispositivo llamado ventilador nasal, bastante menos invasivo que la ventilación mecánica que había llevado hasta el momento. Aquel veintidós de mayo, dos días antes de que cumpliera su primer mes de vida, fue un día especial para nosotros, porque nuestra mentalidad, hasta ahora siempre negativa, empezó a cambiar a una positiva y porque, aunque nunca habíamos dudado de las predicciones médicas, por vez primera fuimos conscientes de que nuestra encrucijada se iba despejando, muy lentamente, pero día tras día los nubarrones iniciales empezaban a desaparecer.

Hugo había superado un *hydrops* fetal no inmune (cuya tasa de mortalidad roza el 98 %), una parada cardiorrespiratoria, una sepsis (infección sanguínea), una colestasis (detención del flujo de bilis procedente del hígado), una insuficiencia renal (fallo de los riñones), una hiponatremia (nivel de sodio en sangre anormalmente bajo) y, por último, un cierre quirúrgico del ductus arterioso. Pero todas esas enfermedades, patologías y complicaciones en su estado de salud, a pesar de ser una galaxia insalvable para la gran mayoría de nosotros, no eran absolutamente nada comparadas con la persistente insuficiencia cardíaca, el gran talón de Aquiles que nos pondría a todos a prueba en un futuro no muy lejano.

Una vez extubado Hugo, Elena se fue para casa y yo me quedé hasta las nueve de la noche en el hospital disfrutando de la visión en la que mi hijo ya podía mover los labios con cierta normalidad luego del retiro de la ventilación mecánica. Imaginé que se sentía extraño sin ese tubo entrando por su boca.

Salí del hospital esperanzado. Al bajar del coche en el aparcamiento de casa, revisé el móvil, que durante el trayecto había sonado en varias ocasiones, por lo que supuse que tendría varios wasaps. El primero era de Elena: «He ido a recoger a Paula al colegio y quiere que me quede con ella a dormir en casa de mis padres. Aprovecha para desconectar. Hablamos mañana. Besos. ¡Tkm!».

Era comprensible: Paula nos veía poco y, sin lugar a duda, echaba de menos a sus padres.

El segundo era de mi hermano, que me preguntaba por Hugo: «Espero que Hugo esté mejor. ¡Ya me dices algo! Un abrazo, Javi».

Crucé travesía de Gràcia a paso ligero y acompasado antes de enfilar la plaza de la Vila de Gràcia. La noche ya había caído y la humedad se pegaba a los huesos. Algunos niños, y otros ya no tan niños, aún jugaban al fútbol en medio de la plaza. La verja que protege la entrada del ayuntamiento del barrio de Gràcia hacía las veces de improvisada e imaginaria portería. Los lugareños, algunos de ellos luciendo largas y endemoniadas rastas, junto con algunos turistas absortos por la luz que a borbotones vertía el reloj que corona el campanario de la plaza, se apelotonaban cual hormigas en la marabunta. Todos rodeados por innumerables botellines vacíos de Estrella Galicia. Al menos, pensé, tienen buen gusto, en tanto una enrevesada mueca se dibujaba en mi rostro. Ni rastro de la guardia urbana que, a modo de espantapájaros, suele hacer acto de presencia cuando las cosas se tuercen de tal manera que ya es demasiado tarde para enderezarlas. Un niño lloraba desconsolado porque su progenitor le decía que ya era demasiado tarde para dar rienda suelta a sus sueños de futbolista precoz.

Justo antes de que Hugo naciera, habíamos decidido mudarnos al barrio de Gràcia, en parte para estar más cerca del colegio de Paula, y para, al mismo tiempo, poder contar con la ayuda de los padres de Elena, pues nuestro segundo hijo estaba en camino.

Conforme pasaban las semanas, Elena se refugiaba cada vez más en sus padres y yo, incapaz de desconectar del hospital, del trabajo y de las numerosas tareas que conllevaba el máster, imbuido de una mística inexplicable, por las noches, al salir del hospital, hacía una pequeña parada en el bar Las Euras, ubicado en el lateral de la plaza de la Vila de Gràcia. Necesitaba comprender que había vida más allá de Sant Joan de Déu. Allí encontraba «asilo» tras a cada día vivido infatigablemente en el hospital de la colina.

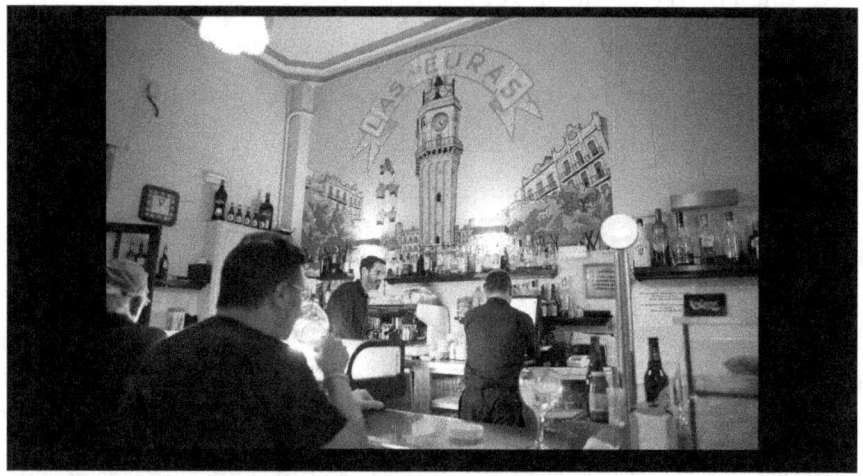

Esa noche, a la altura de la terraza de Las Euras, me encontré con Paco, el camarero que la atendía y que retornaba del interior del bar con una bandeja repleta de tapas y cervezas. Gay confeso, siempre perfectamente afeitado y de fácil enamoramiento, no había mejor camarero para una terraza concurrida como lo era la de Las Euras. Dejó su carga en una mesa vacía, me dio dos besos, como era habitual en él, y me preguntó:

—¿Qué tal el niño?

—¡Ahí vamos! Parece que después de la operación ha mejorado sustancialmente. ¡Toquemos madera! —le comenté mientras miraba al interior del bar por si había llegado el tío Pepe.

Entré en Las Euras: la puerta estaba abierta para dejar correr la brisa. Se «olía» el fin de semana, ya que el bar estaba a rebosar. Tuve que abrirme paso entre la gente prácticamente a empellones para encontrar sitio en la barra, donde habitualmente solía tomar una cerveza con el tío Pepe y Rich Bowen, un fotógrafo de origen inglés, viajero del tiempo que hoy está aquí y mañana allí.

Al verme sentado, Jordi, el dueño del bar, abridor en mano, me preguntó:

—¿Una paisana? —Se refería a una Estrella Galicia.

—La pregunta ofende, señor…

Al tiempo que me servía la cerveza en copa fría, ya estaba marcando el número de móvil del tío Pepe.

—¡Hola, Juan Carlos! —Su voz sonaba carrasposa al otro lado de la línea.

—¡Hola, Pepe!, ¿ves tomar una cerveza? —le pregunté sin muchas más explicaciones. El ruido alrededor apenas me permitía escucharlo.

—*Vale, chego en dez minutos!*[23]

Al cabo de unos minutos entraba por la puerta el tío Pepe con paso lento, pero seguro. Bordeando los ochenta, una calvicie total, excepto un mechón de cabello blanquecino, rescoldo de un pasado ya lejano, soltero, con más achaques que vestuario tenía en el armario, cogiendo un taburete se sentó a mí lado para a continuación saludar al resto de clientes que peregrinaban de forma habitual por Las Euras. La respuesta que obtuvo era la habitual:

—¡Hombre, Pepiño! —se escuchó como si de un coro se tratara.

De inmediato me preguntó:

—*Como está o neno hoxe?*[24]

—¡Parece que algo mejor! Los médicos nos dicen que ahora solo le queda margen de mejora… ¡A ver si es verdad! —exclamé saboreando el primer trago de la «paisana».

—*Eso está ben!*[25] —afirmó él mirando las tapas expuestas en la barra.

---

[23] ¡Vale, llego en diez minutos!

[24] ¿Cómo está el niño hoy?

[25] ¡Eso está bien!

Emilio, el otro camarero habitual de Las Euras desde hacía mucho tiempo, también me preguntó por Hugo. Allí no había secretos y todos eran conscientes de que llevábamos casi un mes en el hospital. Le respondí lo propio.

Ismael preguntó al tío Pepe, con cierta guasa y un retintín perfectamente perceptible en su tono burlesco:

—Bueno, Pepiño, ¿hoy qué ponemos, medio bocadillo?

—Si yo fuera Pepe, como veo que hoy estás muy ocioso, te pediría un arroz caldoso con bogavante… —le espeté continuando con la guasa inicial.

—Bueno, si es por tu sobrino —yo era el sobrino «postizo» de Pepe—, seguro que quiere unas bravas con alioli —nos dijo con una sorna vivaracha.

—¡Eres grande, Isma! ¡Se nota que cobras cinco mil euros al mes más pagas dobles! —le dije riéndome de forma descarada.

Emilio siguió la broma:

—¡No, al mes no, por semana, y las comisiones aparte!

Por la puerta hizo su aparición Rich Bowen con su habitual apariencia de «guiri despistado». Solo le faltaba llevar encima la Nikon con objetivo de largo alcance para dar el pego y poder confundirse con un turista que se había perdido por Gracia. Su cara mustia se transformó en alegría al verme junto al tío Pepe. Medio en catalán, medio en inglés, mantuvimos el consabido diálogo en que se interesaba por Hugo y yo le transmitía mi recién estrenado optimismo. Aunque fuera superficialmente, Rich también estaba al corriente de todo

—*Fantàstic!*[26] —me respondió solicitando una cerveza.

Rich Bowen, contemporáneo mío, con un aspecto ciertamente desaliñado, barba de semanas y la camisa a modo de falda playera, parecía más un bohemio del barrio que un fotógrafo al servicio de

---

[26] ¡Fantástico!

grandes firmas, un *freelance* que vendía a precio de oro sus fotos, por las que muchas veces se habían llegado a pagar más de quinientos euros.

—¿Unas bravas y una tapa de rabas, Rich? —le pregunté para no hacer esperar más a Ismael, que había encajado con deportividad la broma acerca de su sueldo.

—¡Sí, me parece cojonudo! Y unos calamares, ¿no? —Me confesó que no había comido nada al mediodía.

—¡Venga, hecho! —contesté mirando a Ismael para que se diera prisa.

Sentados en la barra estaban los habituales de cada noche. Begoña, una enfermera que trabajaba de ayudante de quirófano en la Clínica del Remei; Carlos, un convencido de las bondades de la independencia de Catalunya y, al final de todo, a nuestra izquierda, el Sevillano, todo un personaje que siempre llevaba a su lado un carro de la compra lleno de chismes y cachivaches inservibles. Con un pasado carcelario, según decía él, y un ojo mitad humano mitad de cristal, por lo que contaba a todas las chavalas que se sentaban a su lado en la barra de Las Euras, tenía un repertorio de chistes para parar una locomotora y compaginaba cada uno de ellos con un vaso de Don Simón al módico precio de un euro. Hoy, ya se había evaporado casi todo el tetrabrik y Jordi empezaba a estar mosqueado. No quería problemas.

Por la ventana junto a la que Paco, quien ya empezaba a sudar de forma copiosa, recogía las bandejas llenas y dejaba las vacías procedentes de la terraza, se asomó un chaval con la cara cubierta de pecas, pelirrojo y más blanco que la nieve.

Se notaba que llevaba unas cuantas copas de más, y en la mano, los últimos restos de lo que en su momento sería un *gin-tonic*.

Dirigiéndose a Jordi, que en ese momento era el más cercano a la ventana, en un perfecto inglés, le preguntó:

—*Hey, man! Can you tell me the name of this place, please?*[27] —Probablemente había confundido Trafalgar Square con la plaza de la Vila.

Jordi, no muy ducho en idiomas, instintivamente nos miró a Rich y a mí, pero el Sevillano, que estaba al quite de todo y se había percatado de la situación, abrió la puerta y se fue directo a hablar con el guiri.

Jordi pensaba en alto:

—¡Ya verás, me la va a liar! ¡Me cago en la puta! —exclamó tirando la gamuza al fregadero.

El Sevillano le dijo en una mezcla de *spanglish*:

—Guiri, *you see the* peluco?[28] —Señaló el reloj de la torre de la plaza.

—*What?*[29] —preguntó el extranjero con cara de extrañeza y derramando los restos del *gin-tonic* en el suelo.

—*Yes, yes, the* peluco![30] —insistió, volviendo a señalar el reloj que corona la torre como si el resto no lo viéramos. Parecía que el Sevillano estuviera mosqueado.

—*I don't understand anything, little man.*[31]—El chaval extranjero se daba por vencido.

Como si fuera lo más habitual del mundo y con todo el desparpajo que tiene un andaluz contando chistes, le soltó al guiri, mirándolo muy seriamente y a punto de trastabillar por el vino que llevaba encima:

—*This is* peluco *place!*[32]

---

[27] Hola, chaval, por favor, ¿puedes decirme el nombre de esta plaza?

[28] Guiri, ¿ves el peluco?

[29] ¿Qué?

[30] ¡Sí, sí, el peluco!

[31] No entiendo nada, hombrecito.

[32] ¡Esta es la plaza del peluco!

Cuando el Sevillano regresó adentro del bar, lo recibimos con una sonora ovación al tiempo que Jordi le servía otra copa de vino, esta vez un rioja crianza, que corría por cuenta de la casa.

Antes de que termináramos las tapas, Rich ya estaba pensando en el postre:

—Un *gin-tonic*, ¿no? —me preguntó mirando la estantería donde estaban las ginebras.

—Bufff, no sé… Mañana tengo que madrugar —respondí apurando el último trago de cerveza.

—¡Va, hombre, que el *gin-tonic* es digestivo! Pepe, ¿otro para ti?

Él lo tenía perfectamente claro.

Nos acabamos los *gin-tonics* y, mientras Rich pagaba la cuenta —nunca se escondía cuando le tocaba a él—, el tío Pepe y yo salimos a tomar el aire. La noche era extremadamente cálida, pero corría una ligera y maloliente brisa, supuse debida a la concurrencia de gente en la plaza de la Vila. El niño con ansias futbolísticas ya no estaba. La colección de botellines había aumentado exponencialmente. Rich se despidió de los camareros y apenas cruzó la puerta del bar, mirándonos con cara de poseído, gritó a pleno pulmón:

—*Visca*[33] Las Eurasssss!

Cuando regresaba a casa tuve un único pensamiento: ojalá mañana no se cumpla eso de noches alegres y mañanas tristes…

En el bar Las Euras pasé incontables momentos inolvidables sin los que hoy en día apenas podría explicarme a mí mismo.

---

[33] Viva.

10. Un beso para la eternidad

Los libros son el reflejo del alma.

Virginia Woolf

El veinticuatro de mayo, Hugo cumplió un mes de vida. Volviendo la mirada hacia los treinta días precedentes, en los que vivimos peligrosamente al filo de la navaja, hubo incontables ocasiones en que pensamos que sería el último día, pero, uno tras otro, como desafiando al destino, Hugo los fue superando. Muchas veces, en contra de toda lógica médica; otras, en contra del amargo destino al que, irremediablemente, parecía que estábamos condenados desde aquel veinticuatro de abril.

Durante nuestra estancia en el box B contamos con la inestimable ayuda de Sara, que parecía omnipresente tanto en la UCI como ahora en nuestra nueva estancia. El día a día con ella cuidando de Hugo transcurría en medio de la tranquilidad de quien sabe que está en las mejores manos. Ese mismo día, durante el llenado de una de las jeringas de medicamentos de Hugo, nos dio otra buena noticia.

—¿Qué tal estás? —me interpeló con una sonrisa radiante.

—Muy bien, Sara. Mucho mejor y más tranquilo que en la UCI.

—Me alegro mucho. Es normal, en el box no hay la actividad frenética de la UCI y, sin lugar a duda, estaréis mucho más tranquilos.

—Sí, aunque solo llevamos cuatro días aquí, ya nos hemos dado cuenta de que, comparado con la UCI neonatal, esto es un remanso de paz —le contesté después de que ella tirara la jeringa vacía a la papelera.

—¡Ah!, por cierto, me ha comentado el pediatra que hoy le quitaremos el respirador nasal, o sea que, poco a poco, vamos avanzando.

—¡Gracias, Sara! Es otra buena noticia que se suma a las de los últimos días.

Salí cinco minutos del box para llamar a Elena e informarle de las novedades. Me encontré con Chorche, con el que hacía días que no hablaba. Se le veía relajado.

—¡Buenos días, Chorche! ¿Cómo vais?

—¡Hombre, maño! Pues no tan bien como vosotros, porque ya me han dicho que estáis en el box B, pero creo que os vamos a coger en breve —me respondió con cierta parsimonia.

—¿Y eso?

—Pues que hoy nos han comunicado que nos cambiarán de box. —Su cara reflejaba una felicidad imperecedera.

—¡Qué buena noticia, Chorche!

—¡Y tanto que lo es! Y a principios de la semana que viene tengo que ir a Zaragoza: he de inscribir a Urbez en el Registro Civil.

Me acordé de mi peripecia cuando inscribí a Hugo unos días atrás y pensé que ellos, al igual que nosotros, no podían tardar mucho más en hacer lo mismo con Urbez, con la diferencia de que estaban a trescientos kilómetros de su casa. Cuando eres de fuera de Barcelona y tienes que pasar una larga temporada en Sant Joan de Déu, todo se hace más tedioso, más cuesta arriba, pero cada vez que comentaba esta cuestión con Elena, siempre llegábamos a la misma conclusión: cuantas más dificultades tienes que pasar, más te creces. En el hospital de la colina, no tienes otra alternativa.

Regresé al box y pude ver como dos de mis superhéroes favoritos, el doctor Moreno y la doctora Camprubí, estaban de pie junto a la cama de Hugo. Frente a ellos, contemplándole con cierta curiosidad, había otros dos doctores. Por su aspecto juvenil y sobre todo en el caso del doctor, ciertamente imberbe, supuse que apenas llegaban a las veinticinco primaveras. Ambos tomaban notas a toda prisa en libretas con el logo de Sant Joan de Déu. Se les veía tan ensimismados en las explicaciones que les daba el doctor Moreno que, conociéndolo tal como lo conocía, supuse serían de lo más interesantes. Me pregunté quiénes serían.

Desde mi posición, a unos escasos diez metros de la cama de Hugo, pude escuchar como el doctor Moreno les iba relatando, una por una, todas las enfermedades y adversidades que Hugo había superado en el último mes: *hydrops* fetal, parada cardiorrespiratoria, sepsis… Los hasta ahora desconocidos doctores que acompañaban a nuestros superhéroes, conforme el doctor Moreno avanzaba en su explicación y sus libretas se iban llenando de apuntes, mutaban sus caras a una expresión de asombro y congoja desmedida.

Escuché cómo uno de ellos, concretamente el chico con la cara lampiña, preguntaba, mientras su mirada escudriñaba el pequeño y diminuto cuerpo de Hugo:

—¿Pero estamos hablando de un ser humano?

Dado el cariz que había tomado la conversación, preferí acercarme a la cama para que detectaran mi presencia, no fuera ser que me vieran en la distancia y ello supusiera una situación algo embarazosa para todos.

—¡Buenos días, doctores!, ¡qué sorpresa! —exclamé mirando al doctor Moreno y a la doctora Camprubí.

—¡Buenos días! —respondió el doctor Moreno sin sentirse sorprendido por mi presencia—. ¿Cómo estás?

—Pues bastante mejor doctor. ¿No se nota?

—¡Sí, sí, es algo evidente y nos alegramos de ello!

—¿Hay alguna cosa que deba saber? —interrogué con cierto aire inquisitivo, del que posteriormente me arrepentí.

—¡No, no, qué va! Disculpa esta invasión «alienígena», pero es que hemos creído interesante explicarles a estos dos compañeros, o al menos espero que lo sean en un futuro no muy lejano, la historia de Hugo. Como muy bien sabes, reúne muchos condicionantes difíciles de encontrar en un mismo historial médico, si no, no sería Superhugo…

Cuando el doctor Moreno afirmaba aquello de que esperaba que ambos doctores fueran compañeros suyos en un futuro no muy lejano, se refería a que sus dos acompañantes, hasta ahora desconocidos para mí, eran lo que popularmente se conoce como médico interno residente (MIR), docencia que se viene practicando en Sant Joan de Déu desde el año 1986.

La doctora residente, dirigiéndose a mí, me preguntó, luego de cerrar la libreta de los apuntes:

—Estarás orgulloso de él, ¿no?

—Doctora, tener un hijo siempre es un orgullo, pero en el caso de Hugo, por todo lo que hemos pasado y posiblemente por lo que nos quedará por pasar, es doble orgullo —afirmé plenamente convencido.

La doctora Camprubí, que hasta entonces había sido una espectadora de lujo en toda la conversación, se dirigió a mí.

—¿Has visto que ya no lleva el respirador? —preguntó con una sonrisa placentera.

—¡Sí! doctora, me acabo de dar cuenta ahora mismo.

—Le hemos puesto unas gafas nasales que le administrarán oxígeno a bajos flujos. Si la evolución es positiva, y creemos que lo será, se las quitaremos en un par de días.

—¡Perfecto!

Los dos médicos residentes, acompañados del doctor Moreno y la doctora Camprubí, salieron del box B entre comentarios y susurros en voz baja por parte de los primeros:

—Es una historia de superación realmente increíble, no me extraña que lo llamen Superhugo…

Conforme pasaba el tiempo, más conscientes éramos de que la evolución de Hugo era, indefectiblemente, positiva. Aquel sábado veinticuatro de mayo, al llegar a casa, Elena y yo hablamos sobre nuestros respectivos trabajos. Ella había cogido la baja de manera indefinida. Yo, por el contrario, a excepción de los primeros días, había ido compaginando mis obligaciones laborales y formativas con mis otras obligaciones en el hospital de la colina. Supongo que era una de las ventajas de poder teletrabajar, aunque desde el fatídico día del alumbramiento de Hugo, aún no había pisado la oficina.

—No me veo capaz de volver a trabajar, Juan Carlos —me esgrimía Elena en tanto se desvestía.

—Cariño, no tienes por qué volver al trabajo, al menos de momento. Tú tienes que hacerlo de manera presencial y eso ahora mismo, tal como está la situación con Hugo, es inviable. O estás en la Quirón, o estás en Sant Joan de Déu…

—Es que no me veo capaz, ni ahora, ni posteriormente… —Elena había entrado en una depresión de la cual nunca acabó por recuperarse del todo.

—Tranquila, poco a poco, amor. Nadie sabe por lo que estamos atravesando, excepto nosotros. En cambio, yo creo que es hora de que vuelva a la oficina. Igual me irá bien el encontrarme otra vez con los compañeros y, aunque solo sea por unas horas, olvidarme momentáneamente de toda esta pesadilla.

El lunes veintiséis de mayo volví a pisar la oficina por primera vez en mucho tiempo. Elena se marchó al hospital con mi suegro, y yo, luego de haber puesto el despertador para las ocho de la mañana, me quedé dormido y me levanté cerca de las nueve. «Mi "primer día" en la oficina y llego tarde», musité para mis adentros.

Ya en el edificio, subí a la cuarta planta y, con mi tarjeta de identificación, abrí la puerta. La luminosidad del día invadía la mayoría de los espacios diáfanos que formaban parte de la oficina y, al tratarse de un lunes, buena parte de mis compañeros ocupaban sus sitios ensimismados en sus tareas diarias. Durante mi recorrido por el pasillo que daba acceso a la amplia estancia en donde nos sentábamos buena parte de la fuerza comercial, me sentí observado, escudriñado, como si todos los allí presentes estuvieran viendo a un fantasma o a alguien que retornaba del más allá.

El aire acondicionado cumplía a la perfección con su función, cosa que agradecí enormemente. Me dirigí a la primera mesa que estaba vacía: no teníamos un sitio fijo y cada uno se sentaba, si bien cerca de los compañeros de equipo, allí donde había un espacio libre. Dejé mis cosas encima de la mesa y cuando extraje el portátil del maletín, me di cuenta de que no había traído el cargador. Me pregunté en qué narices estaría pensando cuándo decidí regresar por primera vez a la oficina después de que naciera Hugo.

Enseguida comenzaron a acercarse compañeros a mi mesa circunstancial para darme un abrazo y preguntarme por el superviviente. Todos o casi todos ya conocían nuestra odisea.

David Llobregat, como siempre, fue uno de los primeros. Nos conocimos en un enero cálido y falto de lluvia allá por el año 2007, cuando ambos trabajábamos para Tele2 Comunitel. Compartíamos una pasión desmedida por Bruce Springsteen y habíamos hecho de eso un vínculo especial que solo es comprensible para aquellos que disfrutan con los sentimientos que te transmite el Boss cuando te habla de la carretera, del desamor, del sueño americano y del barrio en el que viviste y del que siempre quisiste huir…

—*Ep Julito, com està el nen?*[34] —me interrogó mientas me daba un abrazo de los que no se olvidan.

Un día cualquiera del verano del 2007 me vio vestido con un traje tono pastel y ya se quedó para siempre lo de Julito.

—Bueno, pues parece que un poco mejor, David. Está siendo muy duro, pero poco a poco vamos viendo la luz al final del túnel —le respondí a continuación de encender el portátil.

—*I vosaltres?*[35] —volvió a inquirir.

—Nosotros, al pie del cañón. No nos queda otro remedido, David. Elena es la que peor lo lleva y creo, aunque me gustaría equivocarme, que le costará mucho recuperarse de esta pesadilla... —Le seguía contestando en castellano, tal vez porque tenía las respuestas ensayadas.

—*No m'estranya gens ni mica, Julito. No puc imaginar-me pel que esteu passant...*[36] —David me miraba con cara de circunstancias.

Bruno Alba, con quien conecté de forma inmediata nada más aterrizar en Vodafone a finales del año 2008, también se acercó a saludar. Berciano nacido en Francia, pronto tomó consciencia de que lo más parecido al paraíso se llama Galicia y está a «tan solo» mil kilómetros de Barcelona. No me necesitó para llegar a esa conclusión. Cada año, justo antes de las vacaciones de verano, pasábamos incontables momentos hablando de cuántos días nos quedaban para estas y, sobre todo, de la morriña que sentíamos por esa tierra meiga que nos había embrujado.

Fueron incontables las muestras de cariño y comprensión, que agradecí enormemente y que hicieron que ese día quedara para el recuerdo.

---

[34] Ey, Julito, ¿cómo está el peque?

[35] ¿Y vosotros?

[36] No me extraña lo más mínimo, Julito. No puedo imaginarme por lo que estáis pasando...

Justo cuando tecleaba la contraseña de acceso al portátil, mi móvil emitió varios pitidos sonoros: era el tono de WhatsApp. Desbloqueé el mismo y pude comprobar que tenía varios mensajes de Elena: «¡Espero que te guste la foto!», me decía con un emoticono de una cara sonriente al lado. «Tkm».

Abrí la foto adjunta que venía en el wasap y me resultó complicado poder identificar qué era lo que estaba viendo. Lo único que tenía claro es que Elena volvía a tener a Hugo en brazos, pero el resto de la foto me resultaba indescifrable. Luego de unos segundos, caí en la cuenta de que Elena tenía a Hugo contra uno de sus senos: ¡le estaba dando el pecho! Si no hubiera estado en la oficina tal vez me hubiera emocionado, pero después de la procesión de compañeros que habían pasado por mi mesa, no quería dar ninguna muestra de debilidad y guardé las formas al tiempo que miraba embelesado la foto durante el tiempo que el portátil tardó en iniciarse.

Ese día regresé a casa contento, henchido de orgullo, con una repentina y momentánea felicidad por haber visto a mis compañeros, por haber cumplido con mis obligaciones profesionales y, sobre todo, por pensar que el final de nuestra epopeya estaba cercano.

Mientras me desvestía, pensé en aquella canción del Boss, «Reason to believe», del álbum *Nebraska* de 1982. Descarnada, sollozante y desnuda de ilusiones, buscaba, tal vez infructuosamente, una razón que hiciera tu vida comprensible: *At the end of every hard-earned day, people find some reason to believe.*[37]

Los siguientes días estuvieron todos ellos llenos de sorpresas, de nuevas experiencias. Era como si Hugo hubiera nacido apenas unos

[37] Al final de cada día duramente ganado, la gente encuentra alguna razón para creer.

días antes y no más de un mes atrás. Todo lo que no habíamos podido hacer y disfrutar con él lo estábamos haciendo ahora. Pensé en aquella afirmación del doctor Mayol: «Con posterioridad a la operación estamos convencidos de que Hugo va a experimentar una mejoría notable». Y, a ciencia cierta, el doctor Mayol no se equivocó ni un milímetro.

El martes 27, Chorche viajó a Zaragoza para inscribir a Urbez en el Registro Civil, experiencia que, por otra parte, me trajo un vago recuerdo de la que tuve durante la inscripción de Hugo.

Por la mañana, me encontré con Dori en el *hall* del hospital. Nada más verme, se acercó a mí:

—¡Hola, Juan Carlos! ¿Cómo lo lleváis?

—¡Hola, Dori, buenos días! Pues, si te he de ser sincero, muchísimo mejor. Todo ha cambiado radicalmente desde que lo operaron —afirmé con tono optimista.

—¡Me alegro mucho, Juan Carlos! Pero ya no estáis en la UCI, ¿no?

—No, no, qué va, estamos en el box B. Se está mucho más tranquilo. Sin tantos sobresaltos como en la UCI.

Quise preguntarle por Valeria, pero ella se me adelantó.

—Pues nosotros ahí seguimos, en la UCI, sin muchos cambios. Ya sabes, *no news, good news!*[38] —Aunque no era un tono amargo, sí lo era de cierta resignación.

—Bueno, poco a poco, Dori, seguro que vuestro momento también llegará —le dije, tal vez inconscientemente o, a lo mejor, para darle ánimos. Me había olvidado de que llevaban ingresados desde el 20 de febrero…

—¡Sí!, eso esperamos nosotros también, pero el tiempo pasa y…
—Una mueca de tristeza se reflejó en su rostro.

---

[38]¡Que no haya noticias es una buena noticia!

—¡Mucho ánimo, Dori, ya verás como todo irá bien! —le contesté abrazándola. Me dio la sensación de que podía venirse abajo en cualquier momento.

Si en primera instancia fue Elena la primera que pudo coger a Hugo, el veintinueve de mayo fue mi madre quien lo pudo tener por primera vez entre sus brazos. Entré en el box y desde la distancia, embelesado por tan inenarrable escena, simplemente fui mudo testigo del éxtasis que mi madre sentía con tan preciado tesoro en sus brazos.

Su cara de satisfacción era indescriptible, casi tanta como la mía al ver la escena. Aunque mi madre tenía cierto pánico a tenerlo en brazos, contaba con la inestimable ayuda de Sara, que siendo consciente de la situación y de lo que significaba para nosotros después de tanto tiempo de lucha en el alambre, ponía su mejor sonrisa y toda la dedicación del mundo para que nuestros miedos se disiparan. Además, ese mismo día le retiraron las gafas nasales, que lo único que le aportaban era aire, por lo que Hugo no tenía ningún tubo, ni en la boca, ni en la nariz. Sara, con una sonrisa esplendorosa, le dijo a mi madre:

—¡Tendremos que bañarlo! Ya toca, ¿no cree, abuela?

—Bueno, no sé…, si tú lo crees… —respondió mi madre titubeando.

—¡Pues claro que sí! Además, con el calor que hace, ya verá cómo se relaja.

—Lo bañarás tú, ¿no, Sara? —Mi madre no se atrevía a llevar a cabo tan novedosa tarea.

—¡Sí, sí, tranquila, abuela! Yo lo baño y usted me echa una mano. —Sara ya las había visto de todos los colores y siempre supo estar a la altura.

Luego de llenar una cuarta parte la bañera, un recipiente metálico de un metro de largo por veinticinco centímetros de ancho, Sara cogió a Hugo y lo introdujo con sumo cuidado, sobre todo tratando de que no echara la cabeza hacia atrás y nos lleváramos un susto. Los ojos de él reflejaban cierto miedo, quizás a lo desconocido, quizás a escapar de su zona de confort representada por una cama en la UCI de un hospital. Conforme pasaban los minutos, Hugo se fue relajando, hasta que abrió completamente sus manos, hasta ahora agarrotadas, y comenzó a chapotear con los pies en la improvisada bañera que apenas contenía agua.

Sara, al igual que mi madre, lo miraba con cara de satisfacción, pensando qué pasaría por su cabeza en esos momentos

—¡Cómo disfruta, cielo mío! —masculló mi madre con voz entrecortada.

—¡Sí, mucho, ya lo veo! Pobrecito, tanto tiempo sin poder bañarse.

—Es un pequeño milagro lo que ha ido superando nuestro niño día a día —exclamó mi madre y unas minúsculas lágrimas comenzaran a asomar por sus ojos.

—¡Sí, abuela, por algo lo llamamos Superhugo!

—Lo que ha pasado, solo lo sabe él. —Mi madre ya no podía continuar más.

—Bueno, abuelita, no se emocione, que ahora le vamos a dar un biberón. Mejor dicho, se lo va a dar usted… —afirmó Sara antes de sacar a Hugo de la bañera para secarlo con todo el mimo del mundo.

Sara fue a buscar un biberón y se lo entregó a mi madre. Hasta el momento, Hugo había tenido alimentación parenteral —a través de una vía intravenosa—, ya que al estar intubado no podía ingerir nada. Supusimos que sería una tarea difícil el poder darle un biberón con una mínima normalidad. Y así fue, tanto que finalmente tuvo que ser Sara quien se lo diera. Mi madre no consiguió que bebiera ni siquiera unos mililitros. Sara no solo cumplía a la perfección con su función de enfermera, sino que además hacía de canguro de lujo.

Aproveché esos momentos de relajación para salir a dar una vuelta fuera del hospital. Me encontré con Chorche y Rosa, y, para mi sorpresa, mientras ella empujaba un carrito de bebé, él iba cargado con varios bolsos de viaje. «Deben de estar practicando para un futuro cercano», pensé.

—¡Hombre!, ¿qué tal, mañicos? —los interrogué con cierta intriga.

—¡Hoy, mejor que nunca, Juan Carlos! —contestó Chorche con una felicidad indescriptible dejando los bolsos de viaje en el suelo.

—¿Y eso?

—¿No lo ves? ¡Nos vamos para casa! ¡Nos acaban de dar el alta!

—¿En serio? No me jodas… ¡Cuánto me alegro!, de verdad, ¡es una noticia increíble!

—Nosotros todavía estamos un poco nerviosos, pero sí, nos vamos para casita. Bueno, realmente nos han dado el alta en Sant Joan de Déu y tendremos que pasar una semana en el hospital Miguel Servet de Zaragoza, pero, como comprenderás, cambia mucho la película de estar aquí a estar al lado de casa. —Chorche parecía un hombre nuevo y Rosa no paraba de mecer el carrito de bebé.

—Rosa, dime que ahí va Urbez, ¿verdad? —pregunté algo cuya respuesta sabía, pero quería escucharlo de su boca.

—¡Sí, Juan Carlos, aquí está Urbez!

Me quedé embelesado mirando el carrito en donde Urbez apenas conseguía conciliar el sueño. Por un fugaz momento quise pensar que el niño que había en el carrito era Hugo. Aunque fuera un pensamiento ciertamente egoísta, no podía dejar de alegrarme porque ellos retornaran a su casa después de casi un mes vivido al límite, en la más desabrida esperanza, sobre una depauperada cuerda floja, como se viven todas las historias en Sant Joan de Déu. Chorche interrumpió mis cavilaciones:

—¡Venga, que los próximos sois vosotros! Ya verás como os podréis llevar a Hugo para casita bien pronto.

—¡Ojalá, Dios te oiga, Chorche! —contesté para luego darle un abrazo imperecedero.

Me despedí de ellos en medio de la plaza del hospital. Fue una despedida calurosa, emocionada, vibrante. La despedida de unos padres, a partir de ahora, compañeros y amigos, que habían estado luchando como bestias huérfanas al lado de su hijo en pos de un único objetivo: la supervivencia de Urbez. Habían vivido una experiencia que, indudablemente, los acabaría marcando sin remisión para siempre. La ambulancia que lo trasladaría hasta Zaragoza esperaba con las luces encendidas la llegada de un auténtico superviviente. ¡Hasta pronto, Urbez!

Urbez estuvo ingresado una semana en el hospital Miguel Servet, en donde, inevitablemente, afloraron las comparaciones con Sant Joan de Déu, que, como casi todas las comparaciones, acabaron pareciendo odiosas, sobre todo al hacerse contra uno de los mejores hospitales pediátricos del mundo.

Mayo se despidió con un calor sofocante, el mismo con el que nos recibió junio. El día uno, a media mañana, el doctor Clotet nos informó de que, dada la evolución de Hugo, pronto pasaríamos a otro box, tal vez el paso inmediatamente anterior a la hospitalización en planta.

—¡Esto va rápido, doctor! —exclamé con cierta alegría.

—Bueno, después de todo el tiempo que habéis pasado en la UCI neonatal, supongo que ahora os parece que el tiempo vuela —afirmó distraído.

—Pues sí, pero cuando son buenas noticias, no hay nada que objetar. De todas maneras, doctor, sigo viendo muchas bombas de medicamentos. No sé si estos se mantendrán cuándo lleguemos, por fin, a la habitación...

—Ya le hemos retirado algunos, pero todo dependerá de los parámetros que nos arroje la analítica de sangre, así como el resto de las pruebas que le vamos haciendo periódicamente.

Ese día uno de junio quedaría grabado a fuego en lo más profundo de nuestra mente. Estaba viendo caer el atardecer cuando, como era habitual, la enfermera del turno de tarde pasó a tomarle la temperatura y la tensión a Hugo. Al cabo de unos instantes, comentó en voz alta, mientras miraba el tensiómetro con cierta cara de asombro:

—Voy a tener que repetir la toma de la tensión. La sistólica me arroja un valor muy bajo…

Repitió la prueba y el resultado fue el mismo: la presión sistólica era de 70 mm Hg. Haciendo un gesto de incredulidad con la cabeza, me dijo, sin quitarle ojo a Hugo, que ya comenzaba a mostrar algunos síntomas de intranquilidad:

—¡Papi, creo que tenemos un problema! ¡Hugo está muy bajo de tensión!

Pidió ayuda en voz alta y enseguida acudieron otra enfermera y el doctor Clotet, que al parecer estaba al otro lado del box. Este, antes de examinar a Hugo con una linterna de exploración ocular, se dirigió a mí:

—¡Tienes que salir de forma inmediata!

Salí del box con cara de preocupación y una vez más con el corazón en un puño. Me fui para la sala de espera, que para nosotros

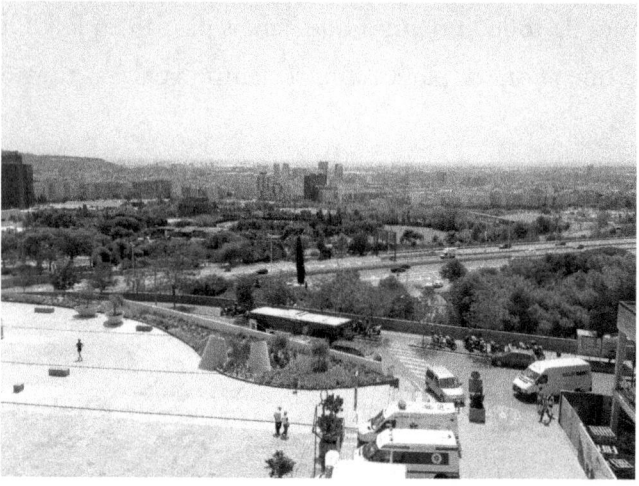

se había transformado en lo más parecido a una sala de torturas, con unas vistas privilegiadas que solo servían para darnos cuenta de que fuera del hospital de la colina, independientemente de lo que allí pasara, había vida.

Estuve ahí un largo rato, pero, en vista de que nadie me decía nada, decidí salir en dirección al box. Por el pasillo, me encontré con el doctor Clotet, que aparentaba tranquilidad:

—¡Ya puedes volver con él! Hemos conseguido levantarlo de la bajada de tensión, que, por cierto, ha sido brutal. La verdad es que nosotros también nos hemos asustado.

—No ganamos para sustos —comenté cruzado de brazos.

—Ya sabes, bueno, mejor dicho, todos sabemos que Superhugo no es fácil.

—Una vez más, gracias, doctor —le agradecí y me dirigí al box.

Me acerqué a la cama de Hugo. Este parecía tranquilo, como si la tremenda bajada de tensión no le hubiera sucedido a él. Lo miré con detenimiento y me di cuenta —no entendía cómo no lo había hecho hasta entonces— de que luego de que le hubieran retirado la ventilación mecánica, y posteriormente el respirador de oxígeno, por vez primera tenía la boca completamente libre. Me pasé unos segundos, que me parecieron enriquecedores, contemplándola: de labios finos, aunque algo agrietados, supuse que por la larga intubación a la que había estado sometido, el labio superior presentaba un arco de Cupido demasiado evidente y el inferior, aunque de trazo más grueso que el superior, no desentonaba en el conjunto.

Dije en voz alta, al tiempo que mis ojos comenzaban a humedecerse una vez más en nuestra odisea:

—Nadie podrá negar que eres hijo mío…

Él me miraba embelesado y movía las manos y las piernas en señal de alegría, totalmente ajeno a mis disquisiciones internas. En mi mente, por un breve instante, cruzó un pensamiento: «Aunque no sea del todo procedente, me gustaría darte un beso en la boca, Hugo». Pensé en aquel día, aún no muy lejano, en el que le hice la primera foto y, al igual que ahora, creí que estaba haciendo algo sacrílego, inusual, tal vez algo que iba más allá de la relación entre un padre y un hijo que llevan ya muchos días de sufrimiento compartido, pero me dejé llevar por mi carácter, a veces ciertamente impulsivo, y me dije a mí mismo: «A la mierda el protocolo».

—¿Hugo, te importa que te dé un besito en la boca? —le pregunté susurrándole al oído.

Acerqué mi cara a la suya hasta que ambas prácticamente se rozaron, a tan solo unos centímetros de sus ojos, que me miraban con cierta extrañeza, como si me viera por primera vez de esa forma, y, de hecho, realmente así era. Pude comprobar con mayor detenimiento que ya no le quedaba ningún resto de líquido seroso del maldito *hydrops* fetal, las costras de la cabeza ya habían cicatrizado y tan solo el afeitado al cero de parte de esta delataba que algo no había ido bien. Un olor a recién nacido y a naftalina, algo recurrente desde el primer día de nuestra «aventura», invadió mis sentidos por completo. Hugo acercó sus diminutas manos a mi rostro como queriendo acariciarlo o, inconscientemente, jugar por primera vez con su padre. Recorría mis facciones con una suavidad impropia de quien llevaba más de un mes debatiéndose entre lo terrenal y lo eterno, hasta que sus manos se posaron sobre mis ojos. Intentaba recoger las lágrimas que estos vertían con profusión, en el instante en que acercaba mi boca a la suya para darle un beso eterno…

11. Juan Miguel y el esoterismo

El dos de junio, al entrar en la sala de espera de la UCI, nos encontramos con unas siete u ocho personas de etnia gitana. La mayoría permanecían de pie. También había algunos familiares de niños ingresados en la UCI, a los que ya habíamos visto anteriormente. Los recién llegados hablaban entre ellos con un tono de voz que nos pareció ciertamente obsceno para la tranquilidad habitual de la sala de espera.

Dejamos nuestras mochilas en la taquilla. Entre los bocadillos del mediodía, que ya habíamos decidido traer hechos de casa, las aguas y los enseres personales, suponían un peso «muerto» con el que no estábamos dispuestos a cargar durante todo el día que pasábamos en el hospital.

Una de las personas de etnia gitana, un hombre vestido con pantalones vaqueros, una camiseta bastante llamativa y una gran cruz de oro que llevaba por fuera de la misma, se dirigió a mí justo después de cerrar la taquilla. Por su rostro y la perilla recortada que lucía, supuse que se trataba de un treintañero.

—¡Soy Juan Antonio! —se presentó y me extendió la mano con gesto sincero.

—¿Qué tal?, yo soy Juan Carlos —le respondí, dándole la mano al tiempo que me guardaba la llave de la taquilla en el bolsillo.

—Oye, payo, ¿tú eres tan amable de explicarme cómo funcionan las cosas aquí? Veo que tienes una taquilla la mar de chula —inquirió sin ambages.

El ruido en la sala de espera se había vuelto ensordecedor, tan insoportable que, por un momento, mirando a Elena, le indiqué con la mirada que no tardáramos mucho en abandonar la sala. Cuando iba a contestarle la pregunta a Juan Antonio, este se giró y, con gesto nervioso, haciendo aspavientos con las manos, gritó:

—¡Sus vais a callar que estoy hablando con este payo y asin, con este ruido, no me entero de na!

Se hizo un silencio sepulcral. El resto de los familiares de otros niños ingresados en la UCI cogieron alguna de las revistas disponibles en la cajonera de la sala de espera y se pusieron a leer con la cabeza gacha. La reprimenda de Juan Antonio había hecho su efecto.

Me preguntó cuáles eran las normas de la UCI y qué tenía que hacer para conseguir una taquilla. En apenas unos minutos se lo expliqué todo lo mejor que pude. Mientras lo hacía, mi voz resonaba en las paredes de la sala de espera, que ahora se había convertido en la sala de un velatorio.

Tras mi breve explicación, Juan Antonio se giró y, con los brazos en jarra, dirigiéndose al resto de familiares, con voz reverencial, dijo:

—¡Veis como también hay payos buenos! ¡Aquí tenemos uno! —dijo para, a continuación, darme un sonoro abrazo.

Fue un abrazo sincero, de agradecimiento, dándome varias palmadas en la espalda que hicieron que me estremeciera. Juan Antonio era más bajo que yo, pero bastante más corpulento.

Luego del abrazo se percató de que, si habíamos tenido esa conversación, era porque probablemente ambos teníamos un hijo ingresado allí. Con voz trémula, me preguntó:

—¿Y tú, por qué estás aquí, payo? ¿Tienes a algún hijo ingresado? —Se recolocaba la cadena de oro que se había movido visiblemente debido al fuerte abrazo.

—Sí, llevamos aquí desde el veinticuatro de abril con nuestro hijo Hugo —le respondí al mismo tiempo que me metía la camisa por dentro del pantalón.

—¡Vaya, cómo lo siento! Pues ya lleváis mucho tiempo, ¿no?

—Depende de cómo se mire… —afirmé pensando en Valeria, que llevaba más de tres meses de estancia en Sant Joan de Déu.

—¡Pues nosotros esperamos no estar más de unos días! —exclamó con el convencimiento propio del recién llegado que ya quiere irse por la puerta que acaba de cruzar.

—¡Ojalá que solo sean unos pocos días, Juan Antonio! —le deseé, aunque no sonó muy convincente—. ¿Y qué le pasa a vuestro hijo?

—Alguna enfermedad del corazón, me han dicho los médicos, pero no sabría explicártelo.

Estaba asustado, como todos cuando llegamos por primera vez al hospital de la colina, y posteriormente de la reprimenda al resto de familiares, conforme avanzaba nuestro particular encuentro, los nervios hicieron acto de presencia. Sant Joan de Déu no hacía distinciones de raza o sexo, y repartía el sufrimiento por igual. Había para todos.

En ese preciso momento, a Juan Antonio le hubiera gustado abdicar, como lo hizo el rey Juan Carlos I ese mismo día, pero no tenía más remedio que hacer de tripas corazón y seguir hacia adelante, como habíamos hecho todos al llegar por primera vez al hospital, sin saber si existía un futuro más allá del día actual.

Me despedí de él. Había comenzado a sonar el móvil: era David.

—¿Qué tal, Juan Carlos? —Su voz sonaba fresca al otro lado del teléfono.

—¿Cómo estás, David?

—Me ha dicho Yolanda que ya no estáis en la UCI y os han pasado a un box, ¿no?

—Pues sí, David, por fin la hemos dejado atrás —contesté como quien resurge de sus cenizas.

—¡Qué bien, tío, cuánto me alegro! En un par de días para casa.

—Corría demasiado.

—¡Ojalá, David! Me conformaría con que «solo» nos quedaran un par de semanas más en el hospital.

—¡Sí, hombre, sí, ya lo verás, dentro de nada, jugando con Hugo en vuestra casa!

David gozaba de un optimismo exacerbado que siempre nos transmitió durante la hospitalización de Hugo en Sant Joan de Déu, y que nunca se vio quebrado sin importar cuánto se complicaran las cosas.

Al día siguiente, ya estábamos en el box D, el paso previo a la llegada a la habitación que cambiaría todos nuestros hábitos, pues, entre otras cosas, alguien tendría que quedarse con Hugo toda la noche. Por el pasillo, el cual ya había recorrido en unos centenares de ocasiones, me encontré con el doctor Moreno, al que hacía bastantes días que no veía:

—¡Hombre, el papi que más sabe de la UCI! —exclamó con una sonrisa disimulada.

—Doctor, ese título se lo cedo a otro. Me conformo con que Hugo esté bien y continuemos así el tiempo que permanezcamos ingresados.

—¡Claro que sí! Esto ya está hecho. Ahora es cuesta abajo…

Debido a la mejoría de Hugo, yo me volcaba cada vez más en el trabajo y, al contrario que al inicio de nuestra particular historia, prácticamente no me perdía ninguna clase del máster. Se acercaba el día de la presentación del PAC y tenía que dar el «do de pecho» si quería superarlo con nota. Aun así, la situación laboral no era para tirar cohetes y menos la relación con mi manager, la cual se agrietó aún más cuando el cuatro de junio no se presentó a una visita que teníamos programada con un cliente.

Ese día llegué a casa frustrado, cabreado y bajo de moral, ya que el trabajo de varios meses se había ido por el retrete y ya no había vuelta atrás. Cuesta mucho tiempo ganarse la confianza de un cliente, pero tan solo hacen falta unos minutos para perderla.

No tardé en escuchar cómo se abría la cerradura de casa: era Elena que volvía del hospital, esta vez con un semblante que hasta ahora no había visto: parecía una persona nueva. «Me la han cambiado», pensé para mí mismo:

—¡Hola, amor! ¿Qué tal estás? —me preguntó con una sonrisa resplandeciente.

—Bueno, regular: he tenido un día complicado en el trabajo...

—¡Pues alegra esa cara! ¿Quieres saber una cosa? —Elena no dejaba de sonreír.

—Pues no sé, con esa sonrisa de par en par que tienes, estoy en ascuas. —Ya no tenía dudas: algo especial había sucedido.

—¡No te lo vas a creer, Juan Carlos!

—¡A ver, dime qué te pasa ya de una vez!

—Pues que, si todo va bien, ¡nos darán el alta la semana que viene! —gritó Elena como nunca la había visto hacer.

—¡No me lo creo, Elena! ¿En serio? ¿De verdad? —Me levanté del sofá con los ojos abiertos como platos.

—Pues estaba en el box D con Hugo cuando han llegado el doctor Moreno y el doctor de los rizos, no sé cómo se llama ahora... —se refería al doctor Clotet—, y me han dicho que casi con total seguridad nos darán el alta a finales de la semana que viene, así que, naturalmente, ¡estoy muy contenta, Juan Carlos!

—¡Joder, Elena, es la mejor noticia que me podías dar! —dije antes de acercarme a ella para besarla.

La miré fijamente a los ojos. Estos habían recuperado aquella chispa perdida desde que Hugo apareció sin avisar en nuestras vidas. Aquella chispa de la que un día me enamoré. Entrelacé mis manos con las suyas y me acerqué para besarla en los labios. No recordaba cuándo había sido la última vez. Fue un beso largo, cálido, que con el paso de los segundos se convirtió en un beso carnal, pasional, por momentos lascivo, haciendo que Elena separara sus labios unos instantes para preguntarme, con una mirada ciertamente obnubilada por el momento que estábamos viviendo:

—¿Quieres hacerlo?

—No me tientes, Elena... —respondí besándola como si fuera la primera vez.

Su cuerpo, inicialmente tenso, erguido, no demasiado receptivo para el momento que se presagiaba, fue relajándose suavemente en tanto la desnudaba con la premura del que sabe que no puede perder mucho tiempo, porque corre el riesgo de que sus errores sean demasiado perceptibles. Hacía ya mucho tiempo, de hecho, había perdido la cuenta, que no manteníamos relaciones sexuales. Nunca encontrábamos el momento propicio. Las malas noticias acerca de Hugo, el cansancio, la depresión y la desgana siempre habían acabado ganando la partida. Pero ese día, tras recibir la mejor noticia desde el nacimiento de Hugo, y con la tranquilidad de saber que Paula estaba en buenas manos —aquella noche se había quedado a dormir con mis suegros—, hicimos el amor como dos adolescentes que se encuentran por primera vez. Y tan adolescentes; apenas aguanté unos minutos.

Al día siguiente vino la de cal y esta fue de cal viva. Dejé a Elena en la entrada del hospital y fui a aparcar el coche. Cuando llegué al vestíbulo, ella hablaba por el móvil:

—Estoy hablando con Concha. Ve subiendo tú... —me explicó.

Entré en el box D y me encontré con el doctor Pérez, que estaba al lado de la cama de Hugo. Permanecía de pie justo enfrente del ecógrafo portátil, compañero de viaje casi inseparable: estaba llevando a cabo una ecografía del corazón de Hugo.

—¡Hombre, doctor Pérez! ¿Qué tal?

—¡Buenos días por la mañana! —me respondió él, sin quitar la vista de la pantalla del ecógrafo.

—¿Alguna cosa que tenga que saber?

—¡No, no, qué va! Es una ecografía rutinaria. Creo que hoy os pasan para la habitación y hemos creído conveniente hacerle una eco-cardio —me contestó luego de grabar una imagen de las aurículas de Hugo en el ecógrafo.

—¡Vaya, pues es una gran noticia! Nunca pensé que llegaría a escuchar la palabra habitación aquí en el hospital.

—¡Todo llega! Aunque os parezca un milagro después de lo que habéis vivido…

—¿Y cómo ves el tema de la cardiomegalia? —lo interrogué con cierta precaución.

—Bueno, la verdad es que no hay cambios significativos respecto a la última ecografía. Sigue con ambas aurículas dilatadas. Tal vez sea debido a que la válvula mitral y la tricúspide no acaban de cerrar bien, pero aún es pronto para determinar eso.

—Ya me parecía a mí que todo no podía ser de color rosa… —Mi expresión se entristeció por un momento.

—Ya sabes que todo lo relacionado con el corazón evoluciona lentamente. Hay que dejarle tiempo. Al fin y al cabo, apenas tiene un mes, ¿no?

—Bueno, casi un mes y medio…

Elena entró en el box y al ver al doctor Pérez haciéndole la ecografía, se asustó de forma abrupta.

—¿Qué pasa, Juan Carlos? —me preguntó con la cara desencajada.

—No pasa nada, amor. ¡Todo bien! El doctor Pérez le está haciendo una ecografía rutinaria.

—¡Ah, qué susto! ¡Menos mal! Ya pensaba que algo iba mal —respondió Elena dejando escapar un suspiro que tanto el doctor como yo escuchamos nítidamente—. ¡Buenas, doctor! Disculpa que no te haya dicho nada.

—¡Hola, mami! Tranquila. No podemos ponernos siempre en el peor escenario. ¡Créeme, hay que ser más positivo! Las malas noticias ya vienen solas… —razonó el doctor con la sabiduría de quien lo ha visto casi todo.

—Por cierto, Elena, ¿sabes que el doctor Pérez me ha dicho que nos van a pasar a la habitación? —le dije con cierta complacencia.

—¡Es la mejor noticia que nos podían dar!

—Bueno, eso no tengo que decidirlo yo, pero, por lo que me han dicho, tan pronto como quede una habitación libre os moverán a planta —aseveró el galeno.

Una vez que acabó la ecografía, le pregunté a Elena por la conversación que había tenido con Concha. Si mis cálculos no fallaban, había estado «colgada» del teléfono casi media hora.

—El otro día le pedí que volviera a tirar las cartas, porque quería saber cómo iba a ser la evolución de Hugo…

—¿Y? —la interrumpí sin dejarla acabar.

—Pues, según parece, por lo que me ha contado, vamos a tener un pequeño bajón, pero será algo pasajero, aunque lo vamos a pasar mal, bastante mal, Juan Carlos —me contó Elena al tiempo que tapaba las piernas de Hugo. El aire acondicionado «soplaba» con fuerza.

—Vaya, y tú, ¿de verdad crees en eso? —A mí, siempre me faltó algo de convicción.

—¡Pues qué quieres que te diga, Juan Carlos! Sí, creo en lo que Concha me cuenta. No te acuerdas de la última vez, cuando nos dijo que «veía» un pequeño tropiezo en el camino. Durante todos los meses que duró nuestra epopeya en Sant Joan de Déu, e incluso más allá, Elena, invariablemente, contó con las dotes adivinatorias de Concha. Siempre creyó en ella a pies juntillas y yo, a pesar de que me costaba hacerme a la idea de que sus predicciones fueran fiables, no tuve más remedio que hincar la rodilla en el suelo cuando comprobé en primera persona que todas, una tras otra, se iban cumpliendo sin remisión.

A media mañana del seis de junio, ya seguíamos al celador, siempre predispuesto y con un humor contagioso del que en todo momento hacía gala, mientras empujaba la cama de Hugo en dirección a una de las habitaciones, situada en esa misma planta. Una vez allí la operación no era trivial. Tenían que trasladarlo de la cama de la UCI a la de la habitación teniendo el máximo cuidado con las vías que llevaba y que tanto esfuerzo había costado coger, así como con el propio Hugo. Llevaron a cabo la tarea dos enfermeras de planta conjuntamente con el celador que lo había traído hasta la habitación. Este se despidió de Hugo con una carantoña difícilmente olvidable.

Se trataba de una habitación sencilla, pero habitable. Disponía de una cama destinada al paciente con unas barandillas abatibles a cada lado para evitar posibles, aunque improbables, caídas. Un sofá de color verde que hacía las funciones de cama, una televisión con el canal Sant Joan de Déu TV sintonizado y un pequeño cuarto de aseo para los familiares que acompañaban al enfermo.

La vista desde la habitación era prácticamente la misma que teníamos desde la sala de espera de la UCI, pues estaba situada de forma contigua a esta. Pensé en aquella primera noche, en la que mi hermano, el tío Pepe y yo cruzamos el pasillo que da acceso a la UCI y, al llegar a la sala de espera, mi hermano exclamó: «¡Vaya pasada de vista!».

Ahora, la vista sería permanente durante nuestro ingreso en planta.

Una de las dos enfermeras, dirigiéndose a nosotros, nos explicó las normas de ingreso hospitalario:

—Siempre tiene que haber alguien con Hugo en la habitación. En caso de que tengáis que ausentaros, podéis avisar por teléfono a algún voluntario para que os sustituya temporalmente. Hay que pesar el pañal con el pipi y la caca que haga Hugo y al peso restarle veinte miligramos que es el peso del pañal. Este dato hay que apuntarlo en una hoja juntamente con el día del mes en concreto. Y, lo más importante, por la noche, alguien tiene que quedarse a dormir con él en la habitación!

—¿Tenéis alguna duda al respecto de las normas, papis? —nos preguntó la otra enfermera, que vestía un pantalón rojo y la típica casaca con infinitos dibujos de Sant Joan de Déu.

—Disculpa, solo una duda —replicó Elena—. Si tenemos que llamaros, ¿cómo lo hacemos?

—Fácil, mami. ¿Ves ese interruptor rojo con forma de pera? Pues lo único que tienes que hacer es pulsarlo —nos confirmó después de plegar las sábanas de la cama.

Elena y yo nos quedamos a solas con Hugo, sin enfermeras, sin doctores y sin toda la parafernalia que nos había rodeado durante nuestro ingreso en la UCI y en los diferentes boxes por los que pasamos. Cogí sus manos y le hice la pregunta crucial que, sin ningún género de dudas, teníamos que plantearnos sin mucha dilación:

—¿Quieres que me quede yo a dormir con Hugo? —Le apretaba las manos.

—Déjame que lo piense. Baja a comer algo y luego hablamos…

Salí de la habitación en dirección a la escalera y, antes de llegar a esta, me encontré con Albert que recorría el camino inverso. Lo noté concentrado, taciturno, como si estuviera en el coche conduciendo de vuelta a Lleida:

—¡Hombre, Juan Carlos! ¡Que me han dicho que os vais para casa! —me espetó justo luego de poner sus manos sobre mis hombros.

—¡Ojalá, Albert! Lo que sí es verdad es que nos acaban de pasar a la habitación —contesté con una media sonrisa.

—Bueno, pues ya os queda poco camino que recorrer aquí. ¡Me alegro por vosotros!

—¿Y cómo evoluciona Valeria? —Me sentía mal por haberla adelantado por el carril derecho.

—Bueno, *com sempre!* [39]—me respondió con la cabeza gacha.

—¡Muchos ánimos, Albert, no hay mal que cien años dure, ni cuerpo que lo aguante! —Fue lo primero que me vino a la cabeza; a decir verdad, no encontraba argumentación para alguien que llevaba tanto tiempo sufriendo.

Regresé a la habitación donde Elena permanecía absorta en sus pensamientos. Supuse que deshojando la margarita de si quedarse o no esa primera noche. Acaso pensó que permanecer junto a Hugo sería la mejor manera de superar sus miedos y así me lo transmitió en una breve conversación que tuvimos:

—Me quedo yo, Juan Carlos. ¡Decidido! —afirmó con convicción.

Probablemente debería haber insistido más de lo que lo hice, pero su respuesta fue tan determinante que finalmente decidí marcharme a casa. A decir verdad, lo hice a regañadientes, pensando que la situación debería ser al revés: ella marcharse y yo quedarme.

Por la mañana me levanté fresco, lo que se dice nuevo; había dormido más de siete horas y eso se notaba. Como siempre desde que Hugo aterrizó en nuestras vidas, nada más levantarme, revisé el móvil por si había alguna llamada o algún wasap de Elena. Cuál no sería mi desagradable sorpresa cuando, al revisar el móvil, este reflejaba doce

[39] ¡Cómo siempre!

llamadas perdidas de Elena y no me había dado cuenta: desgraciadamente, lo había tenido en silencio toda la noche.

Comencé a sentir cómo mi corazón se aceleraba súbitamente. Una sudoración fría hizo acto de presencia y mis manos temblaban pavorosamente intentando desbloquear el móvil; con los nervios no me acordaba del código de desbloqueo. Pasados unos interminables segundos, luego de intentarlo hasta en cinco ocasiones, pude lograr desbloquearlo y comprobar que la primera llamada de Elena había sido a las 23:46 horas y la última, a las 02:25 de la madrugada. Un maremoto de pensamientos, todos ellos negativos, se amontonaron en mi cabeza. Aún con el temblor en mis manos, que parecían mostrar los primeros síntomas de un Parkinson prematuro, conseguí localizar en la agenda el móvil de Elena. Ni siquiera había pensado en hacer «clic» en alguna de las doce llamadas perdidas en lugar de buscar su móvil en la agenda. Antes de que su voz sonara al otro lado, simplemente masculé, con voz trémula: «Dios mío, que no sea lo peor…». Esperé unos segundos hasta que escuché su voz mortecina al otro lado:

—Elena, ¿qué ha pasado, amor? Dime que no es lo peor, por favor… —rogué al tiempo que el calor matutino y la taquicardia de mi corazón me asfixiaban.

—Estamos otra vez en la UCI, Juan Carlos —me confirmó entre sollozos.

—¿Pero qué ha sucedido? —Apenas creía lo que me estaba contando.

—Ayer, dándole un biberón, estuvo a punto de ahogarse. Se quedó sin respiración en mis manos, Juan Carlos. Sus labios se pusieron de color azul… —Ella se derrumbó al otro lado del teléfono.

—¡Voy para allí ahora mismo, amor! —exclamé antes de colgar el teléfono sin saber a ciencia cierta si me había escuchado.

En tanto me secaba las lágrimas y me vestía a toda prisa, vino a mi cabeza aquella primera conversación que tuve con Elena el veinticuatro de abril y que significó el inicio de nuestra odisea. Me percaté de que hoy, seis de junio, cuarenta y tres días después, prácticamente habíamos tenido la misma conversación, aunque eso no era lo peor; lo peor era que estábamos de nuevo en la casilla de salida: la UCI. Al mismo tiempo, una sensación de culpabilidad, que sería algo recurrente durante las semanas venideras, me golpeó de forma ininterrumpida por no haberme quedado con Hugo en lugar de Elena. Sería un pensamiento cruel que me perseguiría como un fantasma y, como consecuencia de ello, desde aquel día, jamás volví a dejar el móvil en silencio por la noche. Y Elena jamás se quedó nuevamente a solas con Hugo.

Aquella triste mañana me olvidé de las más elementales normas de higiene y salí a toda prisa en dirección al hospital de la colina. Por encima de todo, necesitaba estar con Elena y Hugo.

Una vez cerca del hospital, mientras bajaba por la calle de Finestrelles, dentro de mi cabeza solo se repetía, incesantemente, una pregunta lacerante: ¿cómo se encontrarían Elena y Hugo, Hugo y Elena? Entré en el hospital atribulado, cabizbajo y me dirigí inmediatamente a las escaleras, que subí en apenas unos segundos. El pasillo que daba acceso a la UCI me pareció más tenebroso que nunca. Supuse que Elena estaría con Hugo y decidí entrar. Desde la misma puerta, pude divisar que varios médicos rodeaban la cama de Hugo, entre ellos el doctor Moreno, la doctora Camprubí y el doctor Clotet, acompañados de varias enfermeras. Elena estaba acurrucada en un rincón, sola, afligida, con la mirada perdida y una cara que no veía desde aquel fatídico día de finales de abril. Ni tan siquiera la cercana compañía de Sara, una vez más la dulce Sara, hacía más llevadera la tragedia

Me olvidé de saludar a los doctores presentes y corrí a abrazar a Elena. Ella, en ese momento, se vino abajo y, abrazada a mí, como el que lo hace a un salvavidas, comenzó a llorar de un modo que, en medio de la UCI, sonaba desgarrador. Los doctores y las enfermeras, entendiendo la situación, se alejaron unos pasos para dejarnos algo de intimidad. No sabía cómo consolar a Elena, las palabras no fluían como hubiera querido. Solo un triste y anodino: «¡Te quiero mucho!».

No tardó mucho tiempo en tomar la palabra el doctor Moreno, que, al igual que el resto del personal médico, se había acercado de nuevo a la cama de Hugo:

—Sentimos mucho que estéis de vuelta. —Sus ojos azules ya no transmitían esa chispa que tanto nos había alegrado en anteriores ocasiones.

—¡Esto es una pesadilla, una maldición, doctor! —exclamé, para a continuación secarme las lágrimas que habían brotado de mis ojos.

—Créeme, papi, si te digo que ninguno de nosotros esperaba esto. —El doctor Moreno parecía casi tan conmovido como nosotros.

—¿Qué ha pasado, doctor? —preguntó Elena en tono suplicante, como buscando una explicación a algo, aparentemente, inexplicable.

—Bueno, todavía no estamos seguros. El cuadro que presentaba ayer era de cianosis con bradipnea e hipotonía. En otras palabras, un atragantamiento.

—¿Y cómo ha podido pasar? —insistió Elena de nuevo.

—Eso es difícil de determinar, mami. Tal vez, algo puntual que tenía que pasar, o, a lo mejor, es que su aparato digestivo, al ser un niño prematuro, todavía no está desarrollado del todo. Debes de tener en cuenta que ha estado mucho tiempo con alimentación parenteral.

—¿Y eso es preocupante? —volvió a inquirir Elena, que ahora tenía a Sara cogida por un brazo.

—No te lo puedo asegurar. Vamos a tenerlo vigilado estos días en la UCI y veremos cómo evoluciona. Por ahora, no te puedo confirmar nada más.

—Entendido, doctor. ¡Muchas gracias por todo! —masculló Elena con un tono de voz apenas audible.

Salimos de la UCI cogidos de la mano y, al llegar a la sala de espera, la abracé de nuevo. A diferencia de otros días, el lugar permanecía vacío. Elena continuaba en estado de *shock*. Intenté calmarla, aunque sin mucho éxito. Luego de tomar asiento, comenzó a contarme lo que había sucedido. Alrededor de la medianoche, la enfermera de guardia le había traído el biberón de Hugo. Antes de que esta dejara la habitación, la ayudó a cogerlo en brazos; era su primera noche fuera de la UCI y a Elena aún se le hacía raro manipularlo. Al darle el biberón, en apenas unos minutos, notó cómo Hugo se quedaba sin fuerzas a la hora de chupar la tetina y comenzaba a hacer gestos, ciertamente extraños, con sus manos y sus piernas de manera arrítmica. Enseguida se percató de que algo iba mal. Hugo no podía respirar y el color de su piel, sobre todo de sus labios, cambió a un color azulado; lo que se conoce en lenguaje médico como ponerse cianótico. Por momentos, a Hugo se le iba la vida. Presa de los nervios, en ese momento crucial, donde la vida se esfuma delante de ti en tan solo unos segundos, bloqueada y acongojada, Elena hizo lo único que se podía hacer: salir de la habitación con Hugo en brazos y gritar:

—¡Mi hijo se muere, mi hijo se muere!

Gritó una y otra vez hasta que varias enfermeras aparecieron en la puerta de la habitación y cogiendo a Hugo en brazos, se lo llevaron en volandas en dirección a la UCI. Elena las siguió, aunque, como era de esperar, no la dejaron entrar hasta que no lo estabilizaron. Por lo que a continuación le contaron a Elena, allí todo se precipitó y después de ponerlo sobre una cama, le practicaron una reanimación con un balón de ambú o resucitador manual. Hugo aún tardó unos segundos en dar señales de vida, segundos que imaginamos que se hicieron eternos para todo el personal médico, enfermeras y pediatras de guardia que lo atendieron aquella fatídica noche.

Fue entonces cuando, desde la sala de espera vacía y con la noche ya bien entrada, Elena marcó mi móvil en numerosas ocasiones. Nunca hubo respuesta.

—¡Te necesitaba más que nunca, Juan Carlos! —argumentaba con la mirada perdida.

Conforme avanzaba en su narración, mi sentimiento de culpabilidad se acrecentaba y no había nada que pudiera hacer para evitarlo o, acaso, para redimirme a mí mismo. Por un momento me llegó a parecer un sentimiento obsceno.

Elena continuó explicándome que no la dejaron entrar en la UCI hasta que pasó una media hora. Verlo de nuevo con una máscara de oxígeno, las nuevas vías que le habían colocado y, sobre todo, el tenerlo sedado otra vez, no era precisamente la imagen que uno deseaba tener de su hijo. Fue en ese concreto instante cuando ella, dejando escapar el llanto reprimido, la impotencia vivida en primera persona y los nervios que la habían atenazado hasta entonces, se vino abajo sin remisión, y solo la aparición de un ángel, alguien que estaba ahí en ese preciso momento, hizo que su pena pudiera ser menos pena.

La UCI estaba en completo silencio, continuaba ella, y solo los destellos de las luces exteriores, visibles a través de los enormes ventanales del fondo, parecían inyectar algo de vida al ambiente. De forma inusual, aunque ya era cerca de la una de la madrugada, había un padre que acompañaba a su hijo.

Este se acercó hasta la cama de Hugo, donde Elena sollozaba como una niña que ha perdido a sus padres. Viendo la situación, la cogió contra su pecho y la abrazó. Fue un abrazo cálido, espontáneo, que intentaba consolar a una madre que había estado a punto de perderlo todo, o casi todo. Un abrazo que se prolongó en medio de la UCI al tiempo que la noche se hacía más profunda.

Tal vez sería el destino o tal vez una casualidad, pero Elena encontró en ese ángel un consuelo momentáneo, efímero, pero, al fin y al cabo, el consuelo que yo no había podido darle.

—¿Y sabes cómo se llama ese padre? —me atreví a preguntarle.

—Creo que me dijo Rubén, o algo parecido. Casi no me acuerdo, estaba aterrada y muy nerviosa.

El imperecedero abrazo de Rubén, porque sí fue él, acompañó a Elena durante todos los meses de sufrimiento que aún nos quedaban en Sant Joan de Déu.

Todas las enfermeras y los pediatras que estaban de guardia aquella fatídica noche del cinco al seis de junio, y que hasta entonces habían pasado desapercibidos, entraron a formar parte de nuestra particular lista de superhéroes, aunque esta vez, como superhéroes anónimos, porque no pudimos ponerle nombre.

Convencí a mi madre y a mis suegros de que no vinieran al hospital. Que la situación más o menos estaba controlada. De igual manera, le dije a Elena que se fuera para casa. Estaba extenuada y necesitaba descansar de forma inmediata. Aunque ella no quería, finalmente accedió a regañadientes y después del mediodía ya estaba en camino. Supuse que estar con Paula le sería beneficioso y la haría olvidar, aunque fuera momentáneamente, lo acaecido la noche anterior.

Antes de acceder de nuevo a la UCI me encontré con Juan Antonio. Al verme, me dio un abrazo como aquel de hace unos días en la sala de espera, cuando me lo encontré por primera vez.

—Payo, que me acabo de enterar de lo de Hugo. ¿Cómo estáis? —me preguntó apenado.

—Pues yo aún no lo he asimilado del todo, Juan Antonio. Mi mujer, Elena, está hundida.

—Es comprensible. ¿Cómo no lo va a estar? —Juan Antonio se encogió de hombros.

—Por cierto, ¿cómo se llama vuestro hijo?, que el otro día no te lo pregunté. —Acababa de caer en la cuenta de que aún no sabía el nombre de su hijo y él parecía estar al día sobre el mío.

—¡Se llama Juan Miguel, casi como su padre! —me contó orgulloso—. Escúchame una cosa, payo. Si vas a entrar en la UCI, fíjate en la cama de enfrente de donde está Hugo. Verás a Juan Miguel, que está con mi mujer, Katy, que ha venido acompañada de su madre. Ella quiere hablar contigo…

Juan Antonio me dejó en ascuas y la única manera de salir de salir de dudas era entrando en la UCI. Aquel día, entre enfermeras, doctores y familiares, aquello parecía un pequeño mercadillo en hora punta. Al fondo de la UCI, como era habitual, Dori acompañaba a Valeria. Al verme, me miró con cierta pesadumbre y una tristeza perfectamente visible en la distancia. En la situación en la que estábamos, no hacían falta palabras. Me giré para divisar la cama en donde yacía Juan Miguel y pude ver que había una chica joven que deduje sería Katy, la mujer de Juan Antonio. Estaba acompañada de una mujer mayor cuyo atuendo era el típico de una mujer de etnia gitana, pero sin estridencias y sin coloridos: vestía completamente de negro con un pañuelo del mismo color en la cabeza. Al ver que me había girado y las miraba a ambas, la madre de Katy se acercó a la cama de Hugo, que empezaba a dar señales de vida luego de que el fentanilo dejara de hacer su función.

Con el rostro envejecido y en cierta manera demacrado, probablemente, de forma prematura, los profundos surcos de su cara delataban una existencia de pesadumbres o de tragedias sobrevenidas. Tal vez ambas. Una vez situada a los pies de la cama de Hugo y sin mediar palabra, se sacó el pañuelo para dejarlo plegado encima de esta, donde Hugo, ajeno a la escena, supuse soñaba con verdes praderas en las que la vida no tenía fin. Sus largos cabellos de color blanquecino quedaron al descubierto. Me situé a menos de un metro de la mujer, y mientras aspiraba un perfume con olor a azabache, ella ya tenía asidas mis manos; noté el contacto de las suyas, curtidas por los avatares de la vida. Me las giró hasta que las palmas de ambas quedaron hacia arriba. Su mirada devoró la mía. Interrogativa, insondable, una mirada de las que no se olvidan.

—Me da que tu hijo va a ser tan guapo como tú —afirmó pasando suavemente sus dedos sobre la palma de mi mano derecha.

—Bueno, si usted lo ha leído en mi mano —repliqué sonriente.

—¡Eso lo dicen mis ojos, no la palma de tu mano! —me contestó en tanto se mesaba los largos cabellos blanquecinos.

Durante unos segundos, que me parecieron minutos, estuvo acariciando la palma de mi mano derecha y con sus dedos siguiendo las diversas líneas que por ella se dibujan: la línea de la suerte, del destino, de la vida…

—Veo que has tenido una infancia muy difícil —prosiguió. Yo continuaba absorto, como si no estuviera en medio de una UCI—, pero no te preocupes, que tu hijo va a salir adelante, ¡te lo juro por lo más sagrado! ¡Palabrita del niño Jesús! —me explicó justo antes de besarse la mano que anteriormente había recorrido mi mano derecha.

—Se lo agradezco mucho. ¡Ojalá sea así y se cumplan sus augurios! —contesté ufano.

—¡No son augurios, payo! Está escrito en las líneas de la palma de tu mano y esas no mienten. —Me miraba fijamente, tanto que, por un momento, llegué a pensar que había sido hechizado.

—¡Bueno, bueno, por supuesto que la creo! —me atreví a mascullar.

Ella se dirigió a la cabecera de la cama de Hugo y yo la seguí:

—¡Nunca me ha fallado una lectura de manos y esta no a va a ser diferente! —aseguró acariciando la pequeña cabecita de Hugo.

—Muchas gracias. Es usted muy buena. ¡Le deseo que tenga mucha suerte! —le dije con sinceridad.

—¡La suerte no se tiene, se busca! —afirmó con una convicción extrema.

Había dejado de acariciar la cabeza de Hugo y ahora, después de coger mi mano izquierda, miraba con inusitado fervor las líneas de la palma.

—¡Confirmado! ¡Este niño sale pa'lante! —gritó a pleno pulmón en medio de la UCI.

Sofía era la abuela de Juan Miguel y había venido con su hija, Katy, para pasar la mañana junto a su nieto. Juan Antonio y Katy la habían puesto al corriente de la historia de Hugo y del encuentro que yo había tenido con su yerno el pasado día cuatro de junio en la sala de espera.

Aquella lectura de manos, que por otra parte era la primera de mi vida, me había dejado muchos interrogantes. ¿Y si realmente esta señora estuviera en lo cierto?

Justo cuando rumiaba la respuesta, me vino a la cabeza la última predicción de Concha, en la que nos decía que lo íbamos a pasar muy mal. Y si una vez más Concha había acertado, ¿por qué no podía acertar la madre de Katy, que con tanta parsimonia me había leído las manos?

Mi giré mirando a Hugo de soslayo. Había despertado de su húmedo sueño y pude ver que tenía sus ojos clavados en mí: un esbozo de una minúscula sonrisa asomó por su cara. A lo mejor, mi pregunta ya se había contestado sola.

12. Everything's going to work out right[40]

¡Nunca somos tan felices ni tan
desdichados como nosotros creemos!
François de La Rochefoucauld

Bien entrada la noche, salí del hospital tal como había entrado: acongojado, empequeñecido y superado por los acontecimientos. No sabía qué rumbo tomar, ni dónde había dejado aparcado el coche. Era un sonámbulo sin destino fijo. A pesar de esa ínfima sonrisa que Hugo me había dedicado en la UCI, acaso forzada, el día había sido horrible; de los que se tendrían que olvidar de inmediato.

Aunque rayaba la media noche, el calor era sofocante y no corría una gota de aire, ni tan siquiera en la parte alta de la calle de Finestrelles que acababa de subir y que me había dejado sin aliento. El cielo, gris ceniza, amenazaba tormenta. Apenas se veía un transeúnte afuera. Algún taxi tardío en que el acababa de subirse un familiar cualquiera de algún niño ingresado en el hospital, y poca cosa más. Tuve un chispazo y me acordé de dónde había dejado el coche. Me adentré en la calle del profesor Barraquer, al tiempo que mi corazón se serenaba y comenzaba a respirar con normalidad. Lo divisé aparcado en zona azul y luego de comprobar que no tuviera ninguna multa, una vez dentro, encendí el equipo de música: estaba puesta la llave USB, por lo que sonaba una de mis canciones favoritas de Joe Grushecky & The Houserockers: *Everything's going to work out*

[40] Todo va a salir bien.

right. Según Bruce Springsteen, la mejor banda de *rock & roll* de bar de toda América. Y no estaba equivocado. Subí el volumen del equipo de música hasta que esta me envolvió por completo. Conforme avanzaba la canción, que hasta entonces no había escuchado con tanto detenimiento, las lágrimas comenzaron a brotar de mis ojos y solo me preguntaba cómo era posible que hubiéramos vuelto a la casilla de salida y, sobre todo, cómo había podido cagarla así. Le había fallado a Elena y, en especial, le había fallado a Hugo, y eso no podía perdonármelo.

Las guitarras eléctricas, la batería y la omnipresente harmónica de Joe Grushecky & The Houserockers emitían un sonido con unos matices en los que no había reparado hasta ahora. Escrita por el mismo Joe Grushecky en 1997, pertenece al álbum *Coming Home*. Yo también volvía a casa, pero no de la manera en que me gustaría. No conocía una mejor canción, ni tampoco más adecuada, que reflejara en toda su intensidad mi estado de ánimo y mi sentimiento de culpabilidad por no haber estado ahí cuando ellos me necesitaban:

Don't ever lose your faith in me
Because I will never let you down
If I have to work seven days a week
And drive myself into the ground

I will always take good care of you
No matter what I'll be there
I'll be there for you and I know that

Everything's going to work out right
Everything's going to work out right

Grab your hat and hold on tight
Everything's going to work out right

There's been some hard times but we made it through
Didn't know where our next meal was coming from
As long as you got me and I got you
Through thick and thin until kingdom come

And I will always take good care of you
No matter what I'll be there
I'll be there for you and I know that

Everything's going to work out right
Everything's going to work out right
Grab your hat and hold on tight Everything's going to work out right

Everything's going to work out
Well there ain't no doubt
Time for you to stop your crying
And good things are coming, there can be no denying it

And I will always take good care of you
No matter what I will be there
I'll be there for you and I know that

Everything's going to work out right
Everything's going to work out right
Grab your hat and hold on tight
Everything's going to work out right

Everything's going to work out right

Everything's going to work out right[41]

Escuché la canción hasta la saciedad, sumergiéndome en cada detalle, en cada estrofa y sintiendo que Joe Grushecky la había compuesto para mí. Quizás lo hice para pedirle perdón a Elena, quizás para encontrar algo de la esperanza, ahora perdida irremisiblemente, que habíamos acumulado desde el día en que operaron a Hugo y este experimentó una mejoría significativa. Al salir de la ronda de Dalt y encarar la plaza Alfonso Comín, abrí la ventanilla del coche: necesitaba urgentemente respirar el aire exterior. Miré a mi izquierda, donde la clínica Quirón permanecía inerte, olvidada, y solo las luces de algunas habitaciones indicaban que allí existía vida. Los recuerdos de aquel fatídico veinticuatro de abril comenzaron a lacerarme la mente e hicieron que, por unos instantes, aumentara mi pesadumbre. Sequé las lágrimas de mis ojos, aspiré profundamente una bocanada de aire y metí primera. No tenía más remedio que tirar hacia adelante. Ese viaje de vuelta a casa significó una auténtica catarsis para mí.

---

[41] Nunca pierdas tu fe en mí / porque nunca te defraudaré / Si tengo que trabajar los siete días de la semana / y acabar exhausto.
Siempre te cuidaré bien / No importa cómo estaré allí / Estaré allí para ti y lo sé.
Todo va a salir bien / Todo va a salir bien / Agarra tu sombrero y agárrate fuerte / Todo va a salir bien.
Ha habido algunos momentos difíciles, pero lo logramos. / No sabía de dónde vendría nuestra próxima comida. / Mientras tú me tengas a mí y yo te tenga a ti / en las buenas y en las malas hasta que el reino llegue.
Siempre te cuidaré bien / No importa cómo estaré allí / Estaré allí para ti y lo sé.
Todo va a salir bien / Todo va a salir bien / Agarra tu sombrero y agárrate fuerte / Todo va a salir bien.
Todo va a salir bien / Bueno, no hay duda / Es hora de que dejes de llorar / Y vienen cosas buenas, no se puede negar.
Siempre te cuidaré bien / No importa cómo estaré allí / Estaré allí para ti y lo sé.
Todo va a salir bien / Todo va a salir bien / Agarra tu sombrero y agárrate fuerte / Todo va a salir bien.

Al llegar a casa, la soledad (Elena se había quedado con sus padres) me consumió. Todo me parecía odioso. Todo me sobraba. El sentimiento de culpabilidad me martirizaba sin piedad. No tenía ganas de nada, y menos de cenar. Ya no podía más. Se me habían agotado las fuerzas. Quería desaparecer. Quería morirme. Me metí en la cama y me cubrí con las sábanas. Indefenso, abatido, melancólico, solo quería dormir para nunca despertar.

Había dormido muy mal. Mejor dicho, no había dormido. Lo intenté por todos los medios, pero me fue imposible conciliar el sueño. Además, de tanto en cuando, el móvil emitía un pitido avisando de algún mensaje, mail o evento determinado. Esta vez no iba a cometer el mismo error que anteriormente y dormí, o al menos me acosté, con el móvil configurado con el volumen al máximo.

Elena ya me había avanzado el día anterior que esa mañana iría con sus padres a ver a Hugo. Mi madre me había confirmado lo mismo, por lo que nos juntamos todos en el hospital. Las caras de mis suegros y mi madre eran de circunstancias, de un rictus difícil de explicar, que, desafortunadamente, resumía su estado de ánimo. Como era costumbre, todos entramos por turnos a ver a Hugo. Tanto fue el tiempo que estuvieron con él que Elena y yo no entramos hasta bien avanzado el día. El doctor Moreno y una doctora con la que, hasta ahora, no habíamos coincidido, durante su ronda matutina, recalaron en la cama de Hugo.

—Buenas, doctor —lo saludé antes de beber un trago de agua.

—Os presento a la doctora Cristina Carrasco. —El doctor Moreno echó un vistazo a la coloración de Hugo.

—¡Encantado, doctora!

La doctora Cristina Carrasco, de tez blanca, con unas gafas de pasta negra y el cabello rizado, parecía otra de las alumnas aventajadas del doctor Moreno.

—¿Cómo estáis? —nos interrogó acariciando la cabeza de Hugo.

—Regular, doctora. Volvemos a estar casi como al principio —contestó Elena, que se había levantado de la silla situada al lado de la cama de Hugo.

—Bueno, poco a poco. Estamos revisando otra vez todo el historial de Hugo. Queremos comprobar si nos hemos dejado algo y todo parece estar en orden.

—¡Ya!, pero yo necesito estar segura de que no le va a pasar esto otra vez. Sería incapaz de volver a vivirlo... —suplicó Elena.

—Eso no lo podemos saber, mami. De lo que sí estamos seguros es de que el episodio del otro día fue un atragantamiento y de que podría haberle pasado a cualquier otro niño de los que tenemos aquí en la UCI —replicó esta vez el doctor Moreno.

—No me deja muy tranquila, doctor... —balbuceó mi mujer.

—¡Mucho ánimo y mucha fuerza! —finalizó la doctora Carrasco justo en el momento en que su móvil sonaba.

Hacía más de una semana desde que nos despedimos de Chorche y Rosa en la plaza de Sant Joan de Déu y no teníamos noticias sobre la evolución de Urbez. El siete de junio eso cambió, ya que Chorche me envió un wasap: «Estimado Juan Carlos. Después de una semana en el Miguel Servet, por fin, ya estamos en casa. ¡Esperamos que Hugo evolucione bien y pronto estéis de vuelta en casa! Un fuerte abrazo, Chorche, Rosa y Urbez».

Le enseñé el wasap a Elena y una cierta envidia —sana, pero al fin y al cabo envidia, mezclada con una alegría por la noticia de que uno de los pequeños gladiadores había vuelto a casa— hizo que nuestra esperanza reverdeciera y pensáramos que algún día, al fin y al cabo, nos tendría que tocar a nosotros.

Ese mismo día, en el vestíbulo del hospital, nos encontramos con Dori, que había venido con sus padres. Quisieron aprovechar el fin de semana para acercarse desde Lleida y poder hacerle compañía a Valeria.

—¡Joan Carles! No te pregunto qué tal porque tal vez ya sé la respuesta... —afirmó Dori con cierta tristeza.

—Bueno, hay que afrontar todo lo que venga. Las cosas son como son. Fíjate en vosotros y todo el tiempo que lleváis en la UCI. —Ya me había olvidado de cuántos meses eran.

—Sí, pero supongo que dejar la UCI para volver al cabo de unos días tiene que ser muy frustrante.

—Sí, lo es, pero no tenemos más remedio que intentar buscar un resquicio de esperanza en toda esta odisea —contesté lo único que podía contestar.

—Bueno, ¡mucho ánimo! Me voy para la cafetería, que me están esperando mis padres y Albert, que también ha venido hoy.

Crucé la puerta de la UCI y me dirigía hacia la columna que estaba enfrente para lavarme las manos, cuando vi que había dos enfermeras y un doctor junto a la cama de Valeria y que otra enfermera corría en esa dirección. Era la típica imagen recurrente que se vivía de forma prácticamente cotidiana, pero a la que nunca, nunca, te acababas de acostumbrar. Miré a Hugo, que aparentaba estar tranquilo, y volví a desviar la mirada hacia la cama de Valeria, donde el remolino que formaban las enfermeras y los doctores —se había sumado otra bata blanca— apenas me dejaba ver lo que estaba sucediendo. Si tuviera el móvil de Albert o Dori —pensé para mis adentros— los avisaría, sin darme cuenta de que, casi con total seguridad, no los dejarían estar aquí. Tuve que desabrocharme el segundo botón del polo, ya que notaba como me costaba respirar y me entraba una aflicción a la que no podía hacer frente.

Decidí salir y en el pasillo me encontré de frente con Albert y Dori, que venían acompañados por los padres de esta. Corrí a abrazarme a Albert como si me fuera la vida en ello y las lágrimas comenzaron a brotar de mis ojos, sin control, sin mesura, dando a entender que algo muy grave había ocurrido. Lo que estaba sucediendo dentro de la UCI, unido a nuestro retorno inesperado, hizo que las lágrimas que llevaba guardadas desde hacía muchas semanas corrieran por mis mejillas sin visos de remitir:

—¿Qué pasa, Juan Carlos? —me preguntó Dori al verme abrazar a Albert con fuerza.

—¡Valeria, es Valeria...! —masculle de forma casi inaudible entre sollozos.

Dori y Albert, que se zafó de mi abrazo de forma inmediata, corrieron como posesos adentro de la UCI mientras los padres de ella se quedaban fuera con el rostro desencajado y una sensación de desesperanza inenarrable. Al cabo de unos minutos, que para todos fueron horas, salió Albert acompañado de una enfermera. Por el rictus de su cara, que apenas había cambiado del que venía siendo habitual desde que se hicieron moradores habituales de Sant Joan de Déu, supuse que no era algo tan grave como imaginé inicialmente:

—¡Te voy a matar, Juan Carlos! ¡Qué susto nos has dado, cabrón! —exclamó Albert gesticulando con su mano derecha.

—Lo siento, Albert, no he podido evitarlo —contesté secándome los restos de las lágrimas derramadas.

—¡Bueno, tranquilo!, disculpa por lo de cabrón, tío. —Albert me abrazó aún más fuerte de lo que yo lo había hecho anteriormente.

—¿Qué ha pasado? —lo interrogué de forma acelerada.

—Lo de siempre, la han intentado extubar otra vez, pero apenas aguanta unos minutos. Ha vuelto a fracasar. ¡Nada nuevo en el horizonte!

—¡Joder! y, ¿qué os dicen los médicos?

—*Només ens diuen: «Ànims, vosaltres sou de Lleida i sou forts!».*[42]

No hacía falta decir nada más…

Me percaté de que los padres de Dori se habían fundido también en un abrazo, supuse que de consuelo mutuo o, probablemente, un abrazo en busca de la esperanza que perdieron cuando, a finales de un febrero que solo contó con veintiocho días, Valeria vino al mundo en medio de un futuro lleno de incertidumbres. Casi cuatro meses más tarde aún seguían en busca de esa esperanza que, no por ser efímera, creyeron a pies juntillas que para ellos también existía.

Juan Antonio, que cuando llegó por primera vez al hospital de la colina creyó que tan solo estaría allí un par de horas o, a lo sumo, un par de días, deambulaba por el pasillo de la UCI sin destino fijo y mordiéndose las uñas, que, por lo que pude comprobar en primera persona, ya casi estaban en carne viva.

—Hola, Juan Antonio! ¿Todo bien? —le inquirí sopesando que acaso algo se había torcido.

—Hola, Juan Carlos. —Por primera vez no me llamaba «payo»—. Pues el nene está en el quirófano: lo están operando del corazón —me confirmó con una pesadumbre infinita.

—¡Ostras! No sabía nada, Juan Antonio. ¿Y qué te han dicho los médicos?

—Bueno, pues que las operaciones de corazón son largas y complicadas y muchas cosas más. Ya no me acuerdo… —argumentó apurando la uña del dedo meñique.

---

[42] Solo nos dicen: «¡Ánimos, vosotros sois de Lleida y sois fuertes!».

Puse mis manos sobre sus hombros y, mirándolo fijamente a los ojos, le dije:

—Tranquilízate, Juan Antonio, que te quedarás sin uñas. ¡Estamos en las mejores manos; en las de los médicos de Sant Joan de Déu y en las de nuestro señor!

—¡Dios te oiga, payo! Me alegro mucho de haberte conocido, Juan Carlos. —Las lágrimas empezaron a brotar a través de sus mortecinos ojos.

Juan Antonio, al igual que el resto cuando pasábamos por el trance de una operación de corazón en aquellos que más queríamos, era un incontrolable mar de nervios y apenas podía contestarme con cierta fluidez y algo de cordura.

Ese mismo día en que operaron a Juan Miguel, diez de junio para ser más exactos, en una mañana calurosa que esperábamos que fuera tranquila, el doctor Moreno nos trajo buenas nuevas:

—Os íbamos a trasladar a la habitación de nuevo, pero, vistos los antecedentes, os moveremos al box E, que es similar a estar en una habitación, pero con algo de vigilancia —nos confirmó antes de firmar un parte médico.

—¡Eso es una buena noticia, doctor! —exclamó Elena.

—Recordad que, al igual que en la habitación, alguien se tiene que quedar con él durante la noche.

—¡Sí!, lo tendremos en cuenta —contestó luego de que su mente retrocediera a la noche del cinco al seis de junio, cuando ella fue la que se quedó con Hugo.

—¡Ah, y por último, si todo va bien, que irá bien, en breve os daremos el alta!

Cada vez que nos daban alguna noticia sobre la evolución de Hugo, la mente de Elena, sin poder evitarlo, dibujaba el peor de los escenarios posibles. Ella vivía en un permanente estado de ansiedad que hacía que empezara a sufrir en el presente por aquellas situaciones que ni siquiera sabíamos con certeza que se iban a manifestar en el futuro. Aunque me era extremadamente difícil, en muchas ocasiones traté de ponerme en su piel y no lo conseguí. La tristeza y el miedo atroz que me invadieron en ese preciso instante, cuando pensaba en todo lo que podía haber sufrido, me paralizaron por completo. Realmente, tenía que haber sido terrible.

13. Un San Juan sin verbena

Es malo sufrir, pero es muy bueno haber sufrido.

San Agustín

Al albor del traslado de Hugo al box E tuvimos que tomar una decisión trascendental, y esa no era otra que quién se quedaría con él por la noche. Yo no quería que Elena asumiera ese rol y ella, tal vez, no se hubiera quedado a solas con él ni aunque al día siguiente nos dieran el alta para no volver nunca jamás. Tomamos una decisión salomónica: pasaríamos la noche los dos junto a Hugo, aunque eso supusiera duplicar esfuerzos.

Elena llamó a sus padres para informarles de que ambos nos quedábamos en el hospital, pues, de esa forma, ella se sentía más segura, en una palabra, más protegida. Tras comerme el segundo bocadillo del día —el primero había sido al mediodía—, y antes de intentar «acomodarme» en el sofá de color verde al lado de la cama de Hugo, que a primera vista parecía cómodo, pero que después de pasar varias horas sentado en él te dolía hasta la última vértebra, decidí ir hasta la sala de espera para echar un vistazo a través de los enormes ventanales desde los que se divisaba Barcelona en toda su intensidad. Mientras Elena le tapaba las piernas a Hugo, justo en el momento en que yo abandonaba el box E, ella me suplicó:

—¡No tardes mucho, por favor, Juan Carlos!

—¡No, mujer! Voy a dar una vuelta hasta la sala de espera y vuelvo en cinco minutos.

A esas horas, las once de la noche pasadas, la sala de espera, en completo silencio y ausente del trasiego de familiares que van y vienen en busca de alguna noticia esperanzadora acerca de aquellos que más quieren, descansaba en la más absoluta penumbra. Me adentré en ella, como aquella noche en la que me encontré con Oriol y su amigo, atribulados, desnortados, esperando que alguna voz les susurrara: «Tranquilos, ¡Pol está bien!».

Miré a través de los ventanales intentando encontrar alguna explicación a todo esto que nos estaba sucediendo. Me encontré con una Barcelona ausente, atribulada, como si estuviera durmiendo el sueño de los justos. Miré a lo lejos, intentando divisar la estatua de Colón y el edificio que lleva el mismo nombre, porque sabía a ciencia cierta que, justo en medio de esas dos referencias visibles desde Sant Joan de Déu, está ubicada la Comandancia Militar de Barcelona, donde, diecinueve años atrás, había cumplido el servicio militar.

Los reflejos de las luces de las farolas de la plaza de Sant Joan de Déu me despertaron de mi letargo para avisarme de que tenía que volver al box E junto a Elena y Hugo. Aunque seguía sin encontrar la explicación por la que había venido a la sala de espera esa noche, en ese preciso momento, fui consciente de que mucho tiempo después de aquella Barcelona mágica de mediados de los años noventa, en la que vivimos momentos inolvidables, me tocaba de nuevo hacer otra imaginaria, pero esta vez al lado de lo que más quería.

Los días que pasamos en el box E contamos con la inestimable colaboración de mis suegros y mi madre que, sin pedírselo y dando lo mejor de sí mismos, se fueron turnando durante las largas noches que teníamos que pasar junto a Hugo.

El doce de junio supusimos, erróneamente, por un comentario que escuchamos al vuelo, que podía ser el día señalado en que nos dieran el alta. Cuando creímos escuchar esa palabra mágica en una conversación entre el doctor Clotet y el doctor Moreno, se nos sobresaltó el corazón.

Ese día, ambos acompañábamos a Hugo en el box E luego de habernos despedido de mi madre, que se acababa de marchar a descansar a casa; el insomnio, dada la situación, había hecho acto de presencia. Antes de que se marchara, le pregunté al respecto.

—¿Qué tal has pasado la noche, mamá?

—Bueno, no he dormido casi nada, pero lo importante es el niño. —Hacía cara de cansada.

—¡Ya, me lo imagino! El sofá es muy incómodo, ¿no?

—Aunque hubiera sido el sofá más cómodo del mundo, tampoco hubiera dormido nada —afirmó—. El niño es un santo; prácticamente no se ha movido en toda la noche, y eso que lo han despertado varias veces para la toma de los biberones y para tomarle la tensión.

La conversación a la que me referí anteriormente tuvo lugar esa mañana delante de la cama de Hugo, en donde el doctor Clotet, como venía siendo habitual, recaló en su ronda matinal, esta vez acompañado por el doctor Moreno. Este último siempre estaba al tanto de la evolución de todos los neonatos, independientemente de donde estuvieran ubicados.

—¿Cómo lo ves para darle el alta? —le preguntó el doctor Moreno al doctor Clotet.

—Bueno, yo sería partidario de dejarlo ingresado un poco más. Creo que todavía es algo precipitado y, bajo mi punto de vista, es mejor que lo tengamos aquí unos días más.

—Okey, lo comentamos luego en la reunión diaria de seguimiento —apuntilló el doctor Moreno. Al fin y al cabo, él era el coordinador médico de la UCI neonatal.

El ritual de las noches de insomnio comenzaba en torno a la medianoche, cuando la enfermera que acababa de iniciar el turno nocturno pasaba a tomarle la tensión, la temperatura corporal y les echaba un ojo a los parámetros de saturación y frecuencia cardiaca. Luego, ya nos dejaban dormir hasta las dos de la mañana, momento en el que teníamos que darle el primer biberón. Como Elena no se atrevía a dárselo ella sola, ambos nos levantábamos ella se lo daba, y yo estaba pendiente de que todo fuera bien. A las cinco de la mañana se repetía la misma escena, hasta que a las ocho, cuando la luz procedente de los rayos del sol ya había hecho acto de presencia en el box E, nos levantábamos y le dábamos el último biberón antes de la llegada de mi suegro o mi madre. Fue en esa época cuando aproveché para contestar de manera detallada todos aquellos wasaps que me llegaban preguntando por Hugo y que, anteriormente, debido a la gravedad de la situación, apenas contestaba con monosílabos.

El dieciocho de junio, una semana y un día después de haber llegado al box E, y cumplidos cincuenta y cuatro días desde nacimiento de Hugo, fue el doctor Clotet quien nos trajo la buena nueva y les confirmó, a Elena y su madre —yo me encontraba teletrabajando—, que al día siguiente nos darían el alta. Lo primero que hizo ella fue marcar mi móvil.

—¡Amor, tengo que decirte algo!

—¿Bueno o malo, Elena? —El tono de ella era mixto y no deducía si era una buena o una mala noticia.

—¡Muy bueno! ¡Mañana nos dan el alta! —gritó al otro lado del teléfono.

—¡Dios mío, no me lo puedo creer! Gracias a Dios, Elena. —No pude evitar emocionarme.

—¡Sí, Juan Carlos! Mañana nos lo traemos para casa. Nuestro pequeño gran héroe por fin estará con nosotros. —Ella también se había emocionado.

—¿Quieres que vaya para allí?

—No, no hace falta. Si te parece, esta noche se quedará mi padre con él y mañana venimos tú y yo temprano para hablar con los médicos por si tenemos dudas.

Tal y como Elena, emocionada, me relató con pelos y señales, el doctor había entrado en el box con una sonrisa perfectamente visible a lo lejos. En tanto la enfermera le tomaba la temperatura a Hugo y Angelines le hacía carantoñas para mantenerlo entretenido, se dirigió a Elena.

—Os vamos a dar el alta. ¡Sois unos campeones y os la habéis ganado con creces!

Aquella mañana, los rizos del doctor Clotet a Elena le parecieron dorados.

Nada más finalizar la conversación con mi mujer pegué un salto de alegría y un grito que supongo se escucharía en toda la desagradecida comunidad de vecinos. Fue un grito de desahogo, de felicidad, y, al mismo tiempo, de rabia contenida durante tanto tiempo sin vislumbrar un final a nuestra odisea en el hospital de la colina. Salí al balcón y miré en dirección al tupido cielo intentando buscar una señal, un augurio que me mostrara cuál sería nuestro futuro inmediato ahora que tendríamos a Hugo en casa. Por mi cabeza pasaron, como si de las escenas de una caduca película en blanco y negro se tratara, cada uno de los cincuenta y cuatro días que llevábamos en la cuerda floja. El inesperado alumbramiento, la Maternitat, Sant Joan de Déu, la operación, el atragantamiento, el retorno a la UCI y un sinfín de recuerdos que habían teñido de tristeza nuestra vida desde aquella mañana en que nos dijeron que las posibilidades de Hugo eran insignificantes.

Me acordé de Pol, de Valeria, de Urbez, de Juan Miguel y de todos los niños que dejábamos atrás. Una repentina tristeza me invadió cuando pensé en que nosotros nos íbamos, pero algunos de ellos se quedaban. Solo el momentáneo consuelo de que estarían en las mejores manos, las de los superhéroes de capa blanca, hizo que una tímida y apocada sonrisa asomara por mi boca. Pensé en aquel socorrido refrán que dice: «¡Dios aprieta, pero no ahoga!».

El desconcertante sonido del claxon de un automóvil que pitaba a un repartidor que había bloqueado la estrecha calle de Mozart hizo que volviera a la realidad: tenía que acabar la oferta de un cliente.

Al día siguiente, aunque la ronda de Dalt estaba repleta de coches, el camino a Sant Joan de Déu se nos hizo corto y, hasta diría, ameno. El solo pensamiento de que íbamos a recoger a Hugo y traérnoslo con nosotros hacía que nuestra vida rebosara felicidad. Ya dentro del box E, cuando estábamos recogiendo lo que quedaba de nuestras pertenencias y algún pijama de Hugo que habíamos traído para el hospital, entró el doctor Clotet acompañado del doctor Pérez, de Cardiología:

—¡Buenos días, doctores! —los saludé a ambos.

—¡Buenos días! He venido con el doctor Pérez que os quiere comentar un tema antes de daros el alta —afirmó el doctor Clotet.

—Somos todo oídos…

—Nada, solo quería, aparte de despedirme de vosotros, deciros que desde Cardiología vamos a hacer el seguimiento de Hugo. Ayer le hicimos otra ecocardio y, más o menos, está como al principio. Sigue con las aurículas dilatadas, por lo que hemos programado una visita para finales del mes de julio y así poder ver si se ha producido algún cambio —nos explicó el doctor Pérez con su habitual amabilidad.

—Vaya, ¿y eso es preocupante? —preguntó Elena cuya sonrisa inicial había desaparecido.

—Es lo que hemos hablado muchas veces. Los cambios en el corazón se producen muy lentamente y hemos de darle tiempo…

—Voy a ir preparando los papeles del alta, a ver si para el mediodía os podéis ir para casa. Cuando los tenga, os aviso para firmarlos —finalizó el doctor Clotet.

No había pasado ni una hora, cuando el doctor Clotet nos pidió que lo siguiéramos hasta un despacho adyacente a la sala donde los médicos y pediatras se reunían cada mañana. El lugar carecía de luz natural y tan solo había una mesa con un ordenador de sobremesa y un par de sillas que supusimos serían para el médico y uno de los progenitores. Unos abstractos dibujos hechos a mano por niños que colgaban de las paredes, sin un orden aparente, expresaban una infinita gratitud por el trato recibido en el hospital. El doctor y yo tomamos asiento. Elena se quedó de pie. Los nervios, aunque fuera el último día en el hospital de la colina, hicieron acto de presencia y no podía estarse quieta. El doctor comenzó a explicarnos las pautas que teníamos que seguir en casa con Hugo y, sobre todo, cómo debíamos administrarle la larga e infumable lista de medicamentos que tenía prescritos; hasta un total de diez. Ambos empezamos a experimentar una cierta congoja que nos ahogaba.

El doctor Clotet nos enseñó un folio con un cuadrante en donde aparecían los diez medicamentos que Hugo tenía prescritos. Muchos de ellos ya nos sonaban de curiosear en las jeringas que, de forma monótona, las enfermeras restituían en la torre en donde estas se amontonaban. Mientras nos explicaba la posología de todos ellos, me percaté de que no había ni tan siquiera una hora libre en el día en donde Hugo no tuviera que ingerir un medicamento. Pensé que como nos despistáramos, aunque tan solo fuera un momento, nos olvidaríamos de alguno de ellos.

—Por supuesto —proseguía el doctor—, de tanto en cuanto le tomáis la fiebre y que no se os olvide fijaros si el distrés respiratorio —Hugo siempre había tenido un cierto grado de distrés que era muy evidente cuando te fijabas con atención en su abdomen— aumenta con el paso de los días. De todas maneras, no os preocupéis, que en una semana os hemos programado una visita en Pediatría para seguir su evolución.

—Doctor, tengo la sensación de que nos llevamos a casa a un endeble niño de cristal y, además, este viene con un manual de instrucciones avanzado —me atreví a sugerir.

—Entiendo que al principio os pueda parecer todo un mundo, pero tranquilos, que, aunque no estéis aquí, vamos a hacer un seguimiento exhaustivo de Hugo —afirmó el doctor Clotet al tiempo que nos señalaba el lugar en donde se tenía que firmar el alta médica.

—¡Te lo agradezco, Jordi! —Ya hacía tiempo que tuteaba a todos los médicos—. Pero la verdad es que esto se nos va a hacer muy cuesta arriba… —exclamé a continuación de firmar el documento del alta hospitalaria.

El doctor Jordi Clotet Caba, de unos treinta y cinco años, moreno, con el cabello rizado y, según mi mujer, con cierto atractivo juvenil, había entrado en nuestra particular lista de superhéroes de manera fulminante, ya que fue él quien consiguió extubar a Hugo de una manera exitosa, y quien lo levantó de una brutal bajada de tensión.

Elena y Angelines, que nos había esperado fuera en tanto firmábamos el alta médica, regresaron al box E para acabar de vestir a Hugo, y yo entré en la UCI para despedirme de los valientes que aún luchaban denodadamente por salir adelante. Dori, al lado de Valeria, me miró con una sonrisa cómplice. Me acerqué hasta ella para darle un beso y un enorme abrazo de despedida:

—¡Dori, por fin nos vamos para casa!

—Sí, lo sé. Me lo dijo tu mujer ayer.

—Os deseo lo mejor y, sobre todo, que pronto podáis regresar a casa también.

—Sí, yo también lo espero, Juan Carlos, pero esto va muy despacio. —Se lamentó Dori.

—Lo sé, cariño, pero ya verás como en algún momento veréis la luz al final del túnel —le contesté para inmediatamente después acariciar el brazo izquierdo de Valeria; me pareció, comparada con Hugo, una niña muy grande. Y es que ellos llevaban ya más de cuatro meses en la UCI.

—¡Eso espero yo también! —me susurró cabizbaja.

Me acerqué a la cama de Juan Miguel, en la que Juan Antonio, ensimismado, hablaba con una enfermera.

—Juan Antonio, ¡nos vamos para casa! —Puse ambas manos sobre sus hombros.

—¿Qué me dices, payo? —me interrogó en tono sorpresivo.

—Sí, así es, como suena. ¡Hoy nos han dado el alta!

—¡Cuánto me alegro por vosotros! Bueno, pues ya no nos vamos a volver a ver, ¿no?

—Nunca se sabe, amigo. ¡Los caminos del señor son inescrutables! —afirmé dándole una palmada en la espalda.

—Bueno, pues si es así, que os vaya bonito. —Me respondió con un fuerte apretón de manos.

—¡Mucha suerte con Juan Miguel!

Salí de la UCI y me encontré con Angelines y Elena, que traía a Hugo en brazos. Una escena que tiempo atrás pensé que nunca llegaría.

Le habían puesto un bodi de color blanco, que no acompañaba con el calor que hacía fuera del hospital, pero pensaron que mejor sería abrigarlo, no se fuera a resfriar el primer día. No teníamos carrito de bebé, al menos de momento, ya que tal como se desarrollaron los acontecimientos, no nos había dado tiempo de comprar uno. Salimos los tres a la plaza de Sant Joan de Déu, dejando atrás, en las escaleras de la puerta principal, a tres enfermeras y un doctor que charlaban distendidamente. Elena llevaba a Hugo en brazos y yo acarreaba los dos bolsos con nuestras pertenencias. Angelines nos seguía sin perdernos el paso. El calor apretaba y tan solo un matrimonio con su hijo cruzaba la plaza. Dos ambulancias aparcadas junto a la entrada de urgencias maternales esperaban imprevistos acontecimientos. Nunca se sabe a ciencia cierta en el hospital de la colina cuando les tocará correr en pos de una vida.

Elena me pidió hacerle una foto con Hugo en brazos. Al contrario que las anteriores, que me habían parecido sacrílegas, esta era una foto largamente soñada y esperada. Hugo tenía los ojos cerrados y agitaba sus manos para intentar protegerse de los rayos de sol que ese día, diecinueve de junio de 2014, veía por primera vez. Elena lo miraba embelesada. Diría que estaba anonadada contemplando a ese pequeño ser que tanto había luchado y tantas lecciones de vida nos había dado durante casi dos meses. A ese ser que muchas veces estuvo con un pie y parte del otro fuera de este terrenal y, a veces, insoportable mundo. Saqué la foto justo al lado de las pequeñas escaleras que daban acceso a la plaza y que en innumerables ocasiones habíamos subido a toda prisa en busca de una noticia que nos arrojara alguna esperanza en medio de la tormenta que vivíamos. Esa, sin ningún género de dudas, fue la foto que habíamos estado esperando durante tanto tiempo. Pensé en aquello de que hay una grieta en todas las cosas, y así es como se filtra la luz.

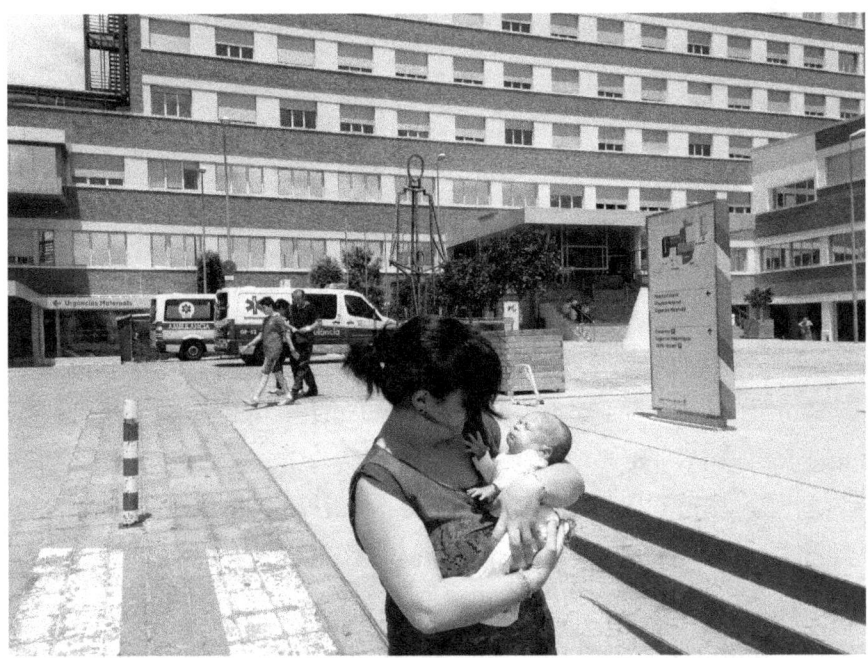

La primera decisión que tuvimos que tomar una vez nos dieron el alta fue en dónde pasaría los días Hugo: si en nuestra casa o con mis suegros. Dado que Elena todavía seguía de baja y yo tenía varios frentes abiertos con el máster y el trabajo, al cual había regresado al cien por cien, decidimos que Hugo estuviera en casa de sus padres. Ella también se sentía más segura de esta manera.

Los días siguientes, la casa de mis suegros fue un hervidero de visitas que deseaban ver en primera persona a Superhugo. Daba la impresión de que, al igual que sucedía con los medicamentos que le administrábamos, no hubiera un solo momento del día en donde no tuviera un visitante preguntando cómo era posible haber sobrevivido a tantas peripecias. Por supuesto, no faltó Concha, que coincidió con mi madre. Su cara de satisfacción expresaba un deseo largamente anhelado y no era otro que ver a Hugo fuera del hospital.

—*Hoxe non fai falta que che bote as cartas, eh, Eleniña?*[43] —preguntó con una sonrisa pícara.

Pero si alguien se sentía feliz con la presencia de Hugo en casa, esa era, sin ningún lugar a dudas, su hermanita Paula. Siempre fuimos conscientes de que, debido a nuestra sobrededicación a Hugo, la dejábamos de lado, en cierta manera. Durante el tiempo que estuvimos en Sant Joan de Déu, intentamos no olvidarnos de que teníamos otra hija, pero el día a día nos absorbía de tal manera que en muchas ocasiones no éramos conscientes de que ella, al igual que Hugo, nos necesitaba más que nunca.

Así fue como llegó el día veintitrés de junio, verbena de San Juan y a la postre, la celebración de mi santo al día siguiente.

Decidimos celebrarlo en casa de mis suegros, en donde nos íbamos a reunir todos. Tenía que haber sido un día tremendamente especial, pero todo se truncó a media tarde. Cogí a Hugo y lo llevé a una habitación para darle la toma de las siete de la tarde. Mientras sujetaba su pequeña cabecita, comencé a darle el biberón. Apenas pasaron un par de minutos, cuando me percaté de que algo no iba bien: Hugo había comenzado a mover sus brazos de manera extraña y el color de sus labios se teñía de un azul pálido. «¡Otra vez no, por favor, otra vez no! …». Hugo presentaba otro episodio de atragantamiento con cianosis y esta vez no estábamos en el hospital. Salí de la habitación con él en brazos gritando:

—¡El niño se ahoga, el niño se ahoga!

Todos, incluida Paula, escucharon mis gritos. Elena y Angelines, presas de los nervios, no sabían que hacer ni cómo actuar. Simplemente gritaban como posesas ungidas de una amargura que, conforme pasaban los segundos, se hacía más y más insoportable:

—¡Hugo se nos va, Hugo se nos va! —bramaba Elena.

[43] Hoy no hace falta que te eche las cartas, ¿eh, Elenita?

—¡Llamad al 061, joder! —grité mirando a Hugo, que ni tan siquiera se esforzaba por respirar.

—¡Haced algo, por el amor de Dios! —vociferó mi suegra.

Nadie de nosotros encontraba un móvil. Como por arte de magia habían desaparecido todos. Siempre con el puñetero teléfono en las manos y ahora, que necesitábamos uno más que nunca, no lo encontrábamos. Yo seguía con Hugo en brazos, aunque más que mi hijo, me parecía un fardo, un peso casi muerto del que quería deshacerme lo más rápido posible. Me temblaban las piernas y una impotencia infinita no me dejaba pensar. Aunque el aire acondicionado «bufaba» con una fuerza estrepitosa, comencé a sudar de forma copiosa. Mi suegra abrió la puerta del rellano como buscando una salida al laberinto en el que, una vez más, estábamos inmersos. Ahí fue cuando Paula, que se había quedado justo detrás de la puerta y lo había escuchado todo, me dijo con una vocecita angelical:

—¡Papá, yo si quieres te dejo el móvil de Caillou! —Caillou era una serie de dibujos animados versada en la aventura de crecer de un niño de cuatro años, los mismos que por entonces tenía Paula.

Aquellas palabras de mi hija, todavía hoy, siguen resonando en mi cabeza de tanto en cuanto. Aquel día, ella maduró cinco años de golpe. Yo envejecí otros tantos.

Odilo, que había subido al trastero, al ver la dantesca escena decidió coger a Hugo en brazos y salir corriendo escaleras abajo. Lo cogió como se coge un peso muerto, algo inútil. Lo seguí a toda prisa sin saber si el niño, que ya ni siquiera movía los brazos, aún vivía. Corrimos y corrimos con él hasta llegar a la calle Torrent de les Flors, en donde, a la altura del cruce con Reig i Bonet, me puse delante de un coche cuyo conductor no tuvo más remedio que frenar en seco. Aún recuerdo, de forma fugaz, las caras de terror de la gente que nos veía correr por la calle con Hugo debajo del brazo de mi suegro como un indefenso y prescindible pajarillo herido de muerte. Subimos al coche; yo delante junto al conductor y mi suegro en la parte trasera. Le dije que nos llevara a la Clínica Nostra Senyora del Remei, que apenas distaba cuatrocientos metros de donde estábamos. El hombre, presa de la ansiedad, no cambió de marcha en todo el trayecto que recorrimos, invariablemente, en primera, pitando a diestra y siniestra. Paró el coche a la altura de la clínica y nos bajamos apresuradamente sin tan siquiera despedirnos o darle las gracias al ángel benefactor que nos había acercado a la posible salvación de Hugo o a la confirmación de una tragedia intangible. Entramos por la puerta de Urgencias, gritando:

—¡El niño se muere, el niño se muere! ¡Un médico, por favor, un médico…!

La enfermera que atendía la recepción de Urgencias y que nos vio pasar corriendo hacia adentro como el que pierde un tren, me pidió a gritos la tarjeta de la mutua de Hugo, sin la cual parecía que no podíamos ser atendidos. Le respondí de manera exaltada:

—Ni somos de una mutua, ni estoy para buscar ninguna tarjeta…

Apenas recuerdo cómo una enfermera de Urgencias, con la cara compungida por la visión de un bebé en un estado difícil de definir, tal vez calamitoso, arrebataba a Hugo de los brazos de mi suegro y lo llevaba hasta un box en donde una camilla lo ocupaba casi todo. Con una iluminación, que a simple vista parecía excesiva, y decorado con los elementos habituales de un box: bombona de oxígeno, desfibrilador, pulsioxímetro y un largo etcétera de aparatos médicos, Hugo permanecía postrado en la camilla completamente inmóvil. No tardó en llegar otra enfermera, que, al igual que la que lo había llevado hasta el box, apenas rondaba la treintena. Ambas tenían los nervios a flor de piel y supuse, por su reacción —una imagen vale más que mil palabras—, que no se habían enfrentado a una situación como esta en, probablemente, ninguna ocasión. El miedo las paralizaba, las atenazaba déspotamente como lo había hecho conmigo hacía apenas unos minutos cuando Hugo empezó a mostrar los primeros síntomas de cianosis. Ahora, esta era mucho más evidente, ya que no solo lo delataba el color de sus labios, sino que su cuerpo entero era una enorme bola de color violáceo. El niño yacía en la camilla esperando algún milagro o, simplemente, que lo dejáramos descansar en paz de una vez por todas. Igual, ya había tenido suficiente, de tan infructuosa lucha, de tanto sufrimiento sobrevenido, de tanta congoja, y esa era su forma de decirnos adiós de una vez por todas:

—¡Joder, haced algo, por el amor de Dios! —conminé a las enfermeras con un tono agrio. Mi suegro permanecía en segundo plano.

Ellas seguían paralizadas, sin saber qué hacer, estupefactas, la cara surrealistamente demacrada, con el miedo que se filtraba a través de cada uno de los poros de su piel, porque Superhugo no era fácil y a fe que no lo era. De repente, una doctora de mediana edad entró en el box como si le fuera la vida en ello. Se puso prácticamente encima de Hugo y comenzó a practicarle un RCP (reanimación cardiopulmonar). Transcurridos unos insoportables segundos, quizás después de unas treinta compresiones torácicas y de practicarle dos respiraciones boca a boca, Hugo comenzó a vomitar la leche que había ingerido. De forma paulatina, su cuerpo recuperaba el color habitual y dejaba atrás el color azulado que tanto nos había asustado.

Un llanto débil, marginal, casi imperceptible, invadió el box, al tiempo que la doctora finalizaba la maniobra de RCP y giraba la cabeza de Hugo hacia la derecha para que no se tragara la leche que, a pequeños hilitos, manaba de su boca, como un pequeño y efervescente volcán que emitía sus últimos rescoldos de lava. El vómito de leche infantil comenzó a empapar la sábana lavable de la camilla con el logo de la Clínica Nostra Senyora del Remei.

Solo con el paso de los minutos, Hugo comenzó a recuperar muy lentamente una frecuencia respiratoria que podríamos calificar de estable. La doctora miraba con atención los parámetros que, a través del pulsioxímetro, arrojaba la pantalla del ordenador del box. No apartó sus ojos ni un solo instante hasta que estos regresaron a unos valores más o menos habituales para un bebé que, dentro de unas horas, cumpliría dos meses.

Miré a las dos enfermeras de urgencias que habían sido testigos de excepción de cómo se salva una vida al borde del abismo y ambas lloraban de emoción, o tal vez de impotencia, pero lloraban como el día en que su madre les dijo que lo más importante en la vida es la vida en sí misma. Y esa lección la habían visto llevar a la práctica una calurosa noche de San Juan.

Intenté mirar al cielo en busca de una señal, de un jodido indicio que, de una vez por todas, nos aportara claridad en nuestra negra madriguera, pero me tropecé con el haz de luz que arrojaba el foco del techo del box y tuve que apartar de inmediato mis ojos, que por un momento se cegaron. Había vuelto a ser testigo de un pequeño milagro. Si sumásemos todos los que llevábamos hasta el día de hoy, obtendríamos algo más que la suma de muchos pequeños milagros. Me dejé caer contra una de las paredes del box; la carrera hasta la clínica y la experiencia vivida me habían dejado exhausto. Recordé el día en que Hugo llegó a nuestras vidas sin anunciarse y, por un momento, rememoré aquel escalofrío que sentí en contacto con el frío suelo del pasillo de la Maternitat luego de que el doctor Miracle me mostrara a mi hijo por primera vez.

Desde el escaso metro y medio que me separaba de la doctora, la miré a los ojos: de mediana edad, tez morena, pelo rizado y una mirada vivaracha que ahora se mostraba en todo su esplendor, supuse que ya estaba curtida en situaciones como la vivida durante el día de hoy.

Con la voz entrecortada por la emoción, con un esbozo de sonrisa mezclada con alguna lágrima que ya asomaba por mi cara, le susurré:

—¡Muchas gracias, doctora, de todo corazón!

—Para eso estamos. ¡Habéis tenido suerte! Creo que hace nueve años que no hago guardia el día de la verbena de San Juan. —Me respondió antes de colocar una mascarilla de oxígeno a Hugo, muy parecida a la que me había descrito Elena cuando Hugo hizo exactamente el mismo episodio en Sant Joan de Déu.

—Pues sí, doctora. Seguramente la hemos tenido… —le contesté sin mucha convicción; ella desconocía la historia que había detrás de Hugo.

A continuación de abrazar a mi suegro, cuya cara mostraba una tristeza incalculable, le expliqué a la doctora Jiménez la odisea que habíamos pasado con Hugo en Sant Joan de Déu. Conforme avanzaba en la explicación, su cara mostraba vívidos síntomas de fascinación por aquel pequeño ser, aún decolorado, al que había salvado cuando la tragedia ya se consumaba. Sin darme tiempo a explicarle más allá de la operación del ductus arterioso, la doctora me interrumpió:

—¡No me cuentes más…! Llamamos a una ambulancia y nos lo llevamos para Sant Joan de Déu.

La doctora anónima, porque nunca llegue a saber su nombre, entró a formar parte de nuestra lista de superhéroes por la puerta grande. Soy de los que piensan que las cosas pasan por algo, y tal vez ese algo hizo que, después de nueve años, ella estuviera de guardia esa noche de San Juan para salvarnos de una tragedia inmensa. Era el quinto *match ball* que superaba Hugo. Me pregunté qué nos quedaba por vivir y si sería capaz de seguir salvando lo insalvable.

Aunque la ambulancia para el traslado de Hugo no tardó en llegar, me dio tiempo a llamar a mi madre, que ya estaba llegando a casa de mis suegros. Temía darle la mala noticia por teléfono, pero no había otra alternativa.

—¡Hola, hijo! ¿Qué tal? ¡No sufras, que ya estoy llegando! —afirmó con voz alegre. Creyó que la llamaba para echarle bronca por llegar tarde a la cena de San Juan.

—Mamá, estamos otra vez en urgencias con Hugo, en la clínica que hay en la calle Escorial. Ha vuelto a atragantarse y nos lo llevamos para Sant Joan de Déu… —le expliqué con voz temblorosa.

—¡No me digas eso, por favor, no puede ser verdad, hijo…! —Su voz ya no era la misma.

—Sí, por desgracia, así es, mamá. Yo me iré en la ambulancia con él. Por lo que me ha dicho Odilo, Elena y Angelines irán en taxi. Él se quedará con Paula, que está muy asustada…

—¡Y cómo no va a estarlo con lo pequeña que es! Esto es una desgracia inimaginable… —escuché que mascullaba mi madre.

Tardaron unos inacabables minutos en acomodar a Hugo dentro de la ambulancia con soporte vital avanzado y, entonces, la doctora que venía en esta me invitó a subir y situarme entre ella y el técnico de emergencias sanitarias que también hacía de conductor. Me despedí de la doctora y de las dos enfermeras que habían atendido a Hugo a nuestra llegada a la clínica. Imaginé que tardarían en olvidar la verbena del año 2014. La enfermera de recepción seguía dándole vueltas al tema de la tarjeta sanitaria de Hugo, y me conminaba a volver más adelante con ella…

A esas horas de la noche, en torno a las 22:30 horas, el tráfico había desaparecido casi por completo; la mayoría de la gente estaba cenando o celebrando la verbena de San Juan. Fue un viaje rápido, silencioso, en el que apenas intercambié unas palabras con la doctora y el ATS a los que hacía compañía en la cabina de la ambulancia.

—No debe de ser agradable tener que trabajar una noche como esta —comenté en voz alta sin dirigirme a nadie en concreto.

—Bueno, forma parte de nuestro trabajo. ¡Peor sería trabajar en fin de año! —me respondió el ATS luego de poner el intermitente para entrar en la ronda de Dalt.

Se me hizo extraño llegar a Sant Joan de Déu en ambulancia. El hospital yacía en la más absoluta calma. No se veía a nadie por los alrededores. Apenas dos enfermeras que apuraban un humeante pitillo en las afueras de la entrada de Urgencias, justo enfrente de donde había aparcado la ambulancia que acababa de trasladar a Hugo. El sonido de la sirena se confundía con el de los petardos que se oían en la distancia. Algunos cohetes dibujaban en el cielo siluetas imposibles. Nada más bajarme de la ambulancia, me encontré con Elena, Angelines y mi madre. Sus caras reflejaban una enorme pesadumbre, como no había visto desde aquel fatídico veinticuatro de abril en la Maternitat. Me abracé a ellas esperando encontrar algún consuelo, aunque, dada la situación, todos sabíamos que era una quimera. Por desgracia, nosotros ya estábamos acostumbrados. Mientras les explicaba cómo había sucedido todo, sobre todo a mi madre, que desconocía por completo la historia de esta tarde aciaga de San Juan, la doctora que nos había acompañado en la ambulancia me dijo que ya habían bajado a Hugo y que se lo llevaban para un box. Se despidió de mí, antes de subir de nuevo a la ambulancia.

—*Molta sort amb el nen! Per cert, em dic Carme*[44].

—*Gràcies, Carme!*[45]

Seguimos las indicaciones de los letreros colgados en la pared que nos señalaban la ubicación de los diferentes boxes de Urgencias.

---

[44] ¡Mucha suerte con el peque! Por cierto, me llamo Carmen.
[45] ¡Gracias, Carmen!

Aunque parezca mentira, después de haber pasado casi dos meses en la UCI, aún no conocíamos esa parte del hospital. Decidí preguntarle a la enfermera que estaba en la recepción:

—¡Hola, buenas noches! Soy el padre de Hugo Alonso. Lo acaban de traer en una ambulancia. —Era la única enfermera detrás de la alargada recepción en forma de L.

—Ahora lo consulto… Sí, se lo han llevado al box 14, justo al final del pasillo —afirmó señalando el box en concreto.

Como sonámbulos nos dirigimos los cuatro hacia allí. Yo encabezaba el grupo, que no parecía otra cosa que una comitiva fúnebre. Aunque casi con total seguridad sabía cuál sería su respuesta, le pregunté a Elena si quería ser ella quien entrara junto a Hugo en el box. Yo, por el día de hoy, ya había tenido suficientes emociones, y no me veía con fuerzas para nada más. La medianoche asomaba por el reloj de pared colgado justo a la entrada de los boxes de Urgencias. Era obvio que su respuesta no podía ser otra:

—¡No, Juan Carlos, no puedo estar con él, es superior a mí! Lo siento… —Elena tenía unas ojeras espantosas.

—Lo entiendo, cariño. No pasa nada. Entro yo —respondí con cierto abatimiento.

Entré en el box de Urgencias de Sant Joan de Déu que, en sí, no difería mucho del box en el que apenas unas horas antes había sido testigo de otro «pequeño» milagro. Tal vez algo más amplio que el de la Clínica Nostra Senyora del Remei, al fin y al cabo, no dejaba de ser un box de urgencias. Seguramente, el lugar menos apropiado para estar una noche como la de San Juan.

Junto a Hugo había una enfermera que llevaba la típica casaca con docenas de minúsculos dibujos de diversos colores y un enfermero, joven, ensimismado en sus coloridos tatuajes, con el pelo engominado de punta. Vestía una casaca completamente blanca. Aún no era consciente de que aquella noche lo marcaría para siempre. Quizás desearía estar con sus amigos viendo cómo las deprimentes maderas se consumían en hogueras imperfectas en vez de cruzarse en el camino de Superhugo.

Al mismo tiempo que me interrogaba superficialmente acerca de lo sucedido, cogió una sonda nasogástrica para ponérsela a mi hijo.

—Creo que no va a ser buena idea eso de la sonda nasogástrica... —le espeté con cierto nerviosismo.

—Ya, papi, pero es que necesitamos colocársela para la alimentación —me argumentó a continuación de extraer la sonda del envoltorio.

—No lo dudo, pero la última vez que intentaron ponerle una, se puso tan nervioso que no fueron capaces de hacerlo hasta que no le administraron una pequeña dosis de fentanilo. Y eso no fue hace mucho tiempo...

—Bueno, no te preocupes, que lo vamos a hacer con mucha calma —me esgrimió sin ser consciente de que todo, absolutamente todo, se hacía más ingobernable con Hugo. Al fin y al cabo, era su primer contacto con él.

Sin atender a mis recomendaciones o, acaso, siguiendo a pies juntillas el manual de urgencias, el enfermero comenzó a colocarle la sonda nasogástrica. Apenas unos segundos más tarde, todos los que estábamos en ese box fuimos conscientes de que algo no iba bien. El nerviosismo y la inquietud de Hugo eran más que evidentes, hasta que comenzó a entrar en parada cardiorrespiratoria y no hacía falta mirar a la pantalla del ordenador —su frecuencia cardiaca estaba por debajo de cincuenta pulsaciones por minuto— para darse cuenta de ello. La enfermera, como si fuera una autómata, apretó inmediatamente un botón de color rojo y salió del box gritando a pleno pulmón:

—¡Parada, tenemos una parada en el box catorce!

Yo, atónito otra vez, demacrado por el cansancio y hastiado de nuevo por lo que estaba contemplando, me quedé mirando a los ojos del enfermero, que ahora ya no parecía tan joven. La gomina de su pelo, tal vez debido al reflejo de la luz cálida del box, había dejado de hacer su efecto. Su cara era tan blanca como la casaca que vestía ese día y unas gotas de sudor caían de su frente. Ya no se complacía mirándose los lustrosos tatuajes y su seguridad en sí mismo se había hecho trizas en esa perversa noche de San Juan. Era el vívido reflejo de una vieja y pérfida calcomanía.

En ese preciso instante, aún no fui consciente de que Elena, Angelines y mi madre esperaban justo fuera del box, por lo que no me dio tiempo a interiorizar cuál fue su reacción en el momento que la enfermera salió a toda velocidad de este, gritando.

A partir de entonces, los acontecimientos se precipitaron y se repitió exactamente la misma escena que en la clínica Nostra Senyora del Remei, aunque esta vez yo no estaría presente. Dos batas blancas entraron a toda prisa en el box y, sin mucho miramiento, me invitaron a salir. Según el parte médico posterior, le practicaron un masaje cardiaco y una reanimación con ambú hasta que consiguieron recuperarlo de la parada. Como Hugo presentaba una mala dinámica respiratoria, luego de volver a intubarlo —con lo que había costado extubarlo…— decidieron ingresarlo en la UCI pediátrica, donde, muy a nuestro pesar, comenzaría la segunda parte de nuestra abominable epopeya.

> Esas dos batas blancas pasaron a engrosar nuestra lista de superhéroes. Serían dos batas blancas anónimas, silenciosas, pero no por ello su contribución a la historia de Hugo fue menos meritoria. Al fin y al cabo, habían obrado el segundo «pequeño» gran milagro un día que no olvidaremos jamás en tanto la memoria no nos traicione.

Una vez fuera del box, junto a esas tres mujeres destrozadas por el dolor, el cansancio y la incertidumbre de un futuro que nunca tuvo visos de llegar a ser tal, me senté en un banco de la sala de espera. Abatido y con lágrimas en los ojos, ya no existía nada ni nadie que me pudiera consolar. Elena era un espectro andante. Angelines simplemente rezaba el padrenuestro de manera arrítmica con movimientos espasmódicos. Mi madre me miraba a una cierta distancia, y negaba con la cabeza, confirmando algo que, acaso a esas alturas, todos teníamos claro: Hugo no tenía futuro, no podíamos evitar lo inevitable. Pensé en aquella afirmación que le hice al doctor Clotet, tan solo cinco días atrás, cuando nos dio el alta hospitalaria: «Doctor, tengo la sensación de que nos llevamos a casa a un endeble niño de cristal y, además, este viene con un manual de instrucciones avanzado». Me escocía hasta supurar sangre en el alma no haberme equivocado.

Allí ya no hacíamos nada. Simplemente éramos un estorbo, en una palabra: prescindibles. Me levanté del banco y les dije a ellas que lo mejor sería irse para casa. Era más de la una de la mañana y muy a nuestro pesar teníamos que descansar. Salimos del hospital lentamente, como si llevásemos pegamento en los zapatos o no quisiésemos dejar a Hugo solo, abandonado a su suerte, a la intemperie, sin nadie que le diese un beso de consuelo, pero no había otra alternativa.

Dejamos atrás la puerta principal a través de la cual tantas veces habíamos entrado. La noche era cálida y, a pesar de la hora, la humedad aún se olía en el ambiente. La otrora abarrotada plaza de Sant Joan de Déu ahora permanecía desierta. Desde lo alto de la escalera, contemplé una vez más Barcelona. Esa Barcelona que tan majestuosa me había parecido otras veces cuando, desde la sala de espera de la UCI, me asomaba a través del enorme ventanal. Sin embargo, esta vez me pareció una ciudad inerte, fantasmal; en una palabra, me pareció estar viendo un páramo.

La parada de taxis del hospital estaba vacía. Decidimos bajar hasta la avenida de Esplugues a la espera de uno que nos devolviera a casa.

Quizás, debido a lo intempestivo de la hora o, quizás, a la verbena de San Juan, el resultado fue el mismo que en la parada del hospital. Comenzamos a deambular por la avenida de Esplugues y dejamos atrás el parque de Cervantes, que permanecía inmóvil, vacío de ciclistas y corredores en busca de una bocanada de aire límpido. Caminamos abatidos, cabizbajos, entre suspiros lanzados al aire que cortaban el silencio de la noche, solo interrumpido por el sonido de algún petardo lejano y tardío. Sin tener nada que decirnos, nada que compartir, excepto nuestra desdicha, caminamos hasta el cruce con la calle González Tablas, donde divisamos un taxi que se acercaba lentamente a nosotros. Éramos cuatro almas desesperadas, porque, tal como dijo Arthur Schopenhauer, quien ha perdido la esperanza también ha perdido el miedo y esa es la definición de desesperado.

14. «Retorno al hogar»

No pudimos dormir nada en toda la noche. La pesadumbre por lo sucedido y el calor reinante no nos permitieron conciliar el sueño ni tan siquiera unas horas. Fue una noche calcada a aquella que pasamos del día veinticuatro al veinticinco de abril, cuando Hugo apareció por sorpresa en nuestras vidas. Además, el solo pensamiento de haberlo dejado a su suerte en el hospital nos carcomía por dentro. ¿Y si pasa lo peor y no lo volvemos a ver con vida? Esa fue una pregunta recurrente que no pudimos evitar durante aquella fatídica noche.

Elena no se veía con fuerzas de volver a Sant Joan de Déu y me dijo que prefería ir a rezar a la iglesia. Dado que vivíamos muy cerca de la parroquia de Santa María de Gràcia, la acompañé hasta esta para rezar por Hugo. Entramos en el templo, antiguo convento franciscano, y nos dirigimos hacia la talla de san Judas Tadeo, patrón de las causas imposibles. Esta vez lo iba a tener muy difícil.

Elena se arrodilló justo al lado del altar. Para nuestra sorpresa, Concha llevaba ya un rato rezando por Hugo. La noche anterior, tal como Elena me relató pormenorizadamente, mientras la ambulancia lo trasladaba hacia Sant Joan de Déu, había marcado a la desesperada el número de móvil de Concha y la había puesto al corriente de lo sucedido. Ella, que siempre estuvo disponible sin pedir nada a cambio, la escuchó con paciencia, como el que escucha a alguien que tiene algo que confesar, pero no encuentra el momento de deshacerse del peso de su confesión. A pesar de que las lágrimas de Elena ahogaban su explicación, Concha se percató de que, una vez más, volvíamos a caminar sobre el alambre. Elena necesitaba saber si existía futuro más allá del hospital de la colina.

—¡Buenos días, Concha! —susurró Elena en voz baja.

Concha continuaba rezando.

—¡Buenos días!, Eleniña! ¿Cómo estás, cariño? —la interrogó ella levantando sus rodillas del suelo.

—¡Mal, Concha! Para qué te voy a engañar. No puedo más. Esto es superior a mí y, además, no le soy de utilidad a Hugo —contestó con voz entrecortada y un sentimiento de culpabilidad que ya no la abandonó jamás.

—¡No digas eso, Elena! Haces todo lo que puedes. Cada uno a su manera… —afirmó Concha para después dibujar la H de Hugo sobre dos velas de color rojo.

Concha depositó las dos velas sobre el altar con la H mirando hacia san Judas Tadeo. Ambas le besaron los pies a la talla magníficamente esculpida, y Elena me dirigió una mirada suplicante: necesitaba quedarse a solas con Concha.

Aunque ya hacía seis días que había dejado de ir por las mañanas a Sant Joan de Déu, me pareció como si ese período nunca hubiera existido. Me sentía extraño y no porque hoy, veinticuatro de junio, fuera el día de mi santo, sino porque parecía que el hospital ejercía una cierta atracción sobre mí. A lo mejor, no solo nos sentíamos más seguros allí, también nos sentíamos bien tratados. Era como retornar al hogar o, al menos, al que lo había sido durante los últimos dos meses. Por si fuera poco, justamente hoy, Hugo cumplía dos meses de azorada existencia. Dos meses de padecimientos ininterrumpidos.

—¿Y si jamás conseguimos salir de aquí? —Me pregunté meditabundo.

Al tiempo que recorría una vez más el pasillo que daba acceso a la UCI neonatal, me percaté de que Hugo, casi con total seguridad, ya no estaría allí. Me habían traicionado el subconsciente y miles de pasos recorridos a través de ese pasillo. Una vez que un recién nacido abandonaba la UCI neonatal, ya no podía volver a la misma. Lo primero que me vino a la cabeza fue: vamos a echar mucho de menos al doctor Moreno y a la doctora Camprubí, así como los cuidados de la dulce Sara y la profesionalidad de Samanta.

Viré sobre mis pasos y recorrí por primera vez el pasillo que daba acceso a la UCI pediátrica. Tenía una distribución prácticamente idéntica a la de la UCI neonatal, solo eché en falta el enorme mural repleto de dibujos realizados por niños, todos ellos haciendo referencia a «pupas» en el corazón. Antes de llegar a la misma UCI, a mano izquierda, estaba la sala de espera para los papis y familiares. Sin apenas vista exterior, el recuerdo de la sala de espera de la UCI neonatal me entristeció. Ambas no eran comparables, como casi nada lo es en la vida. Me dije a mí mismo: «Si sigo comparando hasta el último detalle, corro el riesgo de entrar en una depresión aún más profunda». Entré en la UCI y me lavé las vamos en una pica situada justo a la entrada, a mano izquierda. Esta vez no había caído en el error del primer día cuando entré en la UCI neonatal y Samanta me recordó la condición *sine qua non* de lavarse las manos en profundidad. Desde mi posición se podía contemplar la estancia en toda su extensión, así como las diez o doce camas medicalizadas que allí había, todas ellas ocupadas. Solo una discreta cortina corrediza, en muchos casos recogida, separaba cada cama.

Intenté divisar la de Hugo, pero no me fue posible hasta que le pregunté a una enfermera que deambulaba de un sitio para otro. Esta, al igual que las enfermeras de la UCI neonatal, vestía la típica casaca con miles de dibujos en miniatura y un pantalón de color azul oscuro.

—Sí, allí está. La segunda comenzando por la derecha —me explicó señalándome una cama en la que había un monitor y dos torres con medicamentos.

Me acerqué y pude comprobar cómo Hugo, que yacía prácticamente dormido, volvía a estar intubado. Me fijé en las dos torres con numerosos medicamentos y en una de las jeringas pude leer: «fentanilo». Ahora entendía el porqué de su estado de somnolencia. Esa visión me devolvió a los peores días de la UCI neonatal, cuando las esperanzas escaseaban y el futuro simplemente no existía. No tardó en aparecer una cara conocida: la hermana Saveria se acercaba, al contrario que otras veces, a paso decidido hacia la cama de Hugo.

—Papi, ¿qué tal estás? Me he enterado de que habéis vuelto al hospital y venía a haceros una visita —me contó en susurros, como queriendo no llamar la atención.

—¡Buenos días, hermana! Sí, aquí estamos de nuevo. Ayer a la noche se volvió a atragantar tomando un biberón y ya estamos de vuelta. Esto es la historia de nunca acabar —esgrimí con desazón.

—¡Hay que soportar lo que venga! Como te dije una vez, todo pasa por algo…

No le dejé finalizar la frase.

—¡Sí, hermana, supongo que sí!, pero nosotros llevamos sufrido mucho y ya va siendo hora de que esta pesadilla se acabe. —El tono de mi voz era tremendamente amargo.

—¡Te comprendo! Fe, mucha fe y perseverancia, sobre todo por él. ¡Qué bonito es! —aseveró la hermana después de entrelazar mis manos con las suyas.

Para la hermana Saveria no existían los festivos. Estaba ahí porque quería estar ahí, con los que sufrían, con los más desvalidos. Siempre que necesitabas el consuelo de alguien, podías recurrir a ella o a cualquiera de las otras dos hermanas que formaban parte del servicio religioso de Sant Joan de Déu. Cuando nuestra confianza en el futuro comenzó a emitir los primeros síntomas de cansancio, siempre aparecía para recordarnos aquello de que la fe es lo último que se pierde.

Aquel mismo día conocí a una enfermera que se convertiría en nuestra luz dentro de la UCI. A excepción de la edad, era prácticamente un calco de Sara, la dulce Sara. De nombre Pilar, media melena entre castaño y rubia, con gafas de la misma tonalidad y una cara de haberlo visto casi todo en la UCI pediátrica, podría pasar por ser mi hermana mayor. Pilar se hizo cargo de Hugo desde el primer día y, en cierta manera, de nosotros. Desde que aterrizamos allí nos sentimos en las mejores manos. Con una larga trayectoria a sus espaldas, ya nada o casi nada la sorprendía. Entre confesión y confesión nos dimos cuenta de que las enfermeras de las ucis, aunque intentaban guardar una cierta distancia con aquellos que tenían a su cargo, eran las primeras que sufrían por todos los pequeños héroes que allí habitaban. Aquel día, Pilar se autopresentó:

—¡Buenas tardes, papi! Soy Pilar y durante vuestra estancia en esta UCI, voy a estar pendiente de él —me explicó ajustándose las gafas.

—¡Encantado, Pilar! No te vas a aburrir. Eso te lo aseguro… —le contesté con un tono de voz algo sarcástico.

—¡Sí, ya me han contado algunas cosas acerca de este campeón! —me respondió al tiempo que se colocaba unos guantes de látex—. Lo tendré que atar en corto —continuó con una media sonrisa.

Ese comentario de Pilar hizo que, aunque solo fuera por un instante, me olvidara de todo lo vivido el día anterior. Cuando abandonaba el hospital, justo al cruzar la puerta, volví a pensar en el mismo y no pude evitar esbozar un amago de sonrisa, aunque esta fuera de tristeza: «Lo tendré que atar en corto. Y tan en corto. El pobre no se va a mover de ahí».

Al día siguiente, Elena ya no tenía excusa: había de venir al hospital sí o sí, por lo que una vez más hicimos el trayecto de ida en medio de un tráfico denso y sin apenas intercambiar unas miserables palabras. La nebulosa de volver a ver a Hugo en la UCI lo envolvía todo. Además, supusimos que casi con total seguridad, al tratarse de un día posterior a un festivo, nos informarían sobre el estado de Hugo y de cuáles eran las expectativas médicas de cara al futuro próximo. Nada más llegar a la planta 4, Elena comenzó a mostrar signos evidentes de nerviosismo, por lo que pensé que sería mejor que esperara fuera. Luego de señalarle la nueva sala de espera de la UCI pediátrica, le dije:

—Espera aquí, amor, que voy a ver si hay moros en la costa… —Usé una expresión más bien divertida para intentar distraerla de lo que sabía que no podía evitar.

Entré en la UCI pediátrica y me encontré, como ya me había pasado en numerosas ocasiones en la anterior UCI, con un comité de bienvenida. Junto a la cama de Hugo, aparte de Pilar, la enfermera, había dos batas blancas:

—¡Buenos días, doctores! —exclamé llamando la atención de ellos.

—¿Qué tal? —me contestó el doctor con gafas de pasta negra y una cara que delataba amabilidad y cercanía a partes iguales—. Soy el doctor Cambra, responsable de la UCI pediátrica.

—Soy la doctora Jordán —se presentó la otra doctora escudriñando a Hugo con una curiosidad desmedida. De tez blanquecina y en extremo delgada, la doctora Jordán presentaba una imagen moderna y cuidada.

—¡Encantado! —respondí—. Supongo que ya os habrán puesto al corriente de…

—¡Sí, sí, por supuesto! —me interrumpió el doctor Cambra—. Ya estamos al tanto de lo sucedido la noche de San Juan y del historial de

Superhugo. Nuestros homólogos de la UCI neonatal nos han puesto al día de vuestro recorrido aquí en Sant Joan de Déu.

Supuse que, cuando hablaba de sus homólogos, se refería al doctor Moreno y al doctor Clotet, así como a la doctora Camprubí.

—Bueno, ¿y ahora qué? —los interrogué con cierta impaciencia.

—Hemos de ver cómo evoluciona estos días. Como puedes ver, vuelve a estar intubado y, aunque le hemos bajado un poco la sedación, aún continua con una pequeña dosis de fentanilo. Si la evolución es positiva, y esperamos que así sea, intentaremos extubarlo en los próximos días. En paralelo, vamos a hacerle alguna prueba relacionada con el corazón y también con el proceso de deglución para descartar cualquier tipo de patología que le pueda afectar a la hora de alimentarse —me explicó el doctor Cambra con una tranquilidad pasmosa.

—Gracias por la explicación tan detallada. Espero que todas las pruebas salgan bien, pero si se encuentra alguna disfunción en el organismo de Hugo, al menos que sirva para arrojarnos luz. Ya van dos veces las que se ha atragantado, con todo lo que ello conlleva, y la verdad es que nosotros ya hemos cumplido con el cupo de sustos sobradamente.

—Somos conscientes de ello… —aseveró el doctor.

Salí de la UCI algo más animado de lo que entré. Tanto el doctor Cambra como la doctora Jordán me causaron una grata impresión. Aunque inicialmente pensé que echaríamos de menos al doctor Moreno y a la doctora Camprubí, con posterioridad a aquel primer encuentro, me acabé de convencer de que habíamos encontrado a sus clones, pero esta vez en la UCI pediátrica. No tardé en contárselo a Elena:

—¿Sabes una cosa, amor? —le pregunté en tanto le cogía ambas manos en medio de la sala de espera.

—No sé, tú dirás… —respondió sin mucho entusiasmo.

—Creo que hemos vuelto a tener mucha suerte con los médicos que nos han tocado. —«Si es que estar en el hospital se puede considerar buena suerte», pensé—. Estoy plenamente convencido de que no vamos a echar de menos a nuestros superhéroes de la UCI neonatal. —Y eso, realmente, eran palabras mayores.

—¿Y qué tal has visto a Hugo? Sigue intubado, ¿no? —me dio la impresión de que Elena no había escuchado nada de lo que le había dicho.

—Sí, está intubado, pero, aunque no te guste volver a verlo así, creo sinceramente que tienes que entrar y estar con él. Recuerda que tiene que sentirnos a ambos. Los niños lo perciben todo. —Me acordé de las palabras de la hermana Saveria.

Aquella mañana, Elena hizo de tripas corazón y entró por primera vez, muy a su pesar, en la UCI pediátrica. Para mi sorpresa, estuvo con Hugo más de dos horas, y es que, tal como me contó a posteriori, Pilar la ayudó a comprender que casi todo lo que pasa en la vida es circunstancial y que más pronto que tarde acabaríamos llevándonos a nuestro tesoro para casa. Lo afirmaba alguien que las había visto de todos los colores durante más de quince años y que en todo momento nos ayudó significativamente a sobrellevar el peso que suponía cruzar todas las mañanas la puerta de la UCI y ver a tu hijo postrado en una cama medicalizada.

Hacía ya unas semanas que sentía un ligero dolor a la altura del pecho, aunque no le había dado importancia, o, al menos, no había tenido tiempo de darle la importancia que se merecen este tipo de cosas. Desde que Hugo aterrizó en nuestras vidas, todo lo demás, simplemente, no existía. Después de buscar en Internet mucha bibliografía al respecto —desde que llegamos a Sant Joan de Déu, Google echaba humo en busca de términos y patologías médicas—, pensé: «Bueno, como no me duele el brazo izquierdo, no tiene por qué ser un principio de angina de pecho o, tal vez algo peor, un infarto». Lo comenté con Elena justo cuando salíamos del hospital —en ese momento había tenido como una especie de pinchazo a la altura del pecho—, y ella fue tajante:

—Vete al médico, Juan Carlos. Que te lo mire y salimos de dudas. Solo faltaría que tú…

No la dejé acabar con la argumentación.

—¡No seas negativa, mujer! Debe ser ansiedad o, en todo caso, algo de estrés —respondí despreocupado—. No te preocupes, intentaré ir mañana…

—Por cierto, ¿cómo llevas el máster?

—Si te digo la verdad, casi olvidado. Me estoy planteando dejarlo, y eso que…

Me interrumpió:

—¡No, no puedes dejarlo! Estás casi al final y no puedes tirar por la borda todo el trabajo hecho. Recuerda que empezaste en septiembre del año pasado —me recordó ella.

—Ya, pero es que entre el trabajo, el máster y lo de Hugo, me veo completamente superado. Sinceramente, ya no puedo más… —argumenté cabizbajo.

—Poco a poco. Ya verás cómo todo se arregla…

El día veintisiete de junio acudí a mi médico de cabecera, al que apenas había visitado en un par de ocasiones anteriormente. Siempre he gozado de una salud de hierro y por suerte no había tenido necesidad acudir al CAP (Centro de Atención Primaria). Además, era de los que pensaban aquello de que solo se tiene que ir al médico cuando realmente te encuentras mal. A pesar de que nos habíamos mudado recientemente al barrio de Gràcia, aún mantenía el médico de cabecera en nuestro antiguo barrio.

Me senté en la sala de espera, justo enfrente de la puerta donde visitaba el doctor Jordi Bel Serra, el médico de cabecera que tenía asignado. Unos diez años más joven que yo, serio, hierático, se trataba de un doctor cercano que se preocupaba por las personas y por ofrecer un diagnóstico certero en los mezquinos y escasos minutos que tenía para atender a cada paciente. Y es que ese día, como venía siendo habitual en el CAP, la cola de pacientes era de órdago. Llevaba algo más de treinta minutos esperando, cuando el doctor abrió la puerta del despacho y pronunció mi nombre en voz alta.

—Entra y cierra la puerta —dijo luego de tomar asiento en una butaca que supuse no sería muy cómoda—. Veo que la última vez que viniste fue hace tres años: ya ha pasado bastante tiempo. ¡Cuéntame que te pasa, Juan Carlos! —afirmó al tiempo que consultaba en el ordenador lo que, supuse, sería mi expediente.

—Bueno, doctor, es que tengo un dolor en el pecho desde hace unas semanas y mi mujer me ha convencido para que viniera. No creo que sea algo importante, pero bueno, finalmente aquí estoy. Por otra parte, estamos pasando por un momento delicado con nuestro hijo…

En apenas unos minutos, le expliqué la epopeya que estábamos viviendo con Hugo.

—¡Pues muy mal, Juan Carlos! Tenías que haber venido anteriormente. Uno no puede jugar a ser médico o autodiagnosticarse. —Su tono sonó a merecida reprimenda.

—No soy habitual por estos lares, doctor, y la verdad es que prefiero no molestar si realmente no me encuentro muy mal… —intenté justificarme.

—¡No es excusa! Voy a hacerte un electrocardiograma. Sácate la camiseta y túmbate en la camilla boca arriba.

Obedecí y él procedió a ponerme las pegatinas de los electrodos.

Afortunadamente, la prueba salió bien y el electrocardiograma no reflejó nada anormal, por lo que el doctor, después de ponerme la camiseta y volver a sentarme frente a él, me preguntó abiertamente:

—¿Quieres que te firme la baja laboral? —La expresión de su cara era seria.

—No, gracias, doctor. Creo que puedo seguir trabajando —contesté de forma solemne.

—Sí, eso está muy bien, Juan Carlos, y es encomiable, pero, si te he de ser sincero, creo que presentas un cuadro de ansiedad y posiblemente tengas también algo de depresión que te puede estar afectando a tu estado de salud general. Y, en estos casos, hacerse el héroe sirve de poco… —me espetó mirándome fijamente a los ojos.

—Supongo que sí, doctor. Al fin y al cabo, la situación por la que estamos atravesando es complicada y los nervios, de una manera u otra, tienen que manifestarse —bajé la cabeza en señal de aceptación de una situación que hacía tiempo que me sobrepasaba.

—Si no quieres la baja, es decisión tuya. De todas maneras, te voy a recetar unas pastillas: diazepam. Te van a ayudar a conciliar el sueño y, además, al tratarse de un ansiolítico, también funciona contra estados como el que estás atravesando ahora.

El doctor Bel me extendió la receta y me despedí de él con un fuerte apretón de manos y un «hasta luego» que sonó a premonición de que tendría que volver en breve.

El veintiocho de junio, cumpliendo con lo que nos había anunciado el doctor Cambra, nos comunicaron que iban a practicarle un cateterismo a Hugo. Lo harían, como era habitual en los niños, a través de la arteria femoral. Tal como nos explicaron los médicos, se trataba de una prueba mínimamente invasiva que les permitiría conocer la existencia de ciertas anomalías cardiacas sin la necesidad de practicar una cirugía a corazón abierto.

El encargado de llevarla a cabo sería el doctor Prada, un cardiólogo pediátrico de origen peruano.

—Papis, os presento al doctor Prada, de Cardiología. Él será quién llevará a cabo el cateterismo —nos explicó la doctora Jordan, que llevaba un bloc de notas en las manos.

—¡Encantado, doctor! Nos han hablado muy bien de usted y nos han dicho que es de los mejores, si no el mejor, en su especialidad —afirmó Elena, que apretaba mi mano con fuerza.

—Bueno, han exagerado usted un poco, pero se lo agradezco de todas maneras. Sobre las doce del mediodía lo bajaremos para la prueba, por lo que os pediría que estéis junto a él —nos explicó con un ligero acento sudamericano, casi imperceptible.

A simple vista nos pareció ligeramente tímido y muy poco dado a los aspavientos. Luego supimos que era de pocas palabras, pero siempre centrado en hacer su trabajo con una pulcritud exquisita.

El tiempo que estuvimos en la cafetería, en el que Elena se tomó un corto descafeinado, lo aproveché para buscar información acerca del doctor Prada. Y sí, no existía ni un ápice de exageración en la afirmación de Elena cuando decía que era uno de los mejores en su especialidad. El doctor Fredy Hermógenes Prada Martínez es un especialista con una larga trayectoria en el cateterismo cardíaco complejo y otros defectos congénitos del corazón, que solucionaba mediante valvuloplastias, bien fetales o neonatales. Sin lugar a duda, estábamos ante uno de los grandes cardiólogos de Sant Joan de Déu.

Tan solo pasaban diez minutos de las doce del mediodía cuando un celador hizo acto de presencia en la UCI para bajar a Hugo hasta los quirófanos ubicados en la planta uno. En la estancia que daba acceso a los quirófanos, nos encontramos con alguna cara que ya nos resultaba conocida: el doctor Pérez, que había hecho el seguimiento de Hugo durante nuestra estancia en la UCI neonatal, estaba acompañado por el doctor Prada y por un tercer médico, el doctor Carretero. Junto a ellos, una enfermera y otra doctora que, por lo que pudimos deducir posteriormente, se trataba de la anestesista encargada de administrarle la sedación a Hugo.

Apenas unos saludos protocolarios en la distancia con el comité de recepción. Estos vestían el traje habitual para la ocasión: camisa, pantalón, gorro, mascarillas y guantes de un azul metálico. El doctor Prada se acercó a nosotros y, casi en susurros, o así nos pareció, probablemente debido a la mascarilla que llevaba puesta, nos comentó:

—Papis, podéis esperar en esa salita —nos señaló una pequeña habitación de apenas unos cinco metros cuadrados—, o podéis ir a tomar un café. Lo que prefiráis.

—¿Cuánto tardará la prueba, doctor? —inquirió Elena con premura.

—Mami, la duración es variable. Entre cuarenta minutos y una hora viene siendo lo habitual, pero, como bien sabéis por vuestra experiencia previa, la medicina no es una ciencia exacta… —El doctor compaginaba sus dotes de prestigioso cardiólogo bregado en centeneras de batallas con las de un filósofo pausado.

—Ya… —dijo Elena con cierta vacilación—, de todas maneras, muchas gracias por la explicación.

Decidimos esperar en la reducida salita a que finalizara el cateterismo. Tal como nos había informado el doctor Prada, la prueba se alargó durante casi una hora. Luego de finalizar, nos informó que se había llevado a cabo con éxito y que las arterias coronarias, los pulmones, así como la morfología del corazón, no presentaban ninguna anomalía.

Ambas aurículas continuaban dilatadas, por lo que no mostraban ningún cambio respecto a la primera ecografía cardiológica que le practicaron a Hugo. Inicialmente, dicha dilatación se había achacado al *hydrops* fetal no inmune, quizás, debido a que su corazón había estado demasiado tiempo con una taquicardia extrema, pero conforme pasaba el tiempo, esa suposición se iba desvaneciendo y tomaba cuerpo otra más compleja y funesta.

A la mañana siguiente, todavía con el runrún de lo que nos había transmitido el doctor Prada tan solo veinticuatro horas antes acerca de la posible enfermedad del corazón de Hugo, fue un día de reencuentros con los viejos amigos de la UCI neonatal. Primero, en la cafetería del hospital, me encontré con Juan Antonio y su esposa, Katy. Ambos, absortos en el ir y venir de médicos y pacientes, que se entremezclaban con sus cafés y zumos de naranja. La cafetería era un hervidero de conversaciones cruzadas, de historias vividas al límite. Fue el quién se percató de mi presencia:

—¿Juan Carlos, payo, qué haces por aquí? —me gritó en la distancia mientras yo buscaba una mesa para Elena y para mí.

—¡Hombre, Juan Antonio! ¡Qué alegría verte de nuevo! —le contesté caminando hacia él.

Me volvió a dar un abrazo sincero, mastodóntico, como aquel primero en la sala de espera de la UCI cuando acababa de aterrizar en Sant Joan de Déu.

—¿Y el niño, no está con vosotros? —preguntó con cierta candidez refiriéndose a Hugo.

—No, Juan Antonio, por desgracia no… —afirmé apesadumbrado y con la mirada melancólica, y, en apenas un minuto, le expliqué la odisea de la noche de San Juan.

—Joder, ¡me cago en to lo que se menea! ¡Es que es puta mala suerte la que os ha caído! —Juan Antonio lo expresaba tal como lo sentía, sin ambages, sin maquillaje, pero con sinceridad.

—Bueno, hay que llevarlo como se pueda, Juan Antonio. No queda otro remedio —masculié con cierta tristeza—. ¿Por cierto, como está Juan Miguel?

—¡Bien, payo, bien! Nos han dicho los médicos que en breve nos iremos pa casa, pero yo ¡lo estoy pasando fatal! He comenzado a tomar unas pastillas para la ansiedad y no puedo dormir por las noches. Estoy que me subo por las paredes y entre el trabajo y el hospital, me va a dar un jamacuco. —Juan Antonio, que se había girado para mirar a su mujer, hacía cara de agobio.

—A veces pasa que, cuando queremos solucionar una cosa, estropeamos otra, aunque casi siempre lo hagamos con la mejor de las intenciones. De todas maneras, si os vais pronto para casa, ¡esa es la mejor de las noticias, compañero!

—Payo, que ahora que lo pienso y que te tengo aquí, quería decirte una cosa. Tenemos un amigo de la familia que es pastor, un pastor evangélico de esos, y hoy va a venir a visitar a Juan Miguel, por lo que, si no te parece mal, le digo que vaya a ver a Hugo también. ¿Qué te parece, amigo? —me sugirió con una sonora palmada en la espalda.

—¡Por supuesto, Juan Antonio! Te lo agradezco de corazón. Estaremos encantados de conocerlo y presentarle a Hugo.

—¡Qué alegría me das, payo! Te va a gustar mucho. Se llama Emilio —exclamó satisfecho.

Justo después de despedirnos de ambos le conté a Elena lo que me había transmitido Juan Antonio en la cafetería acerca del pastor evangélico y, al igual que a mí, le pareció una buena idea. Al fin y al cabo, que se preocupen por uno es algo a tener en cuenta.

En el vestíbulo de la planta 4 nos encontramos con Albert, el padre de Valeria, al que nuestra visión le pareció algo completamente paranormal.

—*Ep, nois, què feu per aquí?*[46]—nos interrogó con una cara de sorpresa inusitada.

—Pues nada, que a Hugo le ha gustado el hospital… —apenas acertó a decir Elena, cuyo tono irónico me sorprendió en demasía.

—*No em diguis que torneu a estar ingressats.*[47]

—¡Sí, Albert, sí, vuelve a estar ingresado!, pero esta vez en la UCI pediátrica. —Ahora sí, el tono de Elena era el habitual, triste y afligido.

—*Vatua l'olla! Quina mala sort, renoi!*[48] —El fondo de las lamentaciones de Albert era exactamente el mismo que el de Juan Antonio.

En apenas unos minutos, Elena lo puso al corriente de lo que nos había pasado y conforme avanzaba en su explicación, Albert gesticulaba con sus ojos y sus labios, como lamentándose por la terrible situación que una vez más nos había tocado vivir. Tuve que interrumpir a Elena para preguntarle a Albert por Valeria, la princesita. Supusimos que luego de más de cuatro meses, aún seguía ingresada.

—¿Cómo está Valeria, Albert? —le pregunté con cierta reticencia deseando que la respuesta no fuera más negativa de la que esperábamos.

—*Bueno, com sempre. Ja saps, «¡vosaltres sou de Lleida i sou forts!»*[49] —me contestó Albert con un aire de resignación que ya había visto en ocasiones anteriores. Las palabras que un día les pronunció a modo de arenga el doctor Moreno las llevaba grabadas a fuego.

---

[46] Ey, chicos, ¿qué hacéis por aquí?

[47] ¡No me digas que volvéis a estar ingresados!

[48] ¡Demonios! ¡Qué mala suerte, caray!

[49] Bueno, como siempre. Ya sabes, «¡vosotros sois de Lleida y sois fuertes!».

Ese mismo día, veintinueve de junio, justo cuando entrábamos en la UCI, nos llevamos una agradable sorpresa al ver que Hugo ya no llevaba el detestable tubo que nos había llegado a parecer abominable. En una mañana de extremo calor, donde no había doctor o enfermera que no se quejara del bochorno reinante fuera del hospital, encontramos allí a la doctora Jordán.

—¡Buenas! —nos dijo la doctora, que llevaba el pelo recogido en una coleta.

—¡Hola! Veo que Hugo ya no está intubado. Casi no nos lo podíamos creer cuando hemos entrado aquí. Como nadie nos ha informado de que intentaríais extubarlo… —Mi tono sonó a una ligera regañina en tanto acariciaba los labios de Hugo agrietados por la intubación.

—¡Cierto! Ha sido algo que hemos decidido hoy a la mañana temprano. Lo importante es que se ha llevado a cabo con éxito y, además, lo hemos conseguido a la primera —asintió la doctora, que miraba en la pantalla las constantes vitales de Hugo—, y eso, tratándose de Superhugo, es todo un logro. —Su cara reflejaba cierta satisfacción.

—¡Pues sí, doctora! Anteriormente no se consiguió hasta la tercera vez…

—Por cierto, durante el día de hoy os vamos a trasladar a semicríticos. Esperaremos unas horas para chequear que todo está correcto y durante el día, posiblemente a la tarde, os trasladaremos allí —nos confirmó la doctora Jordán.

Pasado el mediodía, Emilio, el pastor evangélico del que me había hablado Juan Antonio, hizo acto de aparición en la UCI y preguntó por Hugo. De mediana edad, gafas de color plata, y con el cabello rizado y negro como el carbón, vestía completamente de blanco. Su cara transmitía sosiego y una calma difícil de explicar. Llevaba consigo una biblia de tamaño mediano y un rosario que cogía con devoción.

Como no era una presencia habitual en la UCI, las enfermeras no dejaban de mirarlo con cierta extrañeza y con algo de desconfianza.

—Tú debes de ser Juan Carlos, el padre de Hugo —me interrogó extendiendo la mano que le quedaba libre.

—¡Sí, así es, padre! Yo soy Juan Carlos —correspondí a su saludo mirándolo fijamente a unos ojos negro azabache.

—Y este, sin lugar a duda, debe de ser Superhugo. Juan Antonio me ha hablado mucho de él. Dice que es un auténtico gladiador. Un luchador incansable, como sus padres… —afirmó con una sonrisa risueña.

—¡Sí, la verdad es que sí, padre! Llevamos más de dos meses de brega en el hospital y, aunque en ciertos momentos las fuerzas flaquean, esperemos que nunca nos abandonen del todo…

—¡Dios aprieta, pero no ahoga, hijo mío! —aseveró a continuación de dejar la biblia en los pies de la cama de Hugo y sacar un pequeño libro de poemas de su bolsillo derecho.

Comenzó recitando un poema en voz baja, prácticamente en susurros. Por las pocas palabras que pude coger al vuelo, hablaba de campos verdes, de la recogida del fruto de la siembra y de los sueños incumplidos a los que nos tenemos que enfrentar de forma irremediable. Luego de rezar un padrenuestro con un tono de voz algo más elevado que el que había usado para recitar el poema, continuó con el rosario, para finalizar de nuevo con otro padrenuestro.

En el instante en que se despedía de mí, con el semblante iluminado, afirmó:

—¡Hijo mío, sois unos afortunados! Junto a vosotros tenéis a un tesoro. Un regalo del señor que os va a poner a prueba, de forma constante, y a veces hasta exasperante, pero, por muy duras que sean estas pruebas, siempre, siempre saldréis indemnes de ellas…

15. LA VELEIDAD DE LO COTIDIANO

Ahora que estábamos en semicríticos, aunque la situación no había cambiado significativamente, nuestro estado de ánimo mejoró ostensiblemente. Entre otras cosas porque habían conseguido extubar a Hugo a la primera y porque esta vez iban a llevar a cabo una serie de pruebas adicionales que les permitirían descartar algunas enfermedades que, inicialmente, no se habían tenido en cuenta. Entre otras, le harían una prueba de disfagia o videofluoroscopia para descartar algún tipo de problema relacionado con la deglución. En paralelo, también le colocarían un *holter*; un aparato que se ubica junto al tórax y que, mediante unos electrodos, registra todos los eventos del corazón. En otras palabras, un electrocardiograma continuo. Debido a esta nueva situación, mis suegros decidieron darnos un pequeño respiro y que, al igual que hicimos el día del cumpleaños de Paula, pudiéramos disfrutar de nuestra hija. Fue así como, el viernes cuatro de julio, en una conversación que tuvimos con mi suegra Angelines mientras llegábamos de nuevo a Sant Joan de Déu, esta nos convenció de pasar el fin de semana en el apartamento de Cubelles —un pequeño pueblo de la costa dorada de Barcelona—, con nuestra hija Paula.

—Paula también os necesita, Elena, este fin de semana nos quedamos el papá y yo. Vosotros vais con Paula a Cubelles. Con el calor que hace, seguro que podéis ir a la playa y así os distraéis. Además, la niña solo pregunta por vosotros... —nos conminó Angelines.

—Mamá, no quiero que os quedéis solos con el niño —argumentó Elena.

—¿Qué va a pasar, cariño? ¡Ay, por Dios, no seas negativa, Elena! Además…

No dejé finalizar a mi suegra.

—Bueno, ya sabéis que hoy por la tarde y mañana por la mañana tengo clases en el máster —intentaba disuadirla de su idea inicial—, por lo que será mejor esperar a que finalice.

—¡Pues os vais el sábado por la tarde! Además, también está la Marisol que nos puede echar un cable en caso de necesidad —se refería a mi madre—. Ya está hablado —concluyó mi suegra sin dejar resquicio a la duda.

Ese cuatro de julio tuve otra agradable sorpresa y fue que a Juan Miguel, al igual que había sucedido anteriormente con Urbez, le dieron el alta. Me encontré con sus padres, Katy y Juan Antonio, en el vestíbulo del hospital. A su lado, no menos de diez personas de etnia gitana, todos ellos en animosa conversación. Al verme, Juan Antonio soltó un grito de alegría:

—¡Payo, que nos llevamos al niño *pa* casa! —exclamó justo en el momento que me daba otro abrazo imperecedero bajo la sorpresiva mirada de todos los que abarrotaban el vestíbulo.

—¡Cuánto me alegro por vosotros, Juan Antonio! —le respondí casi al oído ya que el abrazo se alargó durante medio minuto.

De repente, con el rostro ligeramente compungido, como si su alegría inicial se hubiera transformado en tristeza, me preguntó:

—Me cago en to… Casi me olvidaba con tanta alegría que llevo encima. ¿Y vuestro niño?

—Bueno, vamos haciendo. Ahora estamos en semicríticos esperando que nos pasen a planta —le informé con voz pausada.

—Seguro que to va a ir bien, confía en Dios. Ya me ha dicho el pastor que estuvo con vosotros que Hugo es un campeón y un gladiador —afirmó al tiempo que asentía con su cabeza como corroborando su afirmación.

—¡Ojalá él te escuche y así sea, Juan Antonio! Te lo agradezco de corazón.

—¡Tú confía, payo!

Me despedí de ellos, al igual que hice con Rosa y Chorche, con un lacónico «hasta luego», que, a oídos de los familiares de Juan Miguel, pudo sonar ciertamente conmovedor. Inmediatamente, una breve sonrisa melancólica asomó por mi rostro. Era una sonrisa que delataba cierta envidia por el destino de Juan Miguel, el cual ambicionábamos para Hugo, pero, al mismo tiempo, esa sonrisa reflejaba una alegría infinita porque otro pequeño héroe dejaba el hospital de la colina y, por primera vez en su existencia, conocería aquello que llamamos hogar.

Ya solo quedaban Valeria y Hugo, Hugo y Valeria.

—¿Y si nunca consiguen salir de aquí? —Solo el mero hecho de pensar en la respuesta me producía escalofríos.

El sábado por la tarde, después de las clases del máster, tal como habíamos «pactado» con mi suegra, Paula, Elena y yo nos fuimos para el apartamento de Cubelles. Aún no se había puesto el sol cuando entrábamos por la puerta y abríamos todas las ventanas para que entrara el aire. A pesar de la hora, el calor era sofocante y el apartamento, al estar cerrado, se asemejaba a una sauna. Salimos al balcón y, como hacíamos habitualmente, picamos un par de veces en el contiguo al nuestro para avisar a nuestros vecinos de que habíamos llegado. No tardaron en salir Gumersinda, Gume para los amigos, Víctor y sus dos hijos. Desde el inicio de nuestra odisea, ellos siempre estuvieron informados acerca de la evolución de Hugo y en todo momento se mostraron disponibles para cualquier cosa que necesitásemos. Mientras Elena compartía con Gume las últimas novedades sobre el estado de salud de nuestro hijo, Víctor me preguntaba cómo era posible compaginar el trabajo con una hospitalización tan prolongada. Mi respuesta, aunque fuera predecible, no dejó resquicio a la duda:

—¡A todo te acabas acostumbrando, amigo!

Ya entrada la noche, escuché unos leves golpecitos en el balcón. Supuse que sería Víctor quien picaba. No tardé en salir.

—Un fresquito, ¿no? —me preguntó con voz de pillo sabiendo que mi respuesta sería sí.

—¡Hombre, eso no se pregunta!

Luego de más de tres meses sin subir a Cubelles, el *gin-tonic* —nosotros lo llamábamos «fresquito»— me ayudaría a olvidar las penas y, sobre todo, a distraerme.

Víctor, con el que era prácticamente imposible enfadarse, valía tanto para un roto como para un descosido. Igual te ayudaba a colocar un enchufe que te instalaba la última actualización de *software* en el móvil. La iniciativa e imaginación que le afloraba a borbotones en casi todos los ámbitos de la vida, le faltaba a la hora de cambiar de trabajo, el cual maldecía sin remisión.

Por el contrario, Gume era más práctica y decidida. Aunque podías discrepar de ella en ciertas opiniones, que defendía a capa y espada, a la hora de arrimar el hombro siempre era la primera. Desde que adquirimos el apartamento establecimos con ellos una relación que iba mucho más allá de una buena vecindad.

En tanto esperaba en el balcón a que mi solícito vecino acabara de preparar el *gin-tonic*, cerré los ojos y aspiré una bocanada de aire fresco.

Aunque la noche era calurosa, los sesenta kilómetros que separan Barcelona de Cubelles eran suficientes para que la calidad del aire fuera ostensiblemente mejor. La rambla Pau Casals, a la cual da nombre uno de los mejores violonchelistas de todos los tiempos, aún permanecía concurrida, agolpada de gente absorta en busca del fresco que no encontraban en las atormentadas y calurosas casas. Una madre le recordaba a su amancebada hija que ya era hora de recogerse, de volver a la aburrida cotidianidad, y tres chavales en la edad del pavo, surrealistamente repletos de un tardío acné, presumían de patinete de última generación. Las incultas luces de algunas terrazas cercanas delataban que, con toda probabilidad, ciertas cenas de fin de semana aún se prolongarían más allá de la medianoche. El bullicio reinante no estropeaba el momento, sencillo, aunque sin dejar de ser mágico, incluso fascinante, para quien casi ha perdido toda la esperanza después de tanto tiempo sin apenas poder desconectar del estrés que generaba la UCI de Sant Joan de Déu.

Al cabo de unos minutos, Víctor apareció en la terraza con dos recargados *gin-tonics* a los que no les faltaba ni un detalle, incluida una rodaja de naranja.

—¡Espero que te guste esta ginebra! El colega que me ha hablado de ella asegura que, al llevar más de diez botánicos, tiene un sabor similar a esa que tanto te gusta a ti…

—¿A cuál te refieres? —lo interrogué con cierta candidez, aunque sabedor de la respuesta.

—¡Sí, esa ginebra gallega, ahora no me acuerdo cómo se llama…! —intentaba recordar Víctor.

—¡Nordés, es la ginebra Nordés! —Esa era mi preferida.

—Pues eso, a ver qué tal. ¡Brindemos porque Hugo se recupere pronto! —Chocamos las copas como si no hubiera un mañana.

Ese fin de semana, aunque exiguo, significó una liberación de nuestras obligaciones diarias en el hospital y, además, nos permitió disfrutar de nuestra hija Paula como no lo habíamos hecho desde el inicio de nuestra tragedia. Por una vez y sin que sirviera de precedente, fuimos totalmente ajenos al trajín diario que conlleva Sant Joan de Déu.

El lunes siete de julio fue un lunes de resaca. El fin de semana había sido casi perfecto, pero no fue hasta la mañana de ese lunes, cuando sonó el despertador a las 7:30 horas, que nos dimos cuenta de que Hugo seguía ingresado en el hospital y de que, además, yo tenía que pasar por la oficina sin más dilación. Por la mañana acompañé a Elena al hospital y dejé para la tarde mi asistencia al trabajo. Intentaba estar en misa y repicando al mismo tiempo, aunque últimamente, por mucho empeño que pusiera en la tarea, cada día que pasaba se hiciera más cuesta arriba. Para compensar ese lunes, que inicialmente creí aciago, la buena noticia nos la trajo el doctor Cambra, que a media mañana se dejó ver por la sección de semicríticos donde Hugo estaba ingresado.

—¿Qué tal estáis? —nos preguntó luego de quitarse las gafas de pasta negra que se habían empañado ligeramente.

—¡Esperando noticias! —afirmó Elena en tono expectante.

—Os vengo a informar que durante el día de hoy le haremos una videofluoroscopia y, posteriormente, le colocaremos un *holter* que tendrá que llevar durante veinticuatro horas. Si los resultados de ambas pruebas son correctos, muy probablemente mañana os trasladaremos a planta. —Nos explicó volviendo a colocarse las gafas.

—¡Vaya sorpresa! Pensaba que aún seguiríamos algunos días más en semicríticos —exclamó Elena que lo miraba con atención.

—Tenemos que acabar de excluir algunas hipótesis y, una vez descartadas todas, podréis pasar a planta absolutamente tranquilos —contestó con una seguridad pasmosa.

—Después de todos los precedentes, aún no las tenemos todas con nosotros. A gato escaldado, hasta el agua fría le quema… —afirmé.

—Luego de todo lo que habéis vivido aquí, es normal que os asalten las dudas, pero en el hospital, al igual que en la vida, se ha de avanzar. Nuestra misión es que cada paso que deis aquí se haga con la más absoluta de las certezas, aun sabiendo que, en medicina, dos más dos no siempre son cuatro —nos explicó el doctor Cambra sin dejar de gesticular con ambos brazos—. De ahí que vayamos a realizarle estas dos nuevas pruebas —prosiguió con su explicación— y, en función de los resultados, vemos cómo proceder. ¿De acuerdo?

—¡Entendido, doctor! —Elena y yo respondimos simultáneamente al requerimiento del doctor Cambra.

Cuando lo perdimos de vista, Elena, que comenzaba a mostrar algún síntoma de inquietud y preocupación más que evidentes, me preguntó:

—¿Tú estás convencido de lo que nos ha explicado el doctor Cambra, Juan Carlos?

—Elena, amor, los que tienen que estar convencidos son ellos. Nosotros solo somos actores secundarios…

El doctor Francisco José Cambra Lasaosa y la doctora Iolanda Jordán García, que aquella mañana del día veinticinco de junio tomaran el testigo de los doctores Moreno y Clotet, y la doctora Camprubí, nos acompañarían durante un largo trayecto. Fueron unos dignos sucesores y por méritos propios se incorporarían a nuestra lista de superhéroes que, por otra parte, comenzaba a ser ya bastante extensa.

Durante nuestra espera a que nos trasladasen para realizar la prueba en cuestión, desbloqueé el móvil e investigué sobre ella. Leí que se trata de una exploración radiológica dinámica que permite observar la deglución y estudiar sus posibles alteraciones, por lo que con ella los médicos podrían descartar, o quizás confirmar, si existía algún problema durante las tomas de leche que con regularidad médica hacía diariamente Hugo.

No tardó en aparecer un celador para desplazar a Hugo hasta la sala en donde estaba ubicado el equipo para llevar a cabo la prueba. Era el mismo que hacía algo más un mes nos había trasladado desde el box D hasta una de las habitaciones de la planta 4. Su humor, por lo que inmediatamente pude comprobar, seguía siendo el mismo. La otra vez no había tenido oportunidad de entablar conversación con él, por lo que decidí preguntarle su nombre:

—Me llamo Jordi, para servirle a usted y al gerente del hospital —me respondió con cierta picardía.

—¡Ja, ja, ja, qué grande! —exclamé—. Si te sirve de consuelo, yo también tengo que servir a alguien y, además, me piden resultados cada semestre.

—Sí, pero creo que a mí me queda menos tiempo para la jubilación que a ti —continuó en tono jocoso al mismo tiempo que picaba el botón del ascensor.

—A mí me va a tocar trabajar hasta los setenta y a ti —intuí que sería algo mayor que yo— hasta los sesenta y cinco. Eso, por lo menos… —afirmé con una sonrisa burlona.

—¡Eso no te lo crees ni tú, majete! Yo, antes de diez años, me dedicaré a plantar margaritas y ver cómo crecen…

—Ahora que lo dices, si llega ese momento, tal vez yo también me lo plantearé —afirmé con una clamorosa carcajada.

Miré a Elena, que se veía sorprendida por el cariz que había tomado el diálogo.

Me despedí de Jordi, que había tenido la habilidad, nunca suficientemente valorada, de arrancarme unas cuantas sonrisas. En la sala donde estaba ubicado el equipo para llevar a cabo la prueba, ya nos esperaban dos batas blancas. Nos recibieron con la amabilidad habitual del personal médico que habitaba el hospital.

Uno de ellos —con los brazos en jarra— exclamó:

—¡Vaya, pero si tenemos aquí a Superhugo!

—¿Es que lo conoce, doctor? —cuestioné intrigado.

—Bueno, algún que otro comentario ha llegado a nuestros oídos… —respondió.

Más tarde, posteriormente de la prueba, supimos que el doctor en cuestión era Sergio Pinillos Pisón, especialista en gastroenterología, al que acompañaba Mayse Romea, una logopeda especialista en deglución.

—Supongo que eso lo hace todo más fácil…

—¡Tal vez! —exclamó la logopeda.

—Voy a necesitar que uno de vosotros dos —refiriéndose a Elena y a mí— entre con Hugo y le dé una pequeña toma de biberón mientras nosotros lo monitorizamos con el equipo de videofluoroscopia —nos inquirió el doctor.

Según los médicos, la prueba salió perfecta: Hugo no presentaba ninguna alteración en el proceso de deglución, por lo que este diagnóstico nos generó una duda adicional que, sin más dilación, intentamos resolver esa misma mañana.

—Doctor, esto nos genera un mar de dudas y es que, según lo que hemos visto hoy, Hugo no presenta ningún problema a la hora de ingerir el biberón, pero entonces, ¿a qué podemos achacar los dos atragantamientos que ha tenido? —lo abordé con cierta inquietud.

—Bajo nuestro punto de vista —hablaba en nombre de él y de la logopeda presente—muy posiblemente han sido debidos a una inmadurez en su aparato digestivo causada por diversos motivos: ser un bebé prematuro, el *hydrops* fetal, las infecciones que ha tenido y, sobre todo, la intubación tan prolongada a la que ha estado sometido —sin duda el doctor conocía el historial de Hugo—, y todo eso sumado hace que se hayan producido los mencionados episodios de atragantamiento.

Más que un diagnóstico, acaso se trataba de una suposición, pero al fin y al cabo, la prueba había sido satisfactoria.

Salí de la sala, donde Elena me lanzó a bocajarro la pregunta que esperaba, y a la que, por otro lado, no tenía respuesta:

—¿Y ahora, qué?

No tardó en llegar Jordi con su omnipresente camilla, que manejaba de forma experta como si de un piloto de carreras se tratara.

—¿Qué os han dicho? —preguntó con cierta expectación.

—La prueba ha salido bien, pero nos genera más incertidumbres que certezas…

—¡Poco a poco, papis! Lo único que os puedo decir es que, aquí, estáis en las mejores manos y eso ¡sí es una certeza!

—¡Eso es incuestionable, Jordi! —exclamé.

Nada más llegar a la sección de semicríticos, nos esperaba una doctora joven, por lo menos igual de joven que aquellos doctores que, a finales del mes de mayo, en medio de su residencia como MIR, visitaron a Hugo de la mano del doctor Moreno.

—¡Hola! —nos dijo sin desviar la mirada de la camilla de Hugo—. Vengo de Cardiología a colocarle el *holter* —continuó al tiempo que le hacía una carantoña que él correspondía con una minúscula sonrisa.

—¡Encantada, doctora! —exclamó Elena, que, sin mayor dilación, le lanzó una pregunta—. ¿Cuánto tiempo tendrá que llevarlo?

—Lo habitual son veinticuatro horas, por lo que mañana sobre el mediodía se lo quitaremos y, si no se produce ningún contratiempo, a la tarde ya habremos analizado su contenido.

—¡Gracias por la aclaración, doctora! —susurró Elena con un largo suspiro.

Cuando, minutos más tarde, la joven doctora abandonó la sección de semicríticos, Elena se dirigió a mí en un tono ciertamente decaído y con el rostro ensombrecido. A lo mejor porque, aunque deseaba fervientemente que nos enviaran a planta, a la vez temía que llegara ese momento, pues allí casi todo le recordaría a la fatídica noche en la que Hugo estuvo a punto de morirse en sus manos durante la toma de biberón.

—Juan Carlos, vete ya para la oficina y aprovecha esta tarde noche para oxigenarte todo lo que puedas fuera del hospital. Prefiero que hoy desconectes, porque si mañana nos pasan de nuevo a la habitación, te pediré que te quedes con él. Ya sabes que yo…

No le dejé finalizar la argumentación.

—¡Lo sé, Elena! No te preocupes, que si así sucede, ya nos apañaremos. No olvides que contamos con tu padre y mi madre —afirmé en tanto mi mano derecha intentaba levantar su mentón alicaído como si me estuviera pidiendo perdón.

—¡Gracias, cariño!

Su móvil había comenzado a sonar. Era Yolanda, que quería saber si ya estábamos de nuevo en planta.

Aún no eran las cuatro de la tarde cuando entraba en el atestado *parking* de la oficina. Se notaba en demasía que era lunes. Subí hasta la cuarta planta y me dispuse a localizar algún asiento vacío. Como ya no era algo novedoso verme por allí —supongo que todo se acaba normalizando— apenas un par de compañeros se acercaron hasta la mesa que localicé vacía. Como era habitual, entre ellos estaban Bruno Alba y Francesc «Pipo» Termens que, indefectiblemente, me preguntaban por el estado de salud de Hugo. Casi siempre contestaba lo mismo, tal vez porque antes de llegar a un sitio donde me conocían ensayaba la respuesta para que fuera lo más fiel posible a la realidad.

—A la espera del resultado de la prueba de un *holter* y, si todo va bien, confiamos estar en planta en breve... —contestaba de forma monótona a todo aquel que me preguntaba.

Luego de responder a numerosos *mails* y finalizar una presentación comercial para un cliente, cuando miré el reloj, ya eran casi las siete de la tarde. Me dije a mí mismo: «Chaval, va siendo hora de plegar. Si mañana tengo que quedarme por la noche junto a Hugo, seguro que será un día duro —cuando así lo hacía, apenas dormía unas horas—, por lo que es mejor ir cerrando el ordenador».

Antes de dejarme ver por Las Euras, decidí pasar por casa y ponerme una ropa más cómoda. Aproveché para llamar a mi suegro y hablar un rato con Paula. Aunque habíamos pasado el fin de semana juntos, tras este lunes tan intenso, parecía como si no la hubiera visto en semanas. Ella, que inicialmente se alegró de escuchar mi voz, apenas contestaba con unos monosílabos a las preguntas que le lanzaba.

—¿Qué tal estás, princesa? —Remarqué la palabra «princesa».

—Bien.

—¿Y cuánto me quieres, Paula?

Esperaba que su respuesta fuera: «¡Un montón, papá!».

—Mucho.

Paula no tenía muchas ganas de hablar, por lo que después de despedirme de ella con un sonoro beso que le envié a través del móvil, salí de casa en dirección a Las Euras. No eran las nueve de la noche cuando, antes de cruzar la puerta del bar, miré en dirección a la plaza de la Vila para ver si veía a Paco, el camarero que atendía la terraza. Unos segundos más tarde, este emergió de entre las numerosas mesas que poblaban la terraza con una bandeja repleta de copas vacías. Al contrario que en otras ocasiones, cuando incluso me daba un beso, esta vez ni siquiera me saludó. No era su día: por lo que más tarde supe, había tenido una discusión con Emilio, uno de los camareros que atendía en el interior del bar. Nada más entrar, pude divisar al tío Pepe, que estaba sentado en la barra, y junto a él, Carlos, uno de los habituales de Las Euras. Al ser noche de lunes, Rich Bowen, mi fotógrafo preferido —y el único que conocía—, ya me había dicho vía WhatsApp que le sería imposible acompañarnos, pues tenía que trabajar hasta tarde. Tenía una sesión fotográfica que no podía eludir y los tiempos no estaban como para decir que no a un trabajo, y menos él. Al fin y al cabo, Rich era un fotógrafo «ambulante».

Supuse que Begoña, otra de las habituales, aún no habría acabado su jornada laboral en la clínica del Remei, de la cual yo guardaba el recuerdo de una noche de San Juan que a punto estuvo de ser trágica.

Saludé al tío Pepe que, como era tradición, enseguida me preguntó por Hugo y yo le di la misma respuesta que había ensayado para la oficina. La diferencia esta vez fue que hablamos en la lengua de Rosalía de Castro.

No tardaron en aparecer detrás la barra Jordi, el propietario, e Ismael, el tercero en discordia que atendía el interior del bar. En la televisión, hablaban de una agresión sexual a una mujer. No era habitual estar viendo el telediario por la noche en Las Euras, pero al tratarse de un lunes, no había partido de fútbol, por lo que lo más socorrido fue el telediario de la primera.

Nunca llegué a imaginar que una noticia como la de la agresión sexual pudiera dar tanto juego. El primero en romper el hielo fue Emilio, que ya venía caliente de la discusión con Paco.

—¡Esto con Franco no pasaba! —exclamó luego de recoger varias copas vacías de la barra.

—*Ja comencem… Franco està mort i deixa el petitó tranquil, que ja està bé on és.*[50] —vociferó Carlos, que saltó como un resorte al escuchar el nombre.

—¡Sí, sí, tiene razón, con Franco no había cojones! —aseveró Ismael, que había dejado de colocar los platos en el lavavajillas al escuchar la noticia.

—Como tampoco se hablaría aquí de la independencia de Catalunya si Franco estuviera vivo. —El tío Pepe aprovechó para meterle más el dedo en el ojo a Carlos.

—*I què dimonis té a veure una cosa amb l'altra, Pepe?*[51] —preguntó Carlos, al que la arteria carótida amenazaba con explotarle de lo hinchada que estaba.

—Pues que siempre estáis con lo mismo, que si todos vamos a vivir en la abundancia cuando seamos independientes, que vamos a ser más felices, que España nos roba y bla, bla, bla… —El tío Pepe elevaba el tono de la discusión y hacía que Carlos se retorciera en su taburete.

—*Sempre Madrid, sempre Madrid, tot s'ho emporta Madrid!*[52] —replicó Carlos haciendo aspavientos con las manos para, a continuación, acabarse de un trago la tercera o cuarta birra de tirador.

Jordi, mientras tanto, observaba la escena detrás de la barra, como se miran los toros detrás del burladero. Con una vileda en las manos, que escurría con fuerza en el fregadero, no podía disimular una sonrisa burlona cuando escuchaba el derrotero que había tomado la discusión. Por motivos obvios, no entraba en ella, aunque su punto de vista era bien conocido por todos.

---

[50] Ya empezamos… ¡Franco está muerto, y deja al pequeñito tranquilo, que está bien donde está!

[51] ¿Y qué narices tiene que ver una cosa con la otra, Pepe?

[52] ¡Siempre Madrid, siempre Madrid, todo se lo lleva Madrid!

Entretanto, por la puerta de Las Euras, Begoña hizo su aparición. Al ver la conversación tan animada que estaba teniendo lugar, me preguntó cuál era su origen. Le expliqué, en apenas un suspiro, cómo había comenzado la discusión y las puyas que se habían lanzado en el momento en que Franco «apareció en escena». Begoña tomó asiento en el único taburete libre y pidió, como era habitual en ella, una Voll Damm, que Jordi no tardó en servirle. Después de darle un largo trago, que saboreó como si fuera el último, con su rostro adusto y el semblante serio del que está a punto de pronunciar una sentencia, afirmó:

—Yo, a este de la agresión —se mesaba su escaso cabello— le cortaba los huevos y se los echaba a los peces. ¡Y sí, esto con Franco no pasaba! —Fin de la discusión.

Al tiempo que saboreaba, junto al tío Pepe, la tapa de bravas, un pensamiento malévolo, obstinado y en cierta manera perverso —que se convirtió en algo recurrente cada vez que me encontraba fuera del hospital y, de algún modo u otro, intentaba olvidar la pesadilla que nos había tocado vivir— hizo su aparición y me fue imposible deshacerme de él hasta que no fui capaz de conciliar el sueño, más tarde de la una de la madrugada. Por mucho que lo intentara, no podía olvidarme de que en tanto yo me «divertía» en Las Euras, Hugo yacía en la cama de la UCI de un hospital todavía con un futuro de lo más incierto. Al mismo tiempo, por mi mente, como si de una locomotora del viejo oeste se tratara, de forma parsimoniosa y con un ruido estruendoso, pasaron, una a una, las letras de esa otra epopeya que compuso Bruce Springsteen allá por el año 1978 llamada *Badlans*. En una de las estrofas de la canción, el Boss afirmó algo muy cierto:

That it ain't no sin to be glad that you're alive.[53]

---

[53] ¡No es ningún pecado alegrarse de estar vivo!

No esperaron a que se cumplieran las veinticuatro horas precepti-vas desde que le colocaran el *holter*, y sobre las once de la mañana del martes ocho de julio, la misma doctora que se lo había puesto el día anterior se lo retiró, retomando la mirada ensimismada que le había dedicado a Hugo durante su primer encuentro.

Pasado el mediodía, la doctora Jordán nos transmitió que la prueba del *holter*, al igual que la de la videofluoroscopia, había sido exitosa y que debido a esto nos enviaban de nuevo a planta. Nos correspondería la habitación 656.

—¡Mucha suerte con Hugo! Es un campeón que deja una huella imborrable —aseveró la doctora Jordán, que, como era habitual en ella, por debajo de la bata blanca vestía de forma coqueta.

16. ¿Un corazón para Hugo?

Al subidón de adrenalina y felicidad que aconteció en el momento en que nos comunicaron el traslado a planta, le siguieron un montón de dudas y cierta desesperanza. En la habitación teníamos que estar las veinticuatro horas con Hugo, y eso, al contrario que otras cosas, no era negociable. Comenzamos a darle vueltas a cómo nos íbamos a organizar teniendo en cuenta que tanto Elena como su madre, cada una por motivos diferentes, no se quedarían por las noches, y yo me veía limitado por el trabajo. De modo que, finalmente, acordamos que por las noches nos turnaríamos mi madre, mi suegro y yo sucesivamente, y, durante el día, Elena y su madre acompañarían a Hugo la mayor parte del tiempo.

El traslado hasta la habitación corrió a cargo de nuestro celador preferido, Jordi.

—Bueno, supongo que estaréis contentos ahora que os trasladan para la habitación. Un pasito más y *voilà*, a casita —nos comentó con una alegría contagiosa.

—¡Ojalá sea sí, Jordi! —respondió Elena y yo intuí que hacía cábalas acerca de cuántos días estaríamos ingresados en planta.

Nada más llegar a la habitación, las enfermeras de planta nos explicaron las normas y el funcionamiento allí, cosa que, por otra parte, ya teníamos más o menos clara. No en vano, hacía apenas tres semanas que habíamos abandonado el hospital por primera vez, luego de haber habitado todas las estancias de Sant Joan de Déu.

No tardó en hacer acto de presencia una doctora con la que no habíamos coincidido anteriormente.

—¡Buenas tardes, papis! Soy la doctora Gargallo y voy a ser vuestra pediatra de referencia durante vuestra estancia en planta. Ya me han puesto al corriente del expediente de Hugo y, aunque quizás suene mal, vamos a tener un especial cuidado con este superhéroe —nos explicó pausadamente al tiempo que se retiraba hacia atrás el pelo color castaño.

—¡Perfecto, doctora, muchas gracias! Esperamos no estar mucho tiempo en planta, pero, aunque así sea, de esta manera nos quedamos muy tranquilos —repliqué subiendo las barandillas de la cama de Hugo.

—Vamos hablando entonces —respondió arrojándole un beso a Hugo.

Los días en planta transcurrían de forma monótona, aunque sin sobresaltos, lo que en el caso de Hugo era mucho decir. En nuestra mente solo tenía cabida un pensamiento: ¿qué día nos darían el alta? Cada día que pasaba era uno más que estábamos en el hospital, aunque no era menos cierto que también era un día menos para esa fecha tan ansiada. La monotonía reinante solo se rompía cuando teníamos una visita, lo que, por otra parte, era bastante habitual. Por la habitación 656 pasaron muchos familiares y otros tantos amigos.

Paula, nuestra hija, echaba de menos a su hermanito, por lo que fue una de las primeras en visitarlo. Como el curso escolar había finalizado, no tenía que esperar al fin de semana para venir al hospital. Así fue como el jueves diez de julio, Paula, algo cohibida y tal vez asustada al ver tantas batas blancas y enfermeras, pudo coger a su hermanito de nuevo. De aquella fugaz visita —mis suegros no quisieron que estuviera mucho tiempo en el hospital— solo recuerdo dos detalles que, por otra parte, eran perfectamente previsibles. Su cara de felicidad en el momento de coger a Hugo en brazos y el comentario que me susurró al oído, justo antes de salir de la habitación:

—Papá, no me gustan los hospitales…

También vinieron numerosos amigos de mis suegros, e incluso las gemelas que cuidaba mi suegra. Tampoco faltaron David y Yolanda, quienes, desde el nacimiento de Hugo, no pasaba un solo día sin que nos preguntaran por su evolución. David, con su habitual exacerbado optimismo, en un momento de la conversación, exclamó:

—¡En cinco días ya estáis jugando con él en el parque…!

—David, necesito que me contagies algo de tu euforia —le aseguré luego de cambiarle el pañal a Hugo.

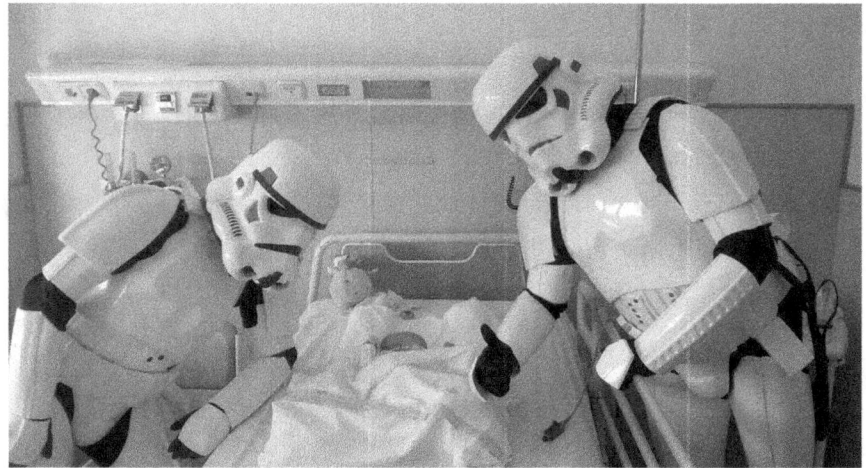

Otras visitas que me hicieron una especial ilusión fueron las de José María Díez, mi fiel pareja del tenis mesa y lo más parecido a un padre para mí; la de Agustín Corredera, amigo inseparable desde los tiempos de la universidad y, finalmente, la de Juan Fernández, al que conocía de una etapa profesional anterior.

José María Díez siempre había estado al corriente del estado de salud de Hugo. Vino a verlo como el que hace una visita rutinaria, de las que prescribe el médico y que no duran más de quince minutos. De carácter fuerte, a veces incluso arisco con quién no conocía, Díez, como nosotros lo llamábamos, siempre había estado presente en los momentos más importantes de mi vida.

Entró sin preguntar, porque prefería pedir perdón que permiso y saludó en catalán, lengua en que transcurrió toda la conversación:

—Compañero, ¿cómo estás?

—Ahora que te veo, mejor, amigo mío —respondí al tiempo que le daba un fuerte abrazo.

—¿Y el niño?

—Ya ves, de momento, no se mueve de la cama.

Díez soltó una breve carcajada.

—¡Poco a poco y buena letra! —exclamó sonriendo—. ¿Y Elena cómo está? —Siempre la tenía en mente.

—Bueno, va haciendo, aunque ella lo lleva peor que yo —le confirmé con cierta resignación.

—Me lo imagino, no debe de ser fácil.

Antes de abandonar la habitación, se giró hacia mí y con el índice ligeramente más elevado que el resto, me espetó de forma solemne:

—¡Ah, y no te desanimes, compañero! —La expresión me hizo reír a mandíbula abierta.

Esta era la frase que, invariablemente, usábamos para meterle el dedo en el ojo a nuestros amigos y a la vez rivales del tenis mesa, Joan y Jordi, cuando a continuación de dos intensas horas de juego los habíamos vapuleado de forma humillante.

Agustín entró en la habitación, como era habitual en él, sin hacer mucho ruido. Discreto y reservado, siempre había rehusado ser el centro de atención. Fue el quien me aconsejó, probablemente debido a mis dudas iniciales y a una timidez tardía, que la mejor manera de conquistar a la chica que me gustaba era «coserla» a cartas de amor. Dicho y hecho. Emma Moya, que así se llamaba la princesa culpable de mis desvelos, recibió una retahíla de misivas, todas ellas esculpidas a base de corazonadas y buenas intenciones. Como pude comprobar el último día de carrera, Agustín, aunque me faltó decisión y eso no era algo nuevo, estaba en lo cierto: las cartas hicieron su efecto… Junto a él compartí muchas risas y buenos momentos durante los tres años que duró la carrera, los que, aún hoy en día, permanecen vivos en mi memoria.

—¡Buenos días!, amigo! —me dijo dándome varias palmadas en la espalda.

—¡Hombre, Agus, qué alegría, tío! —le espeté como si hiciera años que no lo veía.

—¡Lo mismo digo, amigo mío! He venido a veros —nos dijo a Elena y a mí—, pero sobre todo a ese pequeño héroe que se llama Hugo.

—¡Pues aquí lo tienes! Acaba de tomar un bibi y se ha quedado dormido. —Le señalé la cama donde Hugo descansaba plácidamente.

—¡Joder, me cago en la picha! Lo mal que lo habéis tenido que pasar. No me gustaría estar en vuestra piel ni por un momento… —Agus tenía dos niñas de corta edad.

—Prefiero no recordarlo, Agus —admití con tono quejumbroso—. Espero que esta vez tengamos más suerte y nos podamos ir para casa sin ningún sobresalto más…

Juan Fernández, con el que coincidí durante más de ocho años en Panda Software, compañía dedicada a la fabricación de antivirus informáticos, tenía muchas similitudes personales con Agustín, aunque el primero era incapaz de deshacerse de un halo místico que lo caracterizaba como alguien que vivía permanentemente en el despiste. Bonachón y de personalidad afable, era una utopía discutir con él, porque si él no tenía la razón, te la daba a ti y asunto finalizado. Afectado de una sordera prematura, frecuentemente tenía que repetirle las cosas elevando el tono de voz. De lo contrario, su mirada de chaval que no ha roto un plato en su vida se clavaba en ti esperando entender a su interlocutor.

Picó en la puerta distraído y preguntando si no se había equivocado de habitación:

—¡Buenas, pensaba que había metido la pata! —exclamó sin cambiar la expresión de su rostro.

—Sería la primera vez en tu vida, ¿no? —respondí irónicamente en tanto le daba un abrazo. Juan no era muy partidario de los gestos grandilocuentes.

—¿Cómo está el niño?

—Mejor que ayer y peor que mañana, o al menos, eso espero amigo mío…

—Sí, claro que sí. ¿Del tema del corazón, qué os han dicho? —preguntó luego de quitarse la americana.

—De momento, hay que esperar. Nos comentan que la cardiomegalia…

—¿La cardiome… qué? —La palabreja en cuestión y su sordera le jugaron una mala pasada.

—Cardiomegalia —repetí elevando el tono de voz—, de momento, esta persiste, por lo que todavía tenemos que esperar a ver cómo evoluciona.

—Ya… Por cierto, ¿te acuerdas de aquella vez que fuimos a una visita en Tarragona y que, al volver, cogimos un atasco de mil demonios en la ronda de Dalt?

Por unos instantes mi mente divaga, y me acuerdo de una visita comercial, hace unos diez años, que Juan Fernández y yo hicimos a un cliente en Tarragona.

Aquel día, de vuelta a Barcelona, cogimos un atasco de mil demonios en la ronda de Dalt. Juan, al mando de un Honda Civic color verde ópalo. Yo, a su lado. Ambos, sin la corbata de rigor que, al igual que el maletín del trabajo, ya formaba parte del estrambótico paisaje interior del Honda. La camisa de Juan, arrugada de manera abstracta contra el asiento del Civic, presentaba un lamparón indecente. El rape en salsa parisién se había cobrado su venganza. A la altura de la salida diez de la ronda, lo previsible. El cielo se abrió y la lluvia, sórdida y torrencial, hizo acto de presencia. Juan, de naturaleza despistada, tuvo que pisar el freno a fondo. De lo contrario, el Honda Civic se hubiera convertido en un impúdico amasijo de hierros. Ya sabemos que cuando llueve todo o casi todo se para.

Segundos después, haciendo un gesto inverosímil con su cuello echado hacia delante, Juan me preguntó:

—¿Alguna vez te habías fijado en el hospital de ahí arriba? ¿Sabes a qué se dedica?

Instintivamente, estiré mi cuello todo lo que pude imitando a Juan y divisé un gran edificio de color marrón que parecía estar justo encima de una colina, en el que pude contar, de forma superficial, hasta nueve plantas. La lluvia seguía cayendo a borbotones, pero aun así pude echar un certero vistazo al enorme letrero de la parte superior, en el que se podía leer el nombre del centro: Sant Joan de Déu.

—La verdad es que no…

Una sonrisa condescendiente, sin amago de segundas intenciones, hizo acto de aparición en el rostro blanquecino y abotargado de Juan, mientras, a modo de acertijo, me lanzaba un reto del que me sería imposible escabullirme:

—¡Pues como tú lo sabes casi todo, a ver si algún día te enteras y me lo cuentas!

Volví a la realidad y le sonreí a Juan.

—¡Sí, claro que me acuerdo! Ya ha llovido desde entonces. Unos diez años, tal vez…

—Después de casi tres meses, supongo que ya sabrás la respuesta… —dijo Juan pensativo.

—Pues, la verdad, Juan, aún no te puedo responder a esa pregunta, pero igual dentro de un tiempo…

En el instante de salir de la habitación, luego de haberle hecho algunas carantoñas a Hugo, que este correspondió con cierto jolgorio, me sugirió:

—A propósito, el día veintinueve de cada mes por la noche, junto a unos compañeros, hacemos adoración perpetua en el Tibidabo. Si te quieres apuntar, no tienes más que decírmelo…

—Juan, primero tendría que saber en qué consiste —eso de la adoración perpetua me sonaba a algo ciertamente sobrenatural—, aunque, si te he de ser sincero, me atrae la idea de subir al Tibidabo por la noche. ¡Creo que no lo he hecho nunca…! —exclamé.

De esta manera transcurrieron las dos primeras semanas del mes de julio, que, tal como apuntaba aquel viernes inicial del séptimo mes del año en el que recorrí andando el trayecto entre el hospital y la universidad, iba a ser un mes extremadamente caluroso. Toda esa abulia en la que vivíamos inmersos y en la que creíamos ser felices, momentáneamente se rompió en mil y un pedazos cuando, el jueves diecisiete, la doctora Gargallo, con cara de circunstancias y rictus serio, entró en la habitación. En ese momento, ambos nos encontrábamos allí:

—Papis, tengo que comunicaros un par de temas…

—¡Somos todo oídos, doctora! —exclamé expectante.

—Por una parte, en el análisis de orina, han salido algo alterados los GAG…

Elena, que al escuchar esto se puso inmediatamente en alerta, la interrumpió súbitamente.

—¿Doctora, qué es eso de los GAG? —preguntó con voz temblorosa.

—Los GAG son los glicosoaminoglicanos, también conocidos como mucopolisacáridos. Se trata de unas cadenas largas de carbohidratos que se encuentran en el tejido óseo, en el epitelial y también en el conectivo, y…

Elena la volvió a interrumpir.

—¿Y qué significa eso, doctora, en palabras comprensibles, por favor? —suplicó de nuevo.

—Pues que si estos están alterados pueden dar lugar a enfermedades de esas que se denominan raras, o bien minoritarias. —Elena se dejó caer en el sofá—. Pero, de verdad, ahora no os agobiéis con esto, porque en muchos casos se trata de falsos positivos y… Esta vez fui yo quien la interrumpió de forma abrupta.

—¡Ya, doctora! —dije gesticulando anormalmente con mis manos—, pero es que llueve sobre mojado y después de todo lo que hemos pasado… ¡Joder, creo que no nos merecemos esto ahora…! —Me ponía en el peor de los escenarios.

—¡De verdad, papis, por favor! —casi nos suplicaba—. No os ofusquéis ahora por algo que aún no sabemos con certeza si puede ocurrir. Mi deber es informaros al respecto, pero insisto que en la mayoría de los casos se trata de falsos positivos. Además, le hemos hecho una ecografía transfontanelar, que en los recién nacidos y lactantes permite comprobar si las estructuras que hay dentro del cráneo son normales o si hay algún tipo de alteración, y todo ha salido correcto con respecto a su prematuridad —nos intentó explicar la doctora, que, a pesar de nuestro estado de excitación y nerviosismo, mantuvo la compostura.

—Pues nada, es lo que hay… —exclamé resignado mirando a Elena, que, con las manos entrelazadas sobre sus rodillas, daba la sensación de estar rezando—. Doctora, ¿cuál es el segundo tema que nos querías contar? —pregunté de forma anodina.

—Es mejor que os lo comunique Cardiología… —contestó metiendo sus manos dentro de los bolsillos de la casaca.

Nunca supe a ciencia cierta si ese segundo diagnóstico nos lo podía haber transmitido la doctora Gargallo o, tal vez, viendo el estado catatónico en el que ambos nos encontrábamos, prefirió que fuera Cardiología quien nos comunicara la pésima noticia que, cómo no, versaba sobre el corazón de Hugo. Cuando creíamos que todo había empezado a enderezarse, se acabó torciendo para siempre de forma abominable.

Elena, una vez la doctora Gargallo salió de la habitación, levantó ligeramente la cabeza como buscando respuestas, que, por desgracia, yo no tenía. No tardó en lanzar una pregunta, que también a mí me comenzaba a bullir por la cabeza:

—¿Crees que con esto que nos han comunicado nos darán el alta en breve? —susurró con una voz apenas audible.

—¡No lo sé, amor! —respondí mientras salía de la habitación a toda prisa en dirección a la unidad de Cardiología.

—¡No me dejes sola…! —gritó Elena.

Me dirigí a las escaleras con la intención de bajar hasta la planta 3, en donde estaba ubicada la unidad de Cardiología. No fue necesario que recorriera todo el camino, ya que en la planta 4 me encontré con el doctor Moreno, al que hacía tiempo que no veía, y con el doctor Prada, de Cardiología. Ambos subían las escaleras en perfecta comunión en dirección a la sexta planta.

—¡Doctor Moreno, tengo que hablar con usted! —le espeté a bocajarro desde el peldaño inmediatamente superior. Dada la gravedad del tema, esta vez sí lo traté de usted.

—Ahora subíamos a la habitación… —me explicó con voz pausada.

Los tres subimos las dos plantas que nos separaban de la sexta en completo sigilo. Era un silencio estremecedor, inquietante, que se podía cortar con el filo de una navaja. Ellos eran conscientes de que la noticia que nos tenían que comunicar era catastrófica. Al mismo tiempo, yo sabía que esa noticia acabaría marcando el devenir de nuestras vidas.

Esos escasos dos minutos que tardamos en llegar a la habitación se alargaron de manera indecible. Entramos sin llamar. Elena, que estaba acariciando la carita de Hugo, se sobresaltó al ver al doctor Moreno y al doctor Prada, quienes, siguiendo mis pasos, habían entrado en la habitación. En ese preciso momento ella fue consciente de que la presencia de ambos en la habitación era señal de que la noticia de la que eran portadores no tenía visos de ser buena. Apenas acertó a decir, con voz trémula:

—Qué grata sorpresa, doctores…

—Hola, mami —contestó el doctor Moreno, cuyos ojos azules ya no tenían el resplandor de otras veces. Supuse que él se había puesto en nuestra piel, porque también era padre—. Papis —continuó dirigiéndose a ambos—, ayer le hicimos una nueva ecocardiografía a Hugo y, lamentablemente, las aurículas continúan con una dilatación ciertamente anormal. Inicialmente pensamos que con el tiempo y dada la mejoría que ha presentado desde que ingresó aquí, esta iría remitiendo paulatinamente, pero la realidad es tozuda y no se visualiza ninguna diferencia respecto a las primeras ecocardiografías.

El doctor Moreno hizo una breve pausa, en la que aproveché para mirar a Elena y percatarme de que volvía a tener el rostro descompuesto de aquel veinticuatro de abril, o, sin ir más lejos, el de la noche de San Juan.

—¿Y eso que implica? —le interrogué como el que no quiere molestar.

—Pues por ahora el diagnóstico se orienta hacia una MCR...

—¿Una MCR? —inquirí de nuevo.

Elena, entendiendo la gravedad de la noticia que ambos doctores nos traían, ya ni siquiera mostraba interés en la explicación del doctor Moreno, simplemente tenía la mirada perdida en el rostro de su hijo al tiempo que, en su cabeza, supuse, bullían cientos de pensamientos negativos.

—Sí, una miocardiopatía restrictiva, que, por cierto, es la menos común de los tres tipos que existen. —Esta vez fue el doctor Prada, que hasta ahora había sido un mero espectador, quién contestó.

—¿Y eso significa que...?

Se hizo un largo y amargo silencio que, supuse, también fue doliente para ellos...

—La MCR no tiene solución a nivel quirúrgico —añadió de nuevo el doctor Prada.

—¿Y entonces ahora qué, doctor? —lo apremié angustiado

—Pues que eso nos llevaría, sin remisión, a un trasplante de corazón...

Cuando Elena, que seguía absorta contemplando el semblante aletargado de Hugo, y yo escuchamos la respuesta del doctor Prada, no pudimos evitar emitir un largo suspiro, de resignación, de cansancio o acaso de rendición. No podíamos creer que luego de casi tres meses de lucha, de padecimiento y de haber estado la mitad del tiempo entre lo terrenal y lo eterno, cuando esperábamos la noticia de la alta médica, esta se transformara en un trasplante de corazón. Elena se volvió a dejar caer en el sofá; tal vez hubiera sido mejor que nunca se hubiera levantado. Comenzó a sollozar, primero con un llanto débil, inapreciable. Con el transcurrir de los segundos, ninguno de los tres que estábamos en la habitación tuvimos la menor duda de que Elena estaba llorando, por dentro y por fuera. Las lágrimas, perceptibles en la pequeña distancia que me separaba de ambos doctores, también hicieron acto de presencia en mi rostro, mientras miraba a Hugo de soslayo pensando en lo injusta que estaba siendo la vida con él y, de rebote, con nosotros:

—¡No me lo creo, doctor, no puede ser verdad, joder! —exclamé alzando la voz y dando un puñetazo en la pared—. ¡No podemos tener tanta mala suerte! El puto destino no puede ser tan cruel con él y, por ende, con nosotros. —Me había hecho daño en el puño.

El doctor Moreno y el doctor Prada, testigos sigilosos de nuestra pesadumbre y abatimiento, contemplaban la escena desde la platea, en primera fila, con el rictus circunspecto de aquel que es sabedor de que siempre, en tanto ejercieran como doctores en un hospital como Sant Joan de Déu, les quedarían muchas escenas similares por contemplar. Los ojos del doctor Moreno se habían apagado completamente y tuve la sensación, quizás porque las lágrimas ya inundaban mi cara, de que el doctor Prada era incapaz de levantar su cabeza, y su mirada, cavilé, se había abstraído en las motitas negras que inundaban el suelo de la habitación 656.

—Papis —dijo alzando la cabeza de nuevo—, no olvidéis que en medicina, no siempre las cosas son como parecen —algo similar había escuchado anteriormente, pero con una suma matemática—, por lo que, aunque todo se orienta hacia una MCR, vamos a darle tiempo al tiempo… —argumentó el doctor Prada luego de ajustarse las gafas que, al mirar hacia el suelo, se le habían deslizado ligeramente.

—¡Mucho ánimo, papis! —exclamó el doctor Moreno con rostro adusto.

Nos quedamos solos en la habitación, bueno, casi solos: él permanecía dormido, ajeno a nuestra tragedia. Con nosotros estaba ese gladiador al que, por las noticias que hoy nos habían transmitido, aún le quedaría mucho que bregar y muchas batallas que librar. Probablemente nuestra epopeya no había hecho nada más que comenzar y eso, sencillamente, me producía un horror espantoso. Me puse de cuclillas, justo enfrente de Elena. Esta permanecía con el rostro tapado por sus manos y las lágrimas se filtraban a través de las «rendijas» de estas. Las aparté y pude comprobar que su cara no difería para nada de aquella que en varias ocasiones, durante nuestra odisea, se había manifestado en toda su crueldad. Mirándola a los ojos, ligeramente enrojecidos, los cuales presentaban ya algún pequeño signo de hinchazón, le dije, cogiéndola fuertemente por las manos:

—¡Saldremos de esta, te lo prometo, Elena!

—¡Te quiero mucho, Juan Carlos! —apenas acertó a decir.

Permanecimos en esa posición, ella sentada y yo en cuclillas, abrazados durante unos minutos. Unos minutos en los que ambos nos sentimos ligeramente arropados, reconfortados, porque después de lo que acabábamos de escuchar hoy, lo íbamos a necesitar. Y mucho.

Ella no tardó en salir de la habitación.

—¿A dónde vas, amor? —la interrogué angustiado.

Lo único que pude ver es que, en su móvil, dentro de la agenda, marcaba una C y una O. Supuse que se trataría de Concha…

—Tengo que hacer una llamada —dijo y me dejó solo.

Mientras tanto, yo saqué mi móvil y comencé a buscar todo aquello relacionado con los malditos GAG y la tan temida MCR. La verdad es que hubiera sido mejor no buscar ninguna información al respecto. No es porque esta no fuera clara, sino porque las consecuencias de ambas patologías eran terribles.

Los GAG o mucopolisacáridos son los causantes de un grupo de enfermedades metabólicas hereditarias causadas por la ausencia o el mal funcionamiento de ciertas enzimas necesarias para el procesamiento de moléculas llamadas glicosoaminoglicanos, que son cadenas largas de hidratos de carbono presentes en cada una de nuestras células que ayudan a construir los huesos, cartílagos, tendones, córneas, la piel, el tejido conectivo y el tejido hematopoyético. Entre ellas, el síndrome de Hurler, Hunter, San Filippo, Morquio y otras enfermedades minoritarias, o también conocidas como enfermedades raras que, por lo general, causan daños celulares permanentes y progresivos que afectan el aspecto y las capacidades físicas, los órganos y el funcionamiento del organismo del individuo y, en la mayoría de los casos, el desarrollo mental.[54] A continuación de esta somera explicación, decidí no buscar más, aunque no por ello pude abstraerme de tan terribles consecuencias.

Por otro lado, la miocardiopatía restrictiva (MCR) es una afección bastante infrecuente que se caracteriza por la rigidez progresiva del músculo cardíaco, lo que provoca un deterioro de la relajación y el llenado del corazón durante la diástole, lo que da lugar a una disfunción diastólica y a una eventual insuficiencia cardíaca. Adicionalmente, en muchos de los casos se presenta con dilatación de ambas aurículas.[55] Y, tal como nos relató el doctor Prada, aunque existía documentación acerca de posibles tratamientos, todos ellos con resultados muy precarios, la única solución viable era un trasplante de corazón. Por si esto fuera poco, era abundante la etiología que relacionaba ambas enfermedades, de manera que un neonato con una enfermedad de depósito lisosomal, es decir, con los GAG alterados, podía también desarrollar una miocardiopatía.

---

[54] Mucopolisacaridosis - Wikipedia, la enciclopedia libre
[55] Miocardiopatía Restrictiva | Concise Medical Knowledge (lecturio.com)

Apagué el móvil. Ya no quería leer más. Llegados a este punto, en el que el caprichoso destino te ha acorralado y no tienes salida, la disyuntiva que se nos presentaba era cruel: «¿Qué prefieres, morir fusilado o ahorcado?».

Ante el alud de información a la que tuve acceso, pensé: «¡Estamos jodidos, pero que bien jodidos!». Evidentemente, omití darle esos detalles a Elena, y menos la posible relación entre ambas enfermedades. Sabía que si lo hacía no volvería a pisar el hospital jamás. Ni siquiera barajé la posibilidad de contarle una mentira piadosa. Preferí que ella se mantuviera al margen de tan terribles perspectivas.

Elena regresó a la habitación. Había dejado de llorar, pero su rostro la delataba. Alicaída y con los ojos tristes, todavía algo húmedos, tal vez debido a alguna lágrima tardía, era un alma en pena.

—¿Has hablado con Concha? —La abordé sin más ambages.

—Sí, he hablado con ella. Necesitaba contarle lo que nos han dicho...

—¿Y?

—Qué estemos tranquilos, que las cartas...

La interrumpí súbitamente.

—Elena, ya sé que siempre hasta ahora ha acertado, pero esta vez es diferente. Si no es una cosa, será la otra... —preferí no seguir con la argumentación. No quería explicarle todo lo que había leído...

—¡Lo necesitaba de verdad, Juan Carlos, no me riñas, por favor! —suplicó.

—¡Perdona, perdona, lo siento, no era esa mi intención! —exclamé antes de darle un beso en la frente. Me sentía mal...

—¿Se lo has dicho a tus padres?

—Sí, a mi padre. Mi madre no me ha cogido el teléfono —respondió monótonamente. Su cabeza no estaba en Sant Joan de Déu—. ¿Y tú, se lo has dicho a tu madre?

—Sí, le he enviado un wasap.

A las nueve de la noche me despedí de Elena. Ese día me tocaba «dormir» junto a Hugo. Nada más ella abandonó la habitación, entró la enfermera que traía consigo el biberón y se disponía a tomarle la temperatura.

—¡Buenas noches! No tiene fiebre. Aquí te dejo la toma de las nueve —me dijo casi de carrerilla.

Aunque ya nos habíamos acostumbrado a darle el biberón, aún no las teníamos todas con nosotros. Además, la talla de la tetina que se usaba en el hospital, por motivos obvios, era del tamaño más reducido posible. Cada toma se alargaba al menos veinte minutos. Eran unos minutos con los nervios a flor de piel, en los cuales nuestras manos sujetaban el biberón como si de la piedra angular se tratara. Nuestra mente divagaba acerca de cuánto tardaría en tomárselo, y si esta vez lo haría sin sobresaltos más allá del habitual *rotet*[56] que le provocábamos con un par de suaves palmadas en la espalda. La toma solo finalizaba cuando Hugo se acababa el biberón o, como era habitual, cuando se cansaba de sorber. Esta vez, aunque se acabó el biberón, se durmió en mis brazos, indefenso, vulnerable. Al cabo de un instante, un pensamiento —o algo más que eso, un ferviente deseo— golpeaba mi cerebro.

—No puede ser verdad eso que nos han dicho los médicos, ¿a qué sí, Huguito? —le susurré contemplando cómo por su minúscula boca emitía un murmullo solo apreciable a la corta distancia.

Lo dejé en la cama con sumo cuidado, para luego levantar las barandillas. Aunque sabía que durante la noche apenas se iba a mover, entre otras cosas debido a que tenía una pequeña cama nido dentro de la misma cama, me quedaba más tranquilo si estaban subidas.

Me acerqué al gran mirador que formaban las tres ventanas consecutivas de la habitación, que, por motivos obvios, no se podían abrir. La

[56] Eructo.

plaza de Sant Joan de Déu se hacía pequeña desde la sexta planta. Ya había oscurecido y apenas se veía un alma afuera. Solo el resplandor de las luces de los coches que recorrían la ronda de Dalt —que se fundían con la que emitían las farolas que la iluminaban o los destellos emitidos por los barcos que, en la distancia, aparentaban estar bordeando la montaña de Montjuic en dirección al puerto de Barcelona— hacían que no me sintiera terriblemente solo. Porque las noches junto a Hugo eran como una prueba de resistencia, una penitencia que simulaba ser perpetua. Miré en dirección al mar, a lo lejos, en el horizonte, allí donde la luna se junta con este y, en ese preciso instante, me dieron ganas de nadar mar adentro para no volver jamás.

Todo cambió a partir de ese jueves diecisiete de julio. Ya nada volvió a ser lo mismo. Era como si nuestra epopeya tuviera fecha de caducidad, por lo que, cuando nos encontrábamos a solas con Hugo en la habitación, lo mirábamos, si cabe, con más cariño del habitual, con parsimonia, con una mirada tal vez de compasión, sabedores de que probablemente no nos quedarían muchos momentos así. Esos diagnósticos, aunque todavía no estaban confirmados, hicieron que mi humor mutara repentinamente y no tuviera ganas de hacer absolutamente nada, ni siquiera dejarme caer por Las Euras y así distraerme un rato, tal como había hecho en numerosas ocasiones desde que Hugo vio la luz.

Aquella noche, una más, no descansé absolutamente nada. En torno a las diez de la mañana, Elena y su padre entraban por la puerta, justo cuando le estaba dando la toma matinal. Como era habitual, ella me preguntó cómo había pasado la noche el niño:

—Bien, apenas se ha inmutado. Ni siquiera con las dos tomas de la noche —afirmé percatándome que a Hugo le costaba acabarse el biberón matutino.

Estaba rendido, agotado y ni siquiera el resplandor del sol, que ya hacía rato que entraba por las ventanas de la habitación, lograba que reaccionara. Miré a mi suegro a los ojos. Estos ya eran conscientes de que nuestra odisea se había torcido sin remisión. No hicieron falta más palabras que las justamente necesarias.

—*Veña, vaite para a casa e non veñas pola tarde que hoxe estarei todo o día con el*[57] —afirmó Odilo después de tapar las piernas de Hugo. El aire acondicionado estaba demasiado alto.

Mi suegro siempre supo entender que, sin él, no hubiéramos sido capaces de afrontar nuestra tragedia.

Salí de la habitación. La sexta planta era como una colmena, un pequeño hervidero de enfermeras y doctores que corrían de un lado para otro. Bajé por la escalera hasta el vestíbulo, que estaba a rebosar. Crucé la puerta principal del hospital y pude, por fin, respirar el aire exterior, cosa que no había podido hacer en las últimas veinticuatro horas. Al igual que aquella otra vez que salí del hospital a toda prisa, cuando sabía que a Pol le quedaban apenas unos suspiros de vida, necesitaba sentirme vivo. Necesitaba saber que, a pesar de todas las trabas que nos ponía la vida, esta, como tal, aún existía y merecía la pena vivirla.

En el momento de empezar a descender por el paseo de Sant Joan de Déu, giré sobre mí mismo y miré hacia arriba, en dirección a la sexta planta, a la ventana de la habitación en donde sabía que Hugo estaba ingresado. Lo sabía porque había dejado la persiana prácticamente subida del todo. Pude comprobar cómo alguien, a lo mejor Elena, o tal vez Odilo, la bajaba. Supuse que a nuestro pequeño gran héroe el sol le molestaba.

Mis ojos hicieron un pequeño amago de humedecerse. No podía dejar de mirar hacia esa ventana, porque era perfectamente consciente de que allí, en esa habitación del hospital de la colina, quedaba una parte de lo que más quería. El día apenas había comenzado, aunque yo deseara que ya hubiera terminado.

---

[57] Venga, vete para casa y no vengas por la tarde, que hoy estaré todo el día con él.

17. Al fin y al cabo..., Barcelona

Los siguientes días transcurrieron en medio de una mezcolanza de deseos y emociones. Por una parte, deseábamos recibir el alta lo más pronto posible y, por otra, debido a los últimos diagnósticos poco esperanzadores, deseábamos permanecer en el hospital el mayor tiempo posible.

El veinte de julio recibimos la visita de dos doctores que hicieron acto de presencia en la habitación 656 en diferente momento, para explicarnos su punto de vista acerca de las dos enfermedades que Hugo podía desarrollar y que apenas unos días atrás nos habían comunicado.

El primero en llegar fue el doctor Carretero, de Cardiología, quien más parecía un conocido que un doctor bregado en todo tipo de cardiopatías congénitas. Campechano y amigable, siempre se mostró asequible, cosa que, dadas las circunstancias, agradecimos de manera encomiable.

—¿Cómo está este campeón? —fue lo primero que preguntó nada más aparecer en la habitación. Puso sus manos sobre una de las barandillas de la cama.

—Vamos haciendo, doctor. Preocupada, pero bueno..., supongo que es normal dadas las circunstancias —suspiró Elena al mismo tiempo que tiraba un pañal en la papelera.

—Hay que levantar ese ánimo, mami. Ya sabes que ellos lo perciben todo. Venía a comentaros —prosiguió el doctor Carretero— que, desgraciadamente, el diagnóstico actual se orienta hacia una MCR. ¿Supongo que ya os han hablado de ella?

—Sí, doctor. Ya nos informaron hace tres días al respecto. ¿Cree que ese diagnóstico será definitivo? —pregunté desde el otro lado de la cama.

—En medicina no hay nada seguro. Lo que sí es cierto es que Hugo presenta una patología en el corazón y, muy posiblemente, esta sea una miocardiopatía restrictiva, pero insisto en que hemos de esperar un tiempo prudencial para poder confirmarla —argumentó con cierta parsimonia.

La siguiente visita médica, por si no habíamos tenido suficiente, corrió a cargo de la doctora O'Callaghan, que procedía del área de Neurología. Abierta y cercana, al igual que el doctor Carretero, era sabedora de que lo que tenía que comunicarnos no era agradable.

—No te pongas en el peor de los escenarios, Elena. —Era la primera doctora que se dirigía a ella por su nombre y no usaba el termino de «mami»—. Porque los GAG hayan salido alterados, no significa que Hugo vaya a desarrollar una enfermedad degenerativa. De verdad, muchos de los casos que manejamos en laboratorio son falsos positivos.

—Sí, doctora, lo entiendo, pero la verdad…

—¿Dime? —inquirió la doctora.

—Pues que todo esto me da un pavor inmenso —aseveró Elena.

—¡Es comprensible! Si no tuvieras miedo, no serías humana, y menos aún madre. Yo, a veces, también lo tengo, y créeme, también nosotros lo pasamos muy mal, aunque veamos los toros desde la barrera. —O'Callaghan actuaba como si de la madre de Elena se tratara, aunque por su edad le pegaba más el papel de hermana ligeramente mayor.

—¡Gracias por ser tan comprensiva!

Miré a la doctora a los ojos. Estos, profundamente negros, transmitían una confianza a la que de aquí en adelante nos aferraríamos como si de la última boya se tratara en un mar indomable. Desde ese momento en que la doctora O'Callaghan hizo acto de aparición en nuestra odisea, ambos nos convencimos de que no todo podía salir mal.

El veinticuatro de julio teníamos que presentar el Plan de Acción Comercial. Un par de días antes de la defensa del proyecto final de máster ya tenía la presentación finiquitada, a expensas de unas últimas correcciones. La compartí con mis compañeros de proyecto, así como con algún otro compañero rezagado al que, según sus extravagantes explicaciones de última hora, el trabajo lo tenía tan absorbido que había sido incapaz de avanzar en el proyecto de fin de máster. Ese día, como venía siendo habitual en las últimas semanas, estaba teletrabajando y al mismo tiempo echándole el penúltimo vistazo a la presentación cuando sonó el teléfono. Era Elena que me llamaba desde el hospital.

—¡Juan Carlos, tienes que venir! Nos van a dar el alta… Además, me ha comentado la doctora Gargallo que nos va a enseñar a realizar un RCP… —me transmitió con la respiración entrecortada.

—Okey, Elena, en treinta minutos estoy ahí —confirmé sin pensar que a la tarde tenía la presentación del PAC. Aunque hubiera sido consciente de ello, nuestro pequeño gran héroe tenía prioridad absoluta.

No tardé en llegar al hospital y subir hasta la sexta planta. Cuando entré en la habitación con el corazón desbocado y unas molestas gotas de sudor que se desprendían de mi frente, pude ver como la doctora Gargallo sujetaba entre sus manos un pequeño maniquí o muñeco del tamaño de un bebé. Dirigiéndose a Hugo, exclamó:

—¡Bueno, Superhugo!, ahora que ya están mami y papi presentes podemos comenzar.

—¡Un minuto, doctora, por favor! —le rogué al mismo tiempo que me secaba el sudor de la frente.

—¡Tranquilo, papi! Respira y tranquilízate, que esto que voy a explicaros es importante…

Fui al pequeño lavabo que formaba parte de la habitación y me lavé la cara. El aire acondicionado hizo el resto.

La doctora colocó el pequeño maniquí en la cama a los pies de Hugo, en horizontal, de manera que formaba una especie de cruz con él. Sin mayor dilación nos dio un curso acelerado de cómo llevar a cabo una reanimación cardiopulmonar. Observar cómo la doctora realizaba las compresiones en el pecho del falso bebé y posteriormente le tapaba la minúscula nariz de plástico y le insuflaba aire a través de una boca cuyos labios simulaban estar entreabiertos, nos resultó algo casi sobrenatural. De inmediato, Elena y yo nos miramos acongojados y con el miedo dibujado en nuestros rostros. Por nuestra cabeza rondaba el mismo pensamiento: «Esperemos no tener que hacérselo nunca a Hugo». La doctora, concentrada en la maniobra, no hacía más que repetirnos una y otra vez:

—Treinta compresiones, dos insuflaciones con la nariz tapada… —Su respiración permanecía alterada.

Estuvo más de diez minutos enseñándonos como ejecutar el RCP de manera correcta. Cómo se tenían que poner las manos en el momento de realizar las compresiones torácicas y, por supuesto, no olvidarnos de taparle la nariz en el instante, porque realmente era un solo instante, de realizar las dos insuflaciones. Elena, que había atendido con cierta expectación a las explicaciones que la doctora nos había facilitado, no pudo evitar exclamar:

—¡Doctora, no sé qué es más angustioso; ver como tu hijo se queda sin respiración o intentar recuperarlo mediante un RCP!

—¡Con sinceridad, espero que nunca tengáis que ponerlo en práctica! —dijo la doctora después de recuperar el aliento—. Por cierto, cuando os entregue los papeles del alta hospitalaria, recordadme, por si yo me olvido, que os entregue también un par de sensores del pulsioxímetro.

—¿Pulsioxímetro? —preguntó Elena con cierta extrañeza.

—¿Y eso, doctora? —añadí yo.

—¡Sí!, os llevaréis uno para casa. De esta manera estaréis más tranquilos porque podréis comprobar en todo momento su frecuencia cardíaca y la saturación de oxígeno en sangre.

Debido a nuestras anteriores etapas en la UCI neonatal y en la pediátrica, ya conocíamos el funcionamiento del «pulsi» —así era como lo llamaban en Sant Joan de Déu—, y aunque inicialmente nos pareció una gran idea, no tardamos ni tres días en maldecir la susodicha máquina y los infernales pitidos que emitía cada vez que Hugo subía de pulsaciones o saturaba por debajo de los parámetros previamente configurados.

—Doctora, ¿a qué hora crees que nos podremos ir para casa? —Mi cabeza se había ausentado y volaba hacia el aula magna de la Universitat de Barcelona, en donde, a las cinco de la tarde, tenía que presentar el Plan de Acción Comercial.

—Alrededor del mediodía, seguro, porque entre otras cosas tenemos comité médico de las dos a las tres de la tarde —aseguró antes de salir por la puerta con el maniquí entre las manos.

En apenas media hora la doctora Gargallo ya estaba de vuelta en la habitación portando los papeles del alta médica y una caja con el mencionado pulsioxímetro. Al igual que sucedió cuando nos dieron por primera vez el alta, y eso que ya hacía más de un mes desde entonces, la lista de medicamentos que Hugo tenía prescritos era sórdidamente larga.

Conté hasta ocho. «Bueno, al menos son dos menos que la última vez», pensé, en un inútil intento de autoconsolarme. Al mismo tiempo que la doctora revisaba que estuvieran todas las recetas —tarea casi titánica—, Elena me dirigió una mirada inquisitiva. Sabía que esa mirada ocultaba un par de dudas que a ambos, como un tiovivo acelerado en los que todos ya se habían mareado, comenzaban a darnos vueltas por la cabeza.

—Doctora, ¿y de los GAG y la MCR qué sabemos? —la interrogué sin más dilación.

—Nada nuevo en el horizonte. Las cosas no avanzan tan rápido como vosotros y, por supuesto, nosotros, querríamos —contestó la doctora Gargallo, que ya había finalizado de revisar todas las recetas. Por cierto —prosiguió—, junto con las recetas os entrego estos papeles en los cuales se reflejan las próximas visitas que tenéis programadas en el hospital.

Apenas le di un vistazo al primero de ellos: visita en consultas externas de Pediatría en dos semanas con analítica de control. Más tarde vendrían Cardiología, Neurología, Nutrición y, por último, en la unidad de Logopedia. Junto a estas había otra que, aunque como tal no se trataba de una visita más al hospital, me llamó poderosamente la atención: control en CDIAP de zona para estimulación precoz.

En el momento en que yo recogía nuestras pertenencias, y ella se disponía a abandonar la estancia, la doctora Gargallo —con una sonrisa sentimental preñada de todos los buenos augurios que se le pueden desear a alguien que ha sufrido tanto—, haciendo una torción casi imposible con su cuello, simplemente masculló:

—Hugo es un pequeño milagro, un milagro de los que muy de tanto en tanto acontecen… ¡Cuidadlo mucho!

—Lo sabemos, doctora, lo sabemos… —afirmé mientras mi vista, en la que pensé que sería la última vez, como el capricho de un adolescente taciturno se perdía en el horizonte a través del ventanal de la habitación sin un punto fijo de referencia.

La doctora Eva Gargallo Burriel entró a formar parte de nuestra larga lista de superhéroes con capa blanca, que creíamos haber cerrado hacía un tiempo.

Justo en el instante de abandonar el hospital, un pensamiento difuminado y en cierta manera compasivo golpeó directamente mi cerebro: «¿Y Valeria? ¿Qué será de la princesa de Sant Joan de Déu?». Bajé a la cuarta planta y desde la entrada de la UCI neonatal pude comprobar que seguía allí, encamada, respirando artificialmente, abstraída en sus sueños en los que supuse cabalgaría un blanco corcel por los verdes campos de Almenar, el pueblo de Dori y Albert.

Durante el viaje de vuelta a casa, las dudas, el temor y las incertezas sobre el futuro de Hugo hicieron acto de aparición para quedarse adheridas, impregnadas en el interior de nuestro cerebro, durante los días de un verano tórrido sin vacaciones que avanzaba cual conductor suicida.

Dejé a Elena y a Hugo en casa de mis suegros, porque una vez más ella se sentía más segura bajo la protección de sus padres. No tenía tiempo que perder, ya que a las cinco de la tarde era la hora señalada para comenzar la defensa del Plan de Acción Comercial. Llegué con apenas unos minutos de adelanto. El proyector y un pequeño escritorio, perfectamente alineados, ya estaban preparados para que diera comienzo la primera exposición, que por aquellos avatares del destino era la nuestra. A dos escasos metros del improvisado escenario, una pomposa mesa señorial de color caoba —en la que Mel Solé, Antonio Valdivia y el profesor Bosch se disponían a tomar buena nota sobre el trabajo realizado durante el año— se alzaba como un muro infranqueable entre los «expositores» y el público, básicamente parte de los compañeros de clase, algunos de los cuales vestían sus mejores galas y daban buena cuenta de sus uñas, ya de por sí mermadas. Divisé a mi equipo y la sorpresa fue mayúscula, seguramente inenarrable, cuando Song Hu, el caballero oriental que había lucido un insulso chándal negro durante buena parte del máster, vestía un traje gris, sin corbata, pero, al fin y al cabo, un anodino traje gris. Al verme, me guiñó un ojo en actitud de complicidad. Lissette y Chi Hui lucían vestidos en tonos pastel, sin estridencias, pero con tacones a juego. Antes de subir al estrado, Lissette me enseñó, sucintamente, la presentación que íbamos a exponer, y esta poco tenía que ver con la que yo les había enviado apenas unos tres o cuatro días atrás, durante los cuales ellos habían hecho un trabajo ímprobo, de dedicación plena para reducir y mejorar su contenido. «¡Caramba!», rezongué para mí mismo. Sobre la línea, pero en todo caso, a tiempo, la presentación ya tenía toques de los cuatro.

—¡Controlado todo! —exclamó Song Hu—. Tú —prosiguió— dedicarte a tu hijo.

Subimos al estrado y comenzamos la presentación. Pasados unos cuarenta minutos desde su comienzo, mientras el tribunal académico exponía sus dudas acerca de nuestro trabajo, habituales y amigablemente esperadas, Song Hu sonreía complacido, extasiado como el que ha visto con sus propios ojos un trébol de cuatro hojas. Mel Solé cerró el turno de preguntas.

—¡Buen trabajo, chicos! —exclamó en el instante en que se escuchaban unos tímidos aplausos en el aula magna.

Volví a sentarme en la infame y oxidada silla universitaria. Mejor dicho, me dejé caer sobre ella. Me aflojé la corbata con rayas azules dibujadas en diagonal y dejé escapar un suspiro que por un momento cobró vida propia. En ese suspiro estaban condensados tres meses de penurias e inabarcables rémoras, todas ellas invisibles a ojos de aquellos que no habían vivido en primera persona la epopeya que supuso combinar el trabajo, el máster y las incontables visitas a Sant Joan de Déu. Daniel Oliveras, sentado justo detrás de mí, me preguntó:

—¿Tío, te encuentras bien?

—¡Mejor que nunca, compañero! —bramé con la corbata ya colgando cual harapo de la silla.

—¡Cojonudo! Ahora las mermas ya están contabilizadas… —agregó con sorna maliciosa.

Así estuve las más de tres horas que el resto de los compañeros invirtieron en realizar su exposición. Posteriormente, en compañía de todos ellos, partimos hacia el restaurante 7 Portes, en el que a las nueve de la noche teníamos reserva para cerrar el máster. Me senté en una punta de la mesa, preparada con mimo, cerca de donde el profesor Bosch y Antonio Valdivia departían con complicidad. Mel, que había decidido presidir la otra esquina de la mesa, simulaba estar absorta pensando en el curso que se marchitaba. Cuando la cena ya languidecía, le pregunté al profesor Bosch:

—*Com ho veu, professor? Creu que aquí hi ha futur?*[58] —Me temía su respuesta.

—*Veig de tot, com quan vaig a ca l'apotecari on s'hi troba de tot.*[59] —argumentó luego de que parte de la bolita de chocolate caramelizado de su postre se deshiciera sin vuelta atrás.

Salimos del restaurante y allí, bajo los soportales de Pla del Palau, me despedí de mis compañeros del máster y de los profesores. A algunos de ellos los volvería a ver más tarde, otros, simplemente forman parte de los retales románticos de una etapa en la que, a pesar de un esfuerzo que creía ímprobo, pensé que nunca sería capaz de finalizar el

[58] ¿Cómo lo ve, profesor? ¿Cree que aquí hay futuro?
[59] Veo de todo, como en botica.

máster. Pasaban unos minutos de las once de la noche y aún no quería regresar a casa. A pesar de que la vestimenta no era la más apropiada para caminar, decidí dar un paseo que se acabó convirtiendo en un recorrido, por momentos indecente, por la Barcelona más gamberra y desenfadada que uno pueda imaginar.

Al dejar atrás el paseo de Isabel II, divisé la estatua de Colón abarrotada de turistas. La noche era calurosa, como siempre húmeda, aunque corría una ligera brisa que te golpeaba el rostro de manera indolente. Miré hacia arriba y pude escuchar cómo un par de gaviotas emitían un graznido deleznable en medio de una noche estrellada sobre un cielo decorado como si de un techo de guirnaldas se tratara. Inicié mi recorrido Ramblas hacia arriba. A la altura de la calle Nou de la Rambla, una mujer de vida ligera, a la que otros llamarían por el abrupto término de puta o prostituta, me cogió del brazo como el que coge una barra de pan. Un tufo a tabaco y colonia barata inundó mis fosas nasales. Uno de sus pechos sobresalía ligeramente por fuera del corpiño negro dejando a la vista el principio de lo que imaginé sería un coqueto pezón rosado. Debajo de la chillona minifalda de color canela que vestía con soltura, como si se tratara de un torero a punto de entrar a matar, supuse el más absoluto vacío. Las medias negras de rejilla coronadas con unas ligas de encaje partían de unos tacones rojizos que, a pesar del paso del tiempo y los taconeos vividos rambla abajo, rambla arriba, aún lucían de manera pretenciosa. Soltó mi brazo al mismo tiempo que se subía ligeramente las medias de encaje para después ajustarse el corpiño. Restos exiguos, medité, del último escarceo amoroso. La bella sin corona —porque debajo de ese rostro maquillado de manera barroca se intuía una cara angelical, de tal vez no más de veinticinco años— me espetó, como si de un tótem se tratara, con su áspera mano acariciando la mía:

—¡Treinta euros y te subo al cielo, guapo!

—Vengo del infierno, preciosa... No aguantaría un cambio tan brusco —dije dibujando una sonrisa malévola en mi boca.

—Joder, ¿qué eres, poeta o maricón? ¿O ambas cosas? —refunfuñó dejando caer mi mano abruptamente.

—¡Ni una cosa ni la otra! Quizás la próxima, aunque tal vez esta no se produzca...

Al mismo tiempo que caminaba rambla arriba, me giré y pude ver cómo la princesa de Éboli iba cogida de la mano de un abuelito que, con la ayuda de un bastón, se desplazaba con cierta dificultad. Cruzaban Las Ramblas, en perfecta comunión, seguramente en dirección a un destartalado hostal testigo mudo de amores y desamores frugales. Una vez más ya había encontrado al príncipe azul con el que colmar sus sueños de grandeza. Seguí mi camino y, a la altura del Gran Teatre del Liceu, pude ser testigo, en primera persona, de cómo una marabunta de gente salía de él al tiempo que algunos, quizá los más avezados, ya se subían a un taxi. Ellas lucían sus mejores galas: vestidos largos de colores utópicos, tacones, siempre negros, y exuberantes recogidos que desprendían fulgores que, al reflejarse contra algunas de las farolas modernistas que adornaban Las Ramblas, fingían contrastes subliminales. Ellos, de riguroso traje, con corbatas monocolor y algunos, los menos, con chaqué. Ninguno le daba la mano a su pareja, porque igual algunos de ellos ni tan siquiera lo eran. Por sus caras sonrientes supuse que la representación de *Sigfrido* había sido de su agrado. Para algunos afortunados, tal vez, lo mejor estaba por llegar. Escuché el fulgor ensordecedor de un motor que comenzó a rugir de forma pavorosa en medio del estupor de todos los que por allí pasábamos. «Un Aston Martin o un Maserati», pensé yo. Me giré y pude ver cómo un macarra, un personaje oscuro, con camisa de lamparones desabotonada hasta el más allá, un fino bigote afeitado a cuchilla y unos mechones de sucio cabello negro rizado que le caían por la frente, aceleraba al máximo un Opel Astra amarillo pistacho, casi con seguridad en dirección hacia un barrio del submundo marginal. Probablemente un charnego, un «pijoaparte» en busca de pasajera diversión nocturna. La confusión del ruido del motor me dejó hondamente preocupado. «La noche me confunde», pensé meditabundo.

Dejé atrás el Mercat de la Boquería, otrora repleto de clientes y curiosos paseantes, y justo lado de la Font de Canaletas vi que un corrillo de gente, la mayoría turistas desnortados, se apiñaban justo al lado de lo que supuse un trilero. Este movía los triles con exquisita rapidez encima de una improvisada mesa de *camping*. Junto a él, un entusiasmado palero, que pensé sería el colaborador necesario en tan antigua estafa, con descaro y una finura desmedida animaba al resto espectadores para que todos ellos, sin excepción, de alguna manera u otra participaran en tan desmedido timo:

—*Come on, tourist, come on!*[60]

A escasos metros de mí, un solitario mimo vestido de Julio César languidecía en espera de una limosna que nunca llegó. Uno de los guiris, enfundado en unas chanclas azul cielo, pantalón y camiseta de colores claros, con el pelo color pajizo, daba pequeños saltitos sobre la puntilla de sus pies, rítmicos, acompasados, como si presintiera dónde estaba la enrevesada bolita. No tardó en abalanzarse sobre la decadente mesa de *camping* en donde el trilero sonreía con cara quien sabe que tiene todas las de ganar. Con barba de varias semanas y el pelo ensortijado, le faltaban, al menos, tres dientes. El resto formaban más bien una caricatura de sonrisa en donde el tabaco y la cafeína habían trabajado a destajo:

—*Here, here…! It's here…!*[61] —vociferó el turista al que se le cayó una chancla de los pies.

---

[60] ¡Vamos turista, vamos!

[61] ¡Aquí, aquí…! ¡Está aquí…!

El trilero, ganador seguro, creyendo que había encontrado un tonto de ocasión, con una parsimonia que solo da el paso de los años, levantó muy poco a poco el trile que había señalado el guiri para dejar al descubierto el más horripilante vacío:

—*Oh, shit!*[62] —gruñó este luego de llevarse las manos a la cabeza.

Apenas unos segundos después, confundido y aturdido por una apuesta que creyó ganadora, rompió la baraja cuando el trilero, enfundado en su sonrisa de galán nocturno conquistador de princesas a las que nunca había besado, lo retó:

—*Another try, guiri?*[63]

—*Fuck you, bastard!*[64] —rugió el extranjero indómito.

La improvisada mesa de *camping* y los triles volaron por los aires cuando el iracundo guiri, presa de la furia que solo te otorga la derrota, le dio un certero manotazo en medio de la conmoción del resto de turistas que, con cara aturdida, asistían en directo al segundo acto de una tragicomedia. Mientras tanto, el trilero, con el rostro enrabietado, clamaba justicia. Solo una patrulla de la guardia urbana que se acercaba a paso acelerado al lugar de los hechos pudo poner algo de cordura en una de las escenas más surrealistas que había contemplado en años.

Los pies me dolían y había comenzado a sudar ligeramente. Hacía tiempo que no me calzaba los zapatos. Ya en la plaza de Catalunya, centro neurálgico de Barcelona, pensé en finalizar mi recorrido. Iluminada como un carrusel de feria, en tanto esperaba un taxi nocturno que me dejara en casa, caí en la cuenta de que hoy, veinticuatro de julio, Hugo cumplía tres meses. Tres meses reptando en la cuerda floja sin saber si esta acabaría cediendo. Tres meses de infortunios concatenados como si de un castigo divino se tratara. Tres meses en los que

---

[62] ¡Oh, mierda!

[63] ¿Otra vez, guiri?

[64] ¡Jódete, bastardo!

nuestras prioridades habían dado un vuelco ciclópeo. Levanté la mano con gesto decidido para detener un taxi que blandía la luz de libre. Cuando abrí la puerta, una señora, cuya juventud había caducado unas décadas atrás, se adentró en el taxi dejándome con un gesto espasmódico dibujado en el rostro.

—*Perdó jove, tinc pressa!*[65] —exclamó con voz serena.

Antes de que ella cerrara la puerta del taxi, mi vena autocompasiva hizo acto de aparición. «Coño, Hugo está en casa. ¡A tomar por culo todo!».

En definitiva, al fin y al cabo…, Barcelona.

---

[65] ¡Perdón, joven, tengo prisa!

18. Encerrados
con un «juguete roto»

Hugo había pasado la noche en casa de mis suegros, y por una vez en mucho tiempo, no tuvimos que arrancar acelerados en dirección al hospital de la colina. Una de las muchas atribulaciones que nos asaltaron esos primeros días, excepción hecha de cómo administrar los medicamentos y la retahíla de visitas consecutivas que teníamos en Sant Joan de Déu, fue cómo teníamos que darle el biberón. Probamos con innumerables modelos de tetinas: diminutas, más grandes, de flujo lento, medio, e incluso, a alguna de ellas, debido a su reducido tamaño, le hicimos una pequeña incisión casera para hacerla más anatómica y comprobar si Hugo se adaptaba mejor a ella.

A principios de agosto hicimos la primera de las cinco visitas que componían el particular *tour* con nuestro hijo. Ese primer examen en Pediatría fue mejor de lo esperado, tanto que hasta le discontinuaron alguno de los medicamentos que tenía prescritos, y eso, esa inesperada y diminuta noticia, hizo que pensáramos erróneamente que todo iba viento en popa.

La visita realmente importante tuvo lugar el cinco de agosto y no era otra que la de Cardiología, que, para no saturarnos con tantas idas y venidas del hospital de la colina, hicimos coincidir con la de Neurología. Era un dos en uno, pero un endiablado dos en uno que, como pudimos comprobar días después, nos dejó amargamente extenuados.

Llegamos al hospital a media mañana y, al contrario que con la primera visita, en la que nos equivocamos de pabellón, fuimos directamente al edificio de consultas externas, tercera planta, donde estaban situados los consultorios de Cardiología. La sala de espera era un vivo reflejo del metro en hora punta. Decorada con motivos infantiles y variadas mesas de juego para que los niños se entretuvieran, los voluntarios, siempre presentes, intentaban hacer la espera más amena, menos tensa para los que ansiaban que esa fuese la última visita al hospital.

Uno de los monitores, indiferente a nuestra ansiedad, con su sonido anodino y despreciable, no tardó en escupir el número de Hugo, número que llevamos marcado a fuego: ¡UIRM906!

Cogimos el carro en el que iba nuestro hijo, que ahora sí ya tenía un carro en el que pasear, y entramos en el pasillo, otro odioso pasillo, en donde de forma secuencial se suceden las diversas consultas de Cardiología. El doctor Bartrons, el reputado cardiólogo que salvó a Hugo del segundo *match ball* cuando este rozaba el abismo en la Maternitat, pasó por nuestro lado, distraído, cavilando qué válvula no funcionaba correctamente en el corazón de su último paciente. Nos dirigimos al consultorio 332. Elena me dejó tomar la iniciativa, por lo que fui yo quien picó en la puerta. Inmediatamente se escuchó un: «¡Adelante, entrad!». Abrí la puerta y allí estaba el doctor Pérez, que enseguida se levantó para estrechar mi mano.

—¿Qué tal, papis? Mejor en casa, ¿no? —inquirió caminando hacia el carro de Hugo.

—¡Sí, doctor!, aunque todavía con algo de miedo en el cuerpo, pero sin duda no hay nada como estar en casa —explicó Elena, que permanecía en segundo plano.

—Lógico —confirmó el médico—. Le vamos a hacer una ecocardiografía —continuó—, por lo que necesito que lo desvistáis y lo pongáis encima de la camilla, con la cabeza hacia arriba. Por cierto, uno de vosotros va a tener que ayudarme, porque imagino que no se va a estar quieto…

Por mi mente sobrevoló aquella ecocardiografía en la que el doctor Pérez me pidió sujetarle las manos a Hugo, algo que, en tanto lo hacía, yo sentí como un delito obsceno. Miré a Elena de reojo, pero ella no era la enfermera que esperaba… Desvestimos a Hugo y le quitamos el sensor del pulsioxímetro de una de las falanges del pie. Mientras lo sujetaba con suavidad, mirándolo a los ojos y susurrándole, una vez más, la canción de *L'Esquirol*, el doctor ya había esparcido el gel conductor por el pecho de Hugo y su corazón acelerado comenzaba a latir con inusitada fuerza a través de los altavoces del ecocardiógrafo.

Al terminar la prueba, Elena lo acribilló a preguntas, todas ellas en busca de una respuesta clarificadora que nos alejara del posible trasplante de corazón.

—¡Ahora, ahora, mami!, vestidlo y os explico —pidió el doctor, casi entre súplicas.

Nos sentamos enfrente del doctor Pérez, del que únicamente nos separaba un austero escritorio.

—¿Cómo lo has visto? —preguntó Elena con celeridad. También ella había comenzado a tutear a los doctores.

—Bueno, os cuento. Las aurículas continúan dilatadas. De hecho, en esto prácticamente no hay ningún cambio respecto a la última vez. Lo que sí he visto, esta vez con mayor detenimiento, es que la válvula mitral, la que separa la aurícula izquierda del ventrículo izquierdo, presenta un estrechamiento que bloquea el paso de la sangre oxigenada, y, bajo mi punto de vista, esta es la causante de la dilatación de las aurículas. Tomaros esto que os digo con cautela, pero yo…

Elena lo interrumpió súbitamente.

—¿Eso quiere decir que descartas la miocardiopatía esa… o cómo se llame? —preguntó ella con renovada expectación.

—Bajo mi punto de vista, sí. Lo que sucede es…

Lo volvió a interrumpir.

—¿Pero, y entonces, la dilatación que presenta la aurícula derecha, a qué es debida?

—Eso te iba a explicar, mami. Hugo también presenta una IT…

—¿Una IT?

—Sí, una insuficiencia tricúspidea en la cual la sangre baja en oxígeno regurgita del ventrículo derecho hacia la aurícula derecha. Es decir, sigue el flujo contrario que debería seguir, por lo que la aurícula derecha presenta también una dilatación anormal, aunque creo que es secundaria a la estenosis mitral, que así se llama la enfermedad que, insisto, creo que tiene Hugo. Eso es debido a que la parte izquierda del corazón trabaja con presiones altas al tiempo que la parte derecha, al trabajar con presiones bajas, es prácticamente secundaria.

El doctor cogió un lápiz y un papel en el que dibujó un corazón. Comenzó a explicarnos el flujo que seguía la sangre a través del corazón y el funcionamiento de las cuatro válvulas de este, y yo, que hasta ese momento había permanecido en absoluto silencio, digiriendo la explicación, me retorcí en la incómoda silla y le espeté:

—¡Nos estás vacilando, Álex! —Era la primera vez que perdía los papeles en Sant Joan de Déu.

El doctor Pérez, ligeramente más joven que yo, moreno, de tez blanca, barba cerrada pero bien rasurada, alzando la cabeza, enfocó mi mirada como el que enfoca un camino angosto y oscuro. No era una mirada de reproche, de regañina, sino una mirada de comprensión, de aquel que intenta transmitir lo mejor de sí mismo a unos padres faltos de esperanza:

—¡No, no te estoy vacilando! —murmuró para luego dejar caer el lápiz encima del boceto del corazón.

—Disculpa, Álex, es que…

Esta vez fue el quien interrumpió.

—¿Dime?

—No te lo tomes a mal…, pero el doctor Prada, el doctor Moreno y el doctor Carretero, todos ellos piensan que Hugo tiene una miocardiopatía restrictiva y tú, bueno, eso, tú… —Debido a la edad, unos quince o veinte años mayores, todos ellos atesoraban más experiencia que él.

—Lo entiendo, pero yo pienso que se trata de una estenosis mitral y el tiempo, ese juez que da y quita razones, lo acabará confirmando… —sentenció el doctor Pérez.

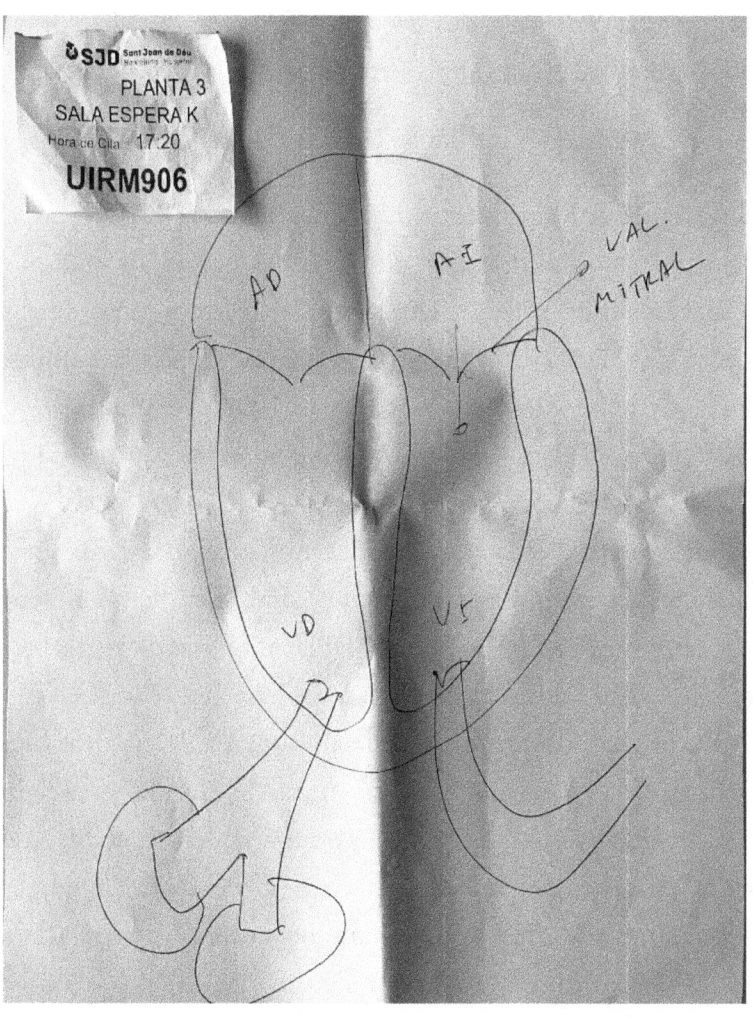

Antes de abandonar del despacho, Elena le lanzó la última inquisitoria:

—Una última pregunta, doctor. Tenemos un apartamento en Cubelles y no sé si sería recomendable…

El doctor no la dejó finalizar.

—¡Por supuesto! El aire de la montaña le irá bien…

La visita en Neurología fue prácticamente protocolaria. La doctora O'Callaghan nos dijo que en la segunda muestra de orina que le habían tomado a Hugo, los despreciables GAG continuaban alterados, por lo que nos tocaría seguir esperando.

Hugo yacía dormido, soñando con los tiempos espléndidos en los que era un bebé nacido sano, sin absurdas patologías que hicieran de él carne de cañón. Paula, ensimismada en los monótonos dibujos animados que la caja tonta expulsaba como si de balas de confeti multicolor se tratara. Nosotros, atribulados, hacíamos el equipaje.

—Habrá que llevar ropa de abrigo: ya sabes que en Galicia por las noches siempre refresca —pensaba en alto Elena—. Y muchos bodis para Hugo. Solo faltaría que ahora se nos constipe. En Galicia hay muchas cosas, pero no hay un hospital como Sant Joan de Déu. Y lo más importante, no nos podemos olvidar ninguna de las seis tetinas, no vaya a ser que, con el tiempo, necesite una más grande.

—¡De verdad, cuánto estrés, Elena! —mascullé en alto. Llevábamos cinco maletas henchidas de ropa, mucha de ella, quizás, nunca vería la luz del día—. ¡No sé cómo vamos a poder viajar así! Además, recuerda que ahora tenemos que meter el cochecito de Hugo.

—Bueno, no te preocupes, lo que no nos quepa se lo das a mis padres… —siempre recurríamos al plan B.

Fui al garaje. Tenía que acercar el coche para cargar las maletas. El fulgor del sol, a punto de extinguirse, era el culpable de que, a cada paso, una gota de sudor hiciera acto de aparición en mi frente. Algunos niños de edad temprana jugaban en la plaza de la Virreina con un balón que aparentaba estar en las últimas. Restos exiguos, pensé yo, de un curso que se había marchitado sin remedio. Las terrazas de la calle Torrijos, donde para muchos el atardecer no era más que el comienzo de una noche desatada, estaban colmadas de gente en busca de efímera diversión. Me costó cargar todas las maletas. Aun así, después de varias ecuaciones matemáticas, pude encontrar acomodo para el carrito plegado.

A duras penas pude conciliar el sueño, como ya era habitual, más en la víspera de tan largo viaje. Llevaba más de dos horas despierto, cuando, a las seis de la mañana, el despertador emitió su insufrible pitido.

—¡Venga, arriba, que nos vamos…!

Paula apenas protestó. Para Hugo, simplemente fue la continuación de un reparador sueño. Mi madre, en los asientos traseros, yacía meditabunda en medio de mis dos hijos. Paula, recostada contra su silla de viaje, emitía pequeños sonidos guturales. Hugo, desacostumbrado del chupete que nunca llevó, cogía la mano de mi madre con deleite y precisión, al mismo tiempo que quería despertar solo cuando fuera feliz, tal vez en Galicia. Elena, a mi lado, en el asiento del copiloto, como lo había estado siempre durante nuestra epopeya. Mis suegros, en su coche, justo detrás del nuestro, ponían el intermitente para entrar en la ronda de Dalt camino de la AP-2 dirección Lleida-Zaragoza.

Al pasar por la salida diez de la ronda donde el letrero que indica la salida de Sant Joan de Déu solo cobra vida para aquellos que alguna vez han visitado el hospital de la colina, un inevitable escalofrío recorrió mi cuerpo al tiempo que las farolas de la ronda de Dalt me hacían señas con sus luces amarillentas y descoloridas. «Por allí, Juan Carlos, por allí…».

No tardamos en enfilar el Penedés donde Pol nos guiaba desde su evocador pedestal precipitadamente conquistado tras una huidiza y atroz existencia. Lleida fue un sueño fugaz, en medio de una espesa y deplorable niebla donde solo había sitio para una princesa llamada Valeria, con un título honorífico, pero repudiable, ganado a base de tesón y ovarios, pues ella y solo ella era la princesa de Sant Joan de Déu.

Zaragoza, de soporíferas tardes y tórridas noches, pasó como el agua por el desierto de los Monegros, inexistente. Solo Urbez era capaz de dibujar un amorfo mapa en donde poder localizarla. Logroño, con la calle Laurel, que supusimos repleta de un gentío degustando unas copas de un aflorado y aterciopelado rioja, y Burgos, en donde una muchedumbre esperaba su turno para entrar en la soberbia catedral. León, a lo lejos, me pareció más evocadora que nunca. Las montañas del Bierzo ya se destacaban a lo lejos y la brisa me traía susurros mágicos de un verde infinito. Nos acercábamos a Galicia, paraíso soñado, entrañable, que por momentos solo cobraba vida propia en mis sueños. Antes de divisar tal paisaje, nos habíamos parado hasta cinco veces. Hugo tenía que hacer sus tomas de manera puntual y nosotros teníamos que reposar momentáneamente de un viaje largamente soñado.

—¿Y si le pasa algo aquí en medio de la nada? —preguntó Elena sobresaltada.

—No le pasará nada, amor, nada, ya lo verás…

Olía a fresco, a límpido aire en forma de brisa tardía. Las montañas con formas evocadoras se iban sucediendo, una tras otra, imperecederas, sin fin. Luego de casi doce horas de viaje, el sol se rendía y comenzaba a descender. Valdeorras, a orillas del Sil, ya no parecía tan abrasadora como presume. En San Clodio comenzamos a ascender en dirección Castro Caldelas, uno de los sesenta pueblos más bonitos de España. Pasamos por Torbeo, donde las noches de verbenas pasadas parecían flotar como cumulonimbos invisibles y la temperatura caía de manera brusca. Apenas dieciocho grados y bajando. Seguimos subiendo y en el instante en que oteamos el cartel que indica Castro Caldelas, no puedo frenar mis impulsos, guardados bajo pétrea llave durante más de tres meses y que creí que alguien había arrojado al más horrendo vacío. Frené en seco el coche y cogí a Hugo en brazos.

—Juan Carlos, que aquí no es Barcelona, que hace frío. —Me reprendió Elena.

En medio de un frondoso pinar, con un verde prado conquistado por docenas de vetustos carballos en el que las vacas pastaban a su antojo, donde un ponzoñoso jabalí acababa de cruzar la carretera en busca de su próxima presa y las inconquistables montañas en el horizonte parecían vomitar nubes con formas surrealistas, tapado con una manta de viaje, levanté a Hugo por encima de mi cabeza y le solté a bocajarro, mirándolo a esos ojos llenos de dulzura que hasta en seis ocasiones creí que se apagarían para siempre:

—¡Esta tierra es la tierra de tus antepasados!

El amargo pitido del odioso pulsioxímetro me acababa de despertar. Eran las siete de la mañana y noté la almohada mojada. «Me cago en la puta, estaba soñando, joder…, un sueño mojado». Miré a Hugo. Dormitaba boca arriba con los brazos extendidos como un soldado durante su rendición. Dormir en cama extraña siempre me había costado y la cama de Cubelles realmente era una cama extraña. Habíamos llegado ayer a última hora y hoy, nueve de agosto, era nuestro primer día oficial de vacaciones. Hacía tiempo que habíamos descartado viajar a Galicia, por lo que Cubelles era un mero consuelo eufemístico en medio de nuestra tormenta.

Únicamente regresamos a Barcelona cuando agosto se consumía como un cigarrillo barato o, como aconteció el veintidós de ese mes, en que teníamos programada la primera visita en el Centro de Desarrollo Infantil y Atención Precoz (CDIAP). Ese día hicimos un atrevido y osado viaje de ida-vuelta entre Cubelles y Barcelona.

Por motivos obvios, nos había tocado el CDIAP Fundació Eulàlia Torres de Beà, situado en pleno corazón del barrio de Gràcia. Elena y yo entramos en la fundación con nuestro flamante carrito, desde el que Hugo, despierto como un enano en día de circo, nos dirigía miradas de complicidad. Probablemente pensó que aquí comenzaba su recuperación.

No tardó en recibirnos el fisioterapeuta que Hugo tenía asignado. Moreno, jovial, barba cerrada, sonrisa transparente, destilaba comprensión por los cinco costados.

—¡Soy Enric, el fisioterapeuta que os va a echar una mano con la recuperación de Hugo! —Vestía una camiseta azul cielo—. ¿Supongo que habréis traído el expediente de vuestro hijo?

—Enric, te va a sorprender, a lo mejor no de forma gratificante… —afirmé a continuación de entregárselo en mano.

—¡*Don't worry*[66], estoy hecho a todo…! —exclamó Enric mientras abría el sobre marrón claro con el expediente de Hugo.

Extenso, engorroso de digerir, muchas veces incomprensible y lacrimoso, Enric había abierto la caja de los truenos. Comenzó leyendo despacio, ensimismado, embadurnado de un aire de autosuficiencia de aquel que cree haberlo visto casi todo, porque a ciencia cierta, en la Fundació, todo o casi todo había sido posible. Pero llegó Hugo, Superhugo, como lo llamaban en Sant Joan de Déu, y solo de ahí

---

[66] ¡No te preocupes!

podía venir. Conforme avanzaba en el relato, su cara se transformaba en una mueca grotesca que hacía presagiar lo peor. Se revolvió en su silla, atónito, incrédulo, su frente se arrugaba de forma improcedente y su boca se encogía en señal de duelo. Apenas leyó una página y media de las casi cuatro que componían el sideral informe de Hugo.

—¿Pero… y el niño de este informe está vivo? —preguntó inmediatamente después de dejar caer el expediente encima de la mesa como el que se quita un enorme peso de encima.

—Sí, claro, está aquí con nosotros… —afirmé bajando la capota del carro de Hugo.

—No, no, no…, me estáis tomando el pelo, ¿verdad?

—¡Te presentamos a Superhugo! —Elena lo cogió en brazos teniendo cuidado con el cable del pulsioxímetro.

Enric Gras Llinares, para nosotros simplemente Enric, no presumía de capa blanca, pero sin lugar a duda fue otro superhéroe que contribuyó a que la recuperación de Hugo, luego de tres largos meses ingresado en Sant Joan de Déu, se realizara en el menor tiempo posible. Dio lo mejor de sí mismo y se volcó en ello. A fe que lo consiguió.

19. La adoración perpetua

El día de la adoración perpetua salí de casa con suficiente tiempo para no llegar tarde a la misa de las once de la noche. Era el primer día y, naturalmente, hubiera sido un despropósito llegar a destiempo. Nada nuevo al pasar por la plaza de la Vila de Gràcia; tan concurrida como un día de San Fermín, incluso a alguno le empitonarían una multa por exceso de alcohol. Sobrepasadas las diez, la circulación era liviana. No tardé en llegar a la carretera de la Rabassada y encarar la sinuosa subida hacia el Tibidabo. La carretera canalla, que en sus años mozos fue testigo de diversas carreras como las que la burguesía catalana, agrupada bajo el nombre de Peña Rhin, organizaba a principios del siglo XX, ofrecía un aspecto desangelado. Apenas algún coche con unos míseros faros que ni tan siquiera alumbraban más allá de varios metros de distancia. Las luces, a ambos lados de la carretera, emitían destellos anacrónicos que, al reflejarse contra el decrépito asfalto, te trasladaban a tiempos pretéritos en donde las multas por exceso de velocidad eran veleidades de señoritos ricos a quienes, entre calada y calada de un buen habano, el pie se les trastabillaba con el acelerador.

Me acordé del consejo de Juan Fernández: «Justo al pasar el Gran Hotel La Florida (un cinco estrellas con la mejor vista de Barcelona) giras a la derecha y subes en dirección a la plaza del Tibidabo. No se te ocurra seguir como si fueras al aparcamiento público del parque», me había explicado con detenimiento.

Dejé el coche en medio de la plaza. Por una incongruente y maldita vez en mi vida entendí el significado de la expresión *rock star parking*[67]. Bajé pausadamente del vehículo, degustando el momento, lamiéndome las heridas de noventa días vividos hasta la extenuación en el hospital de la colina. Me acerqué a un lateral de la carretera de Vallvidrera y, justo desde ahí, desde una posición de superioridad privilegiada, pude contemplar cómo una adormecida Barcelona refulgía en la cercanía reflejando sus millones de variopintas lucecitas contra un cielo sibilinamente estrellado. Miré arriba; probablemente Pol me estaría contemplando. Pensé en si Hugo dormiría. Intenté, sin éxito, divisar Sant Joan de Déu. Supuse que Valeria seguiría intentando respirar por sí misma. A Urbez y a Juan Miguel se les veía contentos, saboreando las mieles de los triunfadores, de los que, a pesar de haberlo pasado jodidamente mal, se sabían ganadores.

Los más de quinientos metros de altitud me jugaron una mala pasada y un brisa traicionera hizo que me cruzara de brazos. Fue entonces cuando pude comprobar cómo el coche de un adorador nocturno aparcaba alevosamente demasiado cerca del mío. Aparté la pesada puerta lateral del Templo Expiatorio de la Sagrada Familia y piqué en el timbre. Un ring-ring atronador resonó en todo el templo. Juan, quién si no, salió a abrirme. Náuticos, pantalón tejano, camisa remangada y su sempiterna blanquecina cara, como si el verano no fuera con él.

—¡Hombre!, ¿qué tal estás? ¿Lo has encontrado bien? —Su nariz aguileña me apuntaba sin maldad.

—¿A qué te contesto primero, Juan? —Le di un fuerte abrazo.

—Sígueme.

Subimos unas maltratadas escaleras; apenas cuatro peldaños para llegar a una estancia sobria, solemne, en donde dos soberbios cuadros lo ocupaban casi todo. En uno de ellos sobresalía la erguida figura de

[67] *Parking* de estrella del rock

don Juan Bosco, fundador de Los Salesianos. Su mirada, límpida y atrozmente directa, te transmitía paz y sosiego. En otro, la adusta cara de Dorotea de Chopitea, católica chilena que fue promotora de las obras de san Juan Bosco en Barcelona, te miraba de reojo recordándote que sería difícil que no te durmieras, aunque solo fueran cinco minutos, durante la vigilia de adoración.

Uno a uno, Juan me fue presentado a todos los adoradores. El padre Joaquín Petit, de los Legionarios de Cristo, al que saludé con especial empatía, sería quien oficiaría el servicio religioso. Después de resumirles nuestra epopeya en unos míseros minutos —sin resquicio a la duda, Hugo se merecía mucho más—, Juan, lacónico, socarrón, un aventurero de la palabra fácil, con las dedos de sus manos entreabiertas, masculló:

—¡Ah, y a todo esto, está vivo…!

Suspiros, mitad de alivio, mitad de admiración resonaron huecamente dentro del adormecido templo del Tibidabo.

—¡Lo habéis tenido que pasar soberanamente mal! —exclamó uno de los adoradores, que ya llevaba entre manos el manual de la adoración nocturna.

Dentro de la cripta, una reverberante luz nos indicaba que la capilla de la adoración perpetua estaba próxima. Excavada en la misma montaña tras concluir la despiada guerra civil española, estaba formada por tres naves divididas por columnas. En la de en medio, el santísimo sacramento lucía resplandeciente cual tesoro visible solo a los que, con devoción e ímprobo esfuerzo, subían todas las noches para mimetizarse con él. Nos situamos en la nave de la derecha preparados para la solemne misa que el padre Petit, ya con la vestimenta de sacerdote, presidiría.

En la brillante homilía, lúcida, perspicaz y atinada como pocas, el sacerdote nos habló del devenir cotidiano, de la certeza de que cada día es un día nuevo en el que esforzarse está sobrevalorado, un día nuevo para aprender de nuestros ancestrales errores y, sobre todo, nos habló de lo enmarañado que es el pecado, en el que todos hemos caído alguna vez.

—El que esté libre de pecado, que tire la primera piedra —rezongó con el dedo en alto. Antes de finalizar tan fulgurante plática, con el rostro pétreo, afirmó:

—¡Aquí, en lo alto, los que venís a arrepentiros! Los piadosos, aunque —en su reflexivo rostro relució un enigmático amago de sonrisa— también veo algún que otro pícaro… —afirmó cerrando el libro de la adoración perpetua—. ¡Abajo, la Babilonia! —sentenció.

Acabada la misa nos dirigimos a la sala de adoradores. En tanto tomábamos un pequeño refrigerio, el Presi, que así llamamos al más antiguo del turno, comenzó a repartir los turnos de adoración.

—Es la primera vez que vengo, por lo tanto, el que quieras… —respondí servicialmente a la crucial pregunta acerca de qué turno prefería

Me tocó en suerte de 03:40 a 04:30 horas. Como las imaginarias que hacía en el servicio militar, pensé absorto admirando las coquetas luces que la ciudad proyectaba en el risueño horizonte de una urbe que, al igual que New York, nunca duerme. Hablamos y hablamos y, con pelos y señales, les relaté a todos la tremebunda epopeya de Hugo. Conté hasta donde pude contar, porque la odisea aún no tenía un final claro. Los profundos nubarrones acechaban impunemente a la vuelta de la esquina. Cuando ya todo se convirtió en un estremecedor y yermo silencio en el que cada uno descansaba a su absurda manera, volví a girar la cabeza para mirar a través de una de las oxidadas ventanas de la sala de adoradores. Barcelona permanecía inmóvil, desfigurada a través del tiempo, absorta en denodadas disquisiciones que nunca llevaban a buen puerto. Solo los pináculos de la Sagrada Familia, sonrientes, en construcción perpetua, simulaban ser afortunados en espera de un prometedor futuro. Con las ventanas abiertas, «no vaya a ser que tengamos calor por la noche», pensamos erróneamente, una brisa gélida y atormentada hizo acto de presencia en la entumecida sala de adoradores. Tuve que bajarme las mangas de la camisa y cruzarme de brazos. Era la única manera de protegerse de los rescoldos de un verano que se preparaba para un impropio adiós prematuro. Escuché unos aterciopelados y mansos susurros que la brisa traía en volandas, a cuentagotas, provenientes de lo más profundo y recóndito de la ciudad de los prodigios, donde los aquilatados descendientes de Onofre Bouvila habían hecho su agosto. Era la indefensa y atiplada voz de Hugo.

—No te preocupes por mí, papi, estoy con mami, ahora ya no tiene miedo. Nunca más lo tendrá… ¡Te lo prometo! Intenta descansar y reza mucho, pero, sobre todo, reza en alto para que Jesús te escuche…

El miserable móvil, compañero inseparable de penas intangibles, comenzó a sonar en medio de la crepuscular noche. Faltaban cinco minutos para que comenzara mi turno y no había conseguido dormir ni tan siquiera unos míseros instantes. «Barcelona bien vale una misa», pensé para mis adentros mientras el sueño me mortificaba…

La noche en el Tibidabo me dejó extenuado. Llegué a casa sobre las siete de la mañana y no tuve más remedio que echar una cabezada al mismo tiempo que el barrio de Gràcia se desperezaba lentamente. Por una estúpida vez, me alegré de haber regresado de nuestras escasas vacaciones en Cubelles. Solo el hecho de pensar en hacer el trayecto en coche, medio dormido, desde el Tibidabo a Cubelles, me producía pánico.

Una vez finalizado mi período vacacional, el martes dos de septiembre llegué a la oficina somnoliento, aturdido por la contaminación y la nebulosa de gases que de forma descarada flotaban sobre el cargado ambiente de Barcelona. Luego de los habituales saludos que preceden a las ya olvidadas vacaciones, busqué un sitio donde acomodarme. Tenía reunión de seguimiento con mi responsable. Sonó el móvil: era mi mánager que me decía que estaba en la quinta planta y que en cinco minutos ya podía subir.

Entré en la sala, la que más adelante me pareció una sala de torturas y, a tenor de los hechos, así fue. Intercambiamos un frío saludo. La relación profesional seguía congelada. Comenzó repasando la consecución de objetivos, que ya de por sí no era boyante. Ahí no me quedó más remedio que agachar la cabeza, sabedor de que los números, a pesar de que lo intenté por activa y por pasiva, casi nunca engañan.

—La cartera de clientes y la situación no da para más… —argumenté al tiempo que ella tomaba unos inservibles apuntes.

—Sí, pero lo que más me preocupa es tu actitud. Tienes un gran problema de actitud, Juan Carlos… —afirmó sin ningún empacho.

—¿De actitud? —Puse cara de póker, de no entender nada…

—¡Sí! —volvió a enfatizar dejando caer el bolígrafo encima del cuaderno de apuntes—. Tu actitud de cara a la compañía, es muy sencillo de entender. —Hablaba como si, de repente, yo me hubiera transformado profesionalmente.

—Disculpa, insisto, no sé a qué te refieres… —Su pertinaz argumento comenzaba a mosquearme.

—Sinceramente, no te veo mucho futuro en la compañía. —Sonó a una velada amenaza mezclada con una predicción…

En ese preciso momento, justo después de unas vacaciones extrañamente anormales, cuando todo se perfilaba para un nuevo curso escolar, me di cuenta de que mi tiempo en Vodafone había sucumbido al maremoto que la epopeya de Hugo nos trajo. Estaba plenamente convencido de que mis días en la compañía tocaban a su fin. Perdía el pulso sin remisión.

—¡Quizás tienes razón! Debería de haberme cogido la baja en su momento. Porque me la ofrecieron una y otra vez. Y todas ellas la rechacé, por convicción, por principios y, por qué no, por pelotas. Quizás aún debería seguir de baja, como hubiera hecho la mayoría. Quizás… esta reunión nunca debería haberse producido —argumenté en un tono que, incluso para ella, fue meridianamente perceptible.

No tenía ganas de nada, apático y desquiciado por lo que acababa de vivir, decidí emprender el camino de vuelta a casa. Entre tomarme un café con el equipo —con ella presente— y marcharme a casa a teletrabajar, escogí la segunda opción.

Decidimos acompañar a Paula en su primer día de colegio y, cómo no, llevar con nosotros a Hugo para que todos aquellos que nos habían preguntado por él pudieran conocerlo. Llegamos con antelación y la sorpresa para los que pensaban que la odisea de Hugo era un simple y poético cuento infantil era mayúscula y soberbia cuando, con sumo cuidado, con un mimo sobrenatural, levantaban la capota del carro y allí, ensimismado, exquisitamente ausente, estaba él. Hugo siempre sonreía, perfecto conocedor de que la vida era un furioso regalo. De eso, él sabía mucho. Paula no soltaba el carro ni a sol ni a sombra. Era su hermanito el que allí yacía, el hermanito al que —esa aciaga noche de San Juan cuando, sin excepción, todos vimos la tragedia reflejada en los ojos del otro— ella intentó conseguirle el «móvil de Caillou».

A mediados de mes acudimos a una nueva ecocardiografía. La incógnita se mantenía. Uno, porque en realidad solo era uno, el doctor Pérez apostaba por una estenosis mitral, y el doctor Carretero —al igual que algunos colegas— continuaban apostando por un miocardiopatía restrictiva, de modo que aún no podíamos descartar que Hugo necesitase un corazón. Eso nos mantenía con el alma en un puño, preocupados en exceso por un futuro amargamente incierto. La margarita seguía sin deshojarse; permanecía entera, vistosa y reluciente. Solo la presencia del doctor Carretero durante la realización de la ecocardiografía difirió del resto de pruebas anteriores.

—Para mí es bastante evidente que Hugo presenta un miocardiopatía restrictiva —afirmó convencido el doctor Carretero.

El doctor Juan Manuel Carretero Bellón pasó a engrosar nuestra lista de superhéroes. Cercano y conocedor de la tragedia por la que atraviesan los padres que acuden a Sant Joan de Déu, más que un avezado doctor al que poder acudir, fue un miembro más de la familia.

Finalizó el mes de septiembre, en el que el tiempo dio un giro radical y las primerizas tardes otoñales comenzaron a hacer acto de presencia. Tardes que inicialmente eran extensas, y conforme avanzaba el mes se hacían más cortas, se diluían con el enrevesado discurrir de los días en los que una tensa espera nos carcomía por dentro. Aún seguíamos en ascuas y pensando que los abominables GAG nos podían jugar una mala pasada. Y, si estos fallaban, tal vez sería el corazón de Hugo el que finalmente nos diera la estocada de gracia. Semiacostumbrados a la monótona y feliz dichosa rutina diaria, los días del calendario avanzaban sin pausa, solo esperando recibir una rutilante llamada en la que nos confirmaran que Hugo no tenía ninguna detestable patología, y que ya podíamos, felizmente, encerrar nuestra epopeya en el oscuro baúl de los recuerdos, a pesar de que Concha ya nos había anticipado que no cantáramos victoria tan rápido. Las cartas no engañaban y, perversas en su concepción, mostraban unos siniestros nubarrones a la vuelta de la esquina.

Lo que sí llegó, al igual que en el mes de septiembre, fueron nuevas y agónicas visitas de seguimiento en Sant Joan de Déu. Ninguna de ellas nos sacó de dudas. Es más, la visita en Neurología nos dejó un pesado y amargo resquemor cuando la doctora O'Callaghan nos confirmó, por tercera vez consecutiva, que los GAG habían vuelto a salir alterados, por lo que todos los indicios señalaban que Hugo podía tener una horrenda enfermedad degenerativa.

—Vamos a enviar los resultados a un laboratorio especializado en Madrid —afirmó—. De todas maneras —prosiguió en tono reverencial—, os tengo que avisar que estos tardan bastante. No nos queda más remedio que esperar y darle tiempo al tiempo…

—¿Cuánto, doctora? —inquirió Elena angustiada.

—No menos de un mes…

Un largo y sufrido mes de agónica espera, pensé yo.

A mediados del mes de octubre, mi madre emprendió viaje a Galicia. Según lo que le había dicho su prima de la aldea, María Jesús, las castañas caían a borbotones de los arcaicos y caducos árboles, por lo que era una buena oportunidad de hacer un dinerillo vendiendo las tan afamadas castañas gallegas.

Le debía un almuerzo a un compañero, por lo que decidí invitarlo a comer en uno de mis restaurantes preferidos: gallego, como no podía ser de otra forma. Cuando este me explicaba que la noche anterior su hijo había llegado a treinta y nueve grados de fiebre, yo, con cara de póker, lo escuchaba distraído.

—¡Seré gilipollas…, contarte a ti esto, luego de todo lo que habéis pasado! —exclamó él.

—Bueno, tranquilo, no pasa nada. Es normal que estés preocupado… —afirmé con voz comprensiva quitando hierro a la situación.

El lunes veinte de octubre comencé el postgrado de Iniciativa Emprendedora en la EOI (Escuela de Organización Industrial). Aún a día de hoy, desconozco los verdaderos motivos por los que me inscribí en dicho postgrado y más sabiendo que el máster se había convertido en una arrogante pesadilla de la cual nunca creí salir indemne. Tal vez fue la entrevista que tuve con Gerard Martorell, coordinador del postgrado, la que me hizo cambiar de opinión y dar un paso hacia adelante. Acaso el hartazgo y el hastío que se instalaron en mi vida profesional justo después de aquel verano en el que las ilusiones se pudrieron sin resquicio de esperanza, hicieron que me planteara tomar un rumbo profesional completamente diferente. Recuerdo con cierto cariño y una ñoña morriña la entrevista con Gerard Martorell. Afable y cercano, con un currículum envidiable tanto en el ámbito privado como en el de la enseñanza, justo antes de terminar la corta pero provechosa primera toma de contacto, simplemente me preguntó:

—¿Qué sueño quieres cumplir cuando seas mayor?

Me esperaba cualquier pregunta, pero nunca esa…

—¡Conducir un descapotable por la ancestral Galicia! —exclamé de forma súbita.

Así fue como, sin quererlo, como quien dice, a trompicones, volví al aula diecinueve de la UB (Universitat de Barcelona) una anodina y enfurruñada tarde de finales de octubre.

No sé cómo amaneció el día de mi cumpleaños, y no lo sé, porque estábamos recluidos a cal y canto en un box de urgencias de Sant Joan de Déu, a donde llegamos con Hugo en torno a las cuatro de la mañana. Justo el día anterior, el maldito pulsioxímetro no supo ni quiso callarse un solo instante. Hugo, en ciertos momentos, saturaba por debajo del 90 %, y eso, según lo que nos habían transmitido los médicos y seguíamos a pies juntillas, era signo de que algo se había torcido. En paralelo, ya era el segundo día que rechazaba el biberón; apenas unos minúsculos sorbos. Tampoco había que tener muchas luces para darse cuenta de que presentaba un tiraje subcostal mucho más exagerado que lo habitual en él. Como si cada respiración se tratase de una carrera de fondo en la que el próximo metro fuera inalcanzable.

Era tarde y Paula dormía placenteramente. Decidimos llamar a mis suegros —cogieron el móvil acongojados, como si esa llamada fuera el final—, y le dijimos a Odilo que viniera a dormir con Paula para podernos llevar a Hugo a Sant Joan de Déu. Angelines, desde la llamada, pasó la noche en blanco. Elena, algo más entera de lo que me esperaba, aún creía que no éramos acreedores de tanta ignominia. Una vez allí, cruzó el triaje inicial de urgencias como una bala supersónica; Hugo tenía preferencia, por desgracia, en casi todo. Su abultado expediente, marcado por la fatalidad, no se prestaba a la confusión. A continuación de una auscultación inicial, la pediatra de guardia —joven, extrañamente despierta para ser casi las cinco de la mañana y con la concentración dibujada en su rostro—, nos preguntó si sabíamos qué medicamentos tomaba Hugo:

—De los ocho prescritos con los que nos fuimos la última vez, creo que solo le quedan tres: espiro, furosemida y… ¡joder!, no me acuerdo del otro… —bramé dentro del reducido box.

—¡Tranquilo, papi! Reviso el expediente. No sufras… Para eso están los ordenadores. —Tecleó mirando la pantalla—. ¡Propanolol…!, ese es el que faltaba —exclamó con satisfacción.

La doctora salió del box y volvió en apenas unos minutos:

—Creo que Hugo tiene una simple bronquiolitis —afirmó—. Por lo que he podido comprobar durante la auscultación, presenta unas leves sibilancias respiratorias, por tanto, vamos a realizarle una nebulización de bromuro para ver cómo evoluciona. Una vez finalizada, lo volveré a auscultar y a partir de ahí, vemos. ¿Okey, papis? —nos interrogó segura de sí misma.

Así fue como, después de tres nebulizaciones que se espaciaron durante algo más de noventa minutos, nos dieron el alta cuando el sol ya despuntaba en el horizonte.

Llegamos a casa agotados por una noche que, al igual que otras muchas, pasamos en vela. Hugo, como era de esperar, se durmió durante el viaje de vuelta y ni tan siquiera el brutal sonido que emitió el claxon de un desesperado taxista consiguió despertarlo. Odilo y Paula ya habían dado buena cuenta del almuerzo y esta última devoraba de manera ensimismada la última aventura de Bob Esponja. Quiso despertar a su hermanito, pero la agilidad de Elena —sorprendente para no haber pegado ojo en toda la noche—, evitó que hiciera llorar a Hugo. Luego de la ajetreada noche, no era cuestión de enfadarlo.

Antes de que mi mujer se dirigiera, llevando a Hugo en brazos, a la cama —yo tenía que trabajar—, Paula, risueña y extrovertida, me gritó:

—¡Feliz cumpleaños, papi! ¡Te quiero mucho!

Pensé que ese día lo pasaríamos por completo en Sant Joan de Déu, pero afortunadamente me equivoqué. Abracé a Paula tanto como pude mientras le daba un certero beso en su mejilla derecha. Ella, consciente de nuestras idas y venidas del hospital de la colina, con la inocencia colgando de sus límpidos ojos castaños, me preguntó:

—¿Crees que algún día podremos —ella se incluía— dejar de correr por Hugo?

Esa pregunta me dejó profundamente abatido.

Paula y mi suegro salieron en dirección al colegio. Acompañé a Elena a la cama. Se recostó en el lado derecho con Hugo justo a su lado. Baldado tras una noche trajinado de un sitio para otro, dormía placenteramente ajeno a nuestras disquisiciones. Elena me pidió que aunque solo fuera por un momento me acostara con ellos. Lo hice en el otro lado de la amplia cama de metro cincuenta. Ellos ya estaban tapados, y yo, con mi mente ligeramente distraída en el comienzo de la jornada laboral, lo hice con sumo cuidado, intentando no importunar el sueño de tan bizarro campeón.

Nuestras manos se entrelazaron por encima del milagro de vida que significaba Hugo. Elena, con una lágrima que comenzó a resbalar por su abúlica cara, parecía absorta contemplando a un ser de otra galaxia. Su larga cabellera castaño oscuro cubría buena parte de su rostro. Los acontecimientos vividos los últimos meses le habían jugado una mala pasada y, sin saber por qué —había reducido la ingesta de alimentos a la mitad—, se engordó de forma súbita. Con mi mano izquierda limpié esa solitaria lágrima que amenazaba con llegar hasta la sábana. Hugo no tardó en emitir un consciente e interminable suspiro, sabedor de que nuestra epopeya se encaminaba irremisiblemente hacia un camino todavía más lúgubre. Elena, usando para ello un nimio y magno susurro, me dijo:

—A qué es bonito…, ¿verdad?

—¡Sí, lo es, mucho, Elena…, lo es…!

—¡Dime que todo irá bien, por favor…! —No era una exclamación, Elena imploraba.

—¡Sí, te lo juro por lo más sagrado…! ¡Todo irá bien…! Ahora duérmete…

Así, en esa posición, con una de nuestras manos entrelazadas, nos quedamos dormidos, hasta que el móvil, que había abandonado a su suerte encima de la mesita, emitió tres atronadores pitidos seguidos. Me sobresalté y mi mano izquierda soltó la mano derecha de Elena, que quedó reposando sobre el escuálido cuerpo de Hugo, que aún dormitaba profundamente. Me incorporé. ¡Eran casi las doce de la mañana! No sabía, o quizás sí que lo sabía, cómo había podido quedarme dormido, pero la realidad era esa. Sentado en la cama desbloqueé el móvil. Era un mensaje de Albert… Supuse que me preguntaría por Hugo y al mismo tiempo me haría partícipe de que los tiempos de esplendor, en los que Valeria jugaba feliz en los verdes y acolchados campos de Almenar, en Lleida, ya hacía meses que habían comenzado.

—*Joan Carles, per fi som a casa…! Ja era hora…! Espero que l'Hugo estigui bé. Petons de la Valeria, Dori i Albert.*[68]

Tuve que frotarme los ojos en varias ocasiones, no fuera ser que estuviera interpretando erróneamente el wasap de Albert o simplemente que mis extenuadas neuronas, apáticas después de la noche vivida, me estuvieran jugando una mala pasada. Salí de la habitación en dirección al salón y me dejé caer lívidamente en el sofá. Intentaba hacer memoria y acordarme de cuándo había nacido Valeria, pero por más que buscaba dentro de mi desnortada cabeza, era incapaz de recordarlo. Solo sabía que, eso sí que lo sabía a ciencia cierta, cuando nosotros aterrizamos en Sant Joan de Déu por primera vez, ella ya llevaba un par de meses ingresada. Salí al balcón y pude ver que una manada de famélicas palomas hacían un corrillo infernal alrededor de una estrambótica anciana que les arrojaba comida como el que se arroja al vacío, sin apenas esperanza. El suelo se llenó de mugrientas migas de pan, y en ese preciso momento fue cuando mi maltrecha cabeza se acordó de que Valeria nació el veinte de febrero de 2014. Hoy,

---

[68] Juan Carlos, ¡por fin estamos en casa…! ¡Ya era hora…! Espero que Hugo se encuentre bien. Besos de Valeria, Dori y Albert.

veintidós de octubre, transcurridos ocho meses y dos días desde que vio la luz, pisaba por primera vez Almenar. ¡Ave, Valeria!

Las primeras semanas de un noviembre que amenazaba con convertirse en un mes prescindible, transcurrieron entre visitas al CDIAP, donde Enric ponía lo mejor de sí mismo para acortar la recuperación de Hugo, y las clases del curso de Iniciativa Empresarial, que se repetían dos veces por semana. En este último, coincidí con un compañero del recientemente finalizado máster, Jordi Franco, responsable de ventas en un grupo industrial, quien tenía en mente exactamente el mismo plan de negocio que yo: montar unas pistas de pádel, algo que por entonces apuntaba con convertirse en el nuevo maná de los emprendedores. En la segunda clase del postgrado, en donde tuvimos que votar los proyectos que creíamos más viables, fue precisamente su voto positivo a favor del proyecto llamado «Pistas de pádel» el que decantó la balanza. A partir de ese momento, nos pusimos a buscar posibles enclaves para nuestras pistas de pádel, así como ajustar y pulir hasta el último detalle de un concienzudo y elaborado plan de negocio.

El trece de noviembre me comunicaron —porque la llamada la recibí yo—, una de las pocas noticias positivas de las que podíamos presumir luego de tan largo trecho de penosidades y deplorables contrariedades que nos habían llevado a pensar que nunca jamás saldríamos indemnes del hospital de la colina. Comía con tres compañeros de Vodafone y en la pantalla del móvil apareció, imprevisiblemente, el número de la doctora O'Callaghan. El nerviosismo y la inquietud, en busca de una presa fácil, me agarraron con fuerza en el instante que dejé caer sobre la mesa los restos de la aceitosa hamburguesa y salí a toda velocidad del bar.

—¡Buenas tardes, doctora! ¿Pasa algo? —susurré con voz trémula.

—Sí pasa, Juan Carlos. —Una insignificante pausa me hizo temer el más horripilante de los abismos, pero el tono meloso de su voz dio un giro radical—. ¡Pasa que Hugo no tiene nada! ¡La prueba de los GAG ha salido negativa! —afirmó a pleno pulmón al tiempo que hacía un indescriptible gallo con la voz rota por la emoción.

Brinqué, corrí, suspiré, pataleé y, una vez más, lloré y volví a llorar, porque de eso se trababa nuestra epopeya, de llorar; algunas veces, las menos, de felicidad; otras muchas, de tristeza. Tras darle las gracias en innumerables ocasiones, colgué la llamada y entré en el bar donde David «Pipo» Llobregat y Armand Peña me esperaban expectantes. Con los ojos vidriosos, les dije que Hugo estaba libre de desarrollar una enfermedad hereditaria. Dejé sobre la mesa un billete de veinte euros para pagar mi parte de la comida y salí de allí como alma que lleva el diablo. Ellos simplemente murmuraban: «¡Joder, lo que ha pasado este chaval, solo lo sabe él...!». Necesitaba decírselo a Elena, pero no por teléfono.

La doctora María del Mar O'Callaghan Gordo formó parte del cupo de superheroínas asignadas a la salvación de Hugo. Desde el primer momento, se puso en nuestra piel y nos acompañó por ese oscuro túnel que significaba la posibilidad de tener una enfermedad de las llamadas «raras». Fue una luz brillante que nos iluminó durante esa pesadilla.

Llegué a casa de mis suegros, donde Elena, distraída, ensimismada en qué maldición nos traería el futuro inmediato, miraba a Hugo con la pasión con que solo una madre, que ha visto como todo se esfumaba en incontables ocasiones, puede mirar a su hijo.

—Elena, cariño, tengo que decirte algo… —Me puse en cuclillas delante de ella—. Estamos libres de una enfermedad hereditaria. ¡La prueba de los GAG ha salido negativa!

No dijo nada. No parpadeó. No hizo ninguna mueca que delatara dolor o alegría. Sus ojos color castaño permanecieron clavados en los míos. En silencio, tan llorosa como yo lo volvía a estar en ese momento, se abrazó a mí como si no hubiera un mañana, sabedora de que nos habíamos quitado una enorme losa de encima. Permanecimos así durante unos minutos y solo un movimiento inverosímil de Hugo hizo que volviéramos a la realidad. Ahora, ya «solo» nos quedaba el corazón…

Así llegamos al diecisiete de noviembre, día en el que teníamos la ecografía transesofágica. La angustia y el desasosiego con el que nos levantamos esa mañana nos echó de casa mucho más temprano de lo que hubiéramos querido. La prueba estaba programada para las doce del mediodía y pensamos, erróneamente, que tal vez podrían adelantarla y así acabar de una vez para siempre con nuestra maldita congoja. El día, gris ceniza, en cierta manera terroso a más no poder, nubló nuestra mente con una intangible niebla que nos advertía con voz rastrera que algo no iba a salir bien.

No pudieron adelantar la prueba y tuvimos que esperar hasta bien entrado el mediodía, no sin antes tomarnos varias tilas, para ver reflejado en una desagradable pantalla el número que Hugo se había ganado a pulso durante muchos meses de padecimiento: ¡UIRM906! Consultorio 332. Avanzamos por el pasillo de consultas cardiológicas hasta el mencionado despacho. Allí, abstraídos, con la mirada fija en el ecocardiógrafo, revisando el anormalmente difuso historial de Hugo, nos esperaban el doctor Pérez y el doctor Prada.

—Adelante —nos dijo el primero, «dueño absoluto» del despacho en el que ya nos había visitado hasta en cuatro ocasiones—. Supongo que ya conocéis al doctor Prada... —asumió tomando asiento delante de su ordenador.

—Sí, doctor, ya lo conocemos... Creo recordar que fue él quien le practicó el cateterismo a Hugo y quién nos comunicó la posibilidad de que necesitase un nuevo corazón —afirmé meditabundo.

—Eso es —confirmó el aludido.

A continuación, el doctor Pérez nos explicó que la ecografía transesofágica se llevaría a cabo en uno de los quirófanos del hospital, a lo mejor el mismo que ya conocíamos de la anterior prueba. Nos explicó que se trataba de un procedimiento semiinvasivo que consistía en realizar un estudio ecocardiográfico (ultrasonido) con una sonda especial que se pasa a través de la boca del paciente hasta el esófago. La idea de volver a introducirle una sonda por la boca a Hugo no me hizo especial ilusión, y más conociendo los antecedentes que aún deambulaban huérfanos por nuestra mente. Aquella noche de San Juan nos dejó una indeleble huella que sería imposible borrar. «Al menos», pensé, «estará sedado».

Salimos del despacho 332 siguiendo al doctor Prada en dirección a los quirófanos. Echamos de menos a nuestro camillero «fetiche», pero esta vez nos bastaba con empujar nosotros mismos el carro de Hugo. A las 12:30, Hugo entraba en un quirófano del que ya no volvería a salir hasta prácticamente una hora más tarde. Una dilatada y agónica hora en la que, de nuevo, volvimos a presenciar cómo enfermeras y doctores corrían al unísono para, por una espantosa y abominable séptima vez, salvarle su desdichada y maltrecha vida, si es que a eso se le podía llamar vida.

La prueba en sí no tenía que haber durado más de media hora, pero durante la misma, tal como nos explicó posteriormente el doctor Prada, Hugo hizo una bradicardia extrema y, durante unos asfixiantes segundos, su corazón no latió más allá de las cincuenta pulsaciones por minuto. Entonces, absolutamente todos corrieron como posesos para que su maltrecho corazón, harto de tantos vaivenes, volviese a latir como el de un niño de apenas siete meses. A lo mejor, Hugo se había cansado de malvivir. Sin el más mínimo e insignificante reproche que tirarle a la cara a todos los médicos que, de una manera u otra, habían participado en tan improbable salvación. Exhausto de sufrir, de continuar caminando por el jodido alambre en el que llevaba desde el día en que nació, había tirado al suelo la ensangrentada y mugrienta toalla. Tal vez lo tenía que haber hecho mucho antes. Tampoco a él podíamos reprocharle nada. Se había batido el cobre hasta la más inhumana extenuación. Sin embargo, aunque los papis son siempre actores secundarios en Sant Joan de Déu, ¿qué pasaba con nosotros? Esa narcisista pregunta me martilleó la cabeza durante un par de minutos, justo después de que las enfermeras y médicos que habíamos visto correr a la desesperada cerraran la puerta del quirófano número tres dejando tras de sí el más absoluto y pavoroso vacío.

Sentados a escasos tres metros de la entrada del quirófano, permanecimos en silencio, entumecidos, sin ninguna expresión reconocible en nuestros desdibujados rostros. Elena, pobre de ella, estrenaba ese día el jersey de cuello alto que yo le había regalado pensando que le sentaría bien llevarlo durante la cena familiar de Navidad. Tenía un tacto agradable, fácilmente reconocible y a Hugo le gustaría tocarlo, pensé cuando lo vi en el escaparate de una tienda de Gran de Gràcia.

El largo y lacio pelo de Elena caía sobre mi pecho, justo por encima de sus manos, que también reposaban en él.

Al contrario que otras veces, ella permanecía impasible, con una cierta apatía, cansada y hastiada de tanto sufrimiento, simplemente esperaba acontecimientos, malos o buenos, porque, llegado este punto, ya se confundían entre ellos. Yo la abrazaba fraternalmente por encima de sus hombros. Nadie hubiera dicho que llevábamos así, en esa posición, perfectamente sincronizados, nada más y nada menos que siete meses menos una semana. Por qué no llorábamos es algo que todavía no he descubierto. A lo mejor, cándida y sencillamente, ya no teníamos más lágrimas que derramar. Quizás, ya habíamos perdido definitivamente el último hálito de esperanza que un día nos trajo una efímera y desarraigada mañana del mes de mayo, cuando, a continuación de la operación del ductus arterioso persistente, Hugo experimentó una mejoría notable.

Así, en una posición semifetal, esperamos a que alguien abriera la puerta del quirófano. De este salieron, entre enfermeras y doctores, cinco personas. El mismo doctor Prada empujaba la camilla donde Hugo volvía a estar intubado y permanecía sedado. Semblante serio, mueca de tristeza perfectamente visible en la cercanía, dirigiéndose a nosotros, nos dijo:

—Desgraciadamente hemos tenido un fatal contratiempo. Hugo ha hecho una bradicardia extrema durante unos veinte segundos, por lo que nos lo llevamos para la UCI neonatal —afirmó el doctor Prada con tono quejumbroso.

—Entendido, doctor —contesté al mismo tiempo que Elena, muda, no daba señales de vida.

Esa breve respuesta fue sencillamente nuestra rendición ante la inabarcable epopeya de Hugo.

Reservado, de pocas palabras y con una barba blanca que delataba que había sobrepasado los cincuenta, el doctor Fredy Hermógenes Prada entró de manera vertiginosa en nuestra lista de superhéroes. Tuve la impresión de que, cuanto más tiempo pasábamos en Sant Joan de Déu, más se incrementaba el nivel de los médicos.

Después de lo sucedido, tal como nos había indicado el doctor Prada, trasladaron a Hugo a la UCI neonatal. Nosotros, absolutamente rendidos y superados por las circunstancias, aún tardamos un largo rato en subir a la cuarta planta, esa que creímos nunca más volver a ver en nuestra vida. El pasillo, con los abstractos dibujos infantiles, seguía impresionando sobrecogedoramente a todos aquellos que lo recorrían. Llegamos a la sala de espera, la imperecedera sala de espera en la que tantas veces habíamos sufrido en silencio una estancia mortificadora. Esta, dada la hora —diez minutos restaban para las tres de la tarde— estaba solemnemente desierta. Nos sentamos en dos sillas escogidas al azar. Decaídos, abatidos, sepultados en la más absoluta miseria y acongojados por un destino que una vez más nos jugaba una mala pasada, solo tuvimos fuerzas para llamar a nuestros respectivos familiares; Odilo, Marisol y Angelines fueron los destinatarios de tan macabras llamadas. Llamadas carentes de cualquier signo de jarana, solo sirvieron para ahondar en nuestro profundo quebranto. Mi madre, que se las prometía felices en una Galicia llena de abismales y verdes contrastes, tuvo que recoger las maletas y regresar a Barcelona precipitadamente.

No tardamos mucho tiempo en escuchar que alguien llamaba por los padres de Hugo en la sala de espera. Sin duda alguna se trataba de una voz conocida, hasta cierto punto familiar. Era el doctor Moreno en persona quien nos buscaba, sin darse cuenta de que solo nosotros permanecíamos allí. Al contemplar nuestra profunda consternación, con la voz entrecortada y en cierta manera rota por el sufrimiento que también él gestionaba a su manera, solo pudo pronunciar:

—¡Joder, cómo lo siento, de verdad, lo siento! No sé qué más deciros…

Una vez más, el doctor Moreno estuvo a la altura de alguien que, sencillamente, era imprescindible en el hospital de la colina.

No le pregunté a mi mujer —no me atreví— si ella quería entrar, porque, a ciencia cierta, ya sabía cuál sería su respuesta. De nuevo crucé la puerta de la UCI y me lavé las manos a sabiendas de que eso era lo primero que uno tenía que hacer al entrar allí. No había ninguna cama libre y el día, ennegrecido y falto de luminosidad, apenas se dejaba ver a través de los enormes ventanales en donde, no hacía mucho, Valeria aún se debatía en contra de su maldito aparato respiratorio. Los días en que Pol, Urbez y Juan Miguel luchaban denodadamente pertenecían a un pasado aún doloroso. Hugo había vuelto a su antigua habitación: la *suite* nupcial. La única amarga diferencia respecto a la primera vez en que entré en la UCI era que esta vez Hugo no tenía más que una solitaria y triste torre de medicamentos. El resto, todo, sin excepción alguna, era fielmente igual. Sara, la dulce Sara, al pie de la cama de Hugo, estaba acabando de someter la sábana.

—¡Papi, qué mala pata!, ¿cómo estás? —preguntó con una tristeza exacerbada en su cara.

Me pareció que su infinita coleta de color rubio ya no brillaba como antes. Hugo, sedado y ausente, quizás estaría soñando con un prometedor futuro que nunca acababa de llegar. Lo miré fijamente. Las pestañas, color negro opiáceo, largas e intratables, intuí que eran como los barrotes de una desabrida cárcel que no dejaban ver lo que había detrás de ellos. El tubo que emergía de su boca, ese tubo que una vez formó parte de sus más resignadas pesadillas, volvía a estar presente, como si de algo asquerosamente inmortal se tratara. Allí estuve junto a él una larga hora, hasta que, resignado y desengañado, me di cuenta de que Elena estaría esperando, abandonada y melancólica, en la «sala de torturas».

Salí y, una vez más, delante de algunas personas que comenzaban a poblar la estancia, me abracé a Elena con un ímpetu renovado, con una fuerza sobrecogedora, al tiempo que veía a través de las ventanas de la sala de espera cómo el aire, que no había dejado de soplar en todo el día, jugaba a su antojo con las hojas caídas de un otoño que amenazaba con prolongarse sempiternamente.

20. El doctor Caffarena, ese cirujano...

La primera vez que vi al doctor Caffarena fue un deslavazado y ventoso día de un mes de noviembre que difícilmente olvidaré. En tanto esperaba noticias sobre la evolución de nuestro hijo, que una vez más volvía a ser el inquilino más correoso de la UCI neonatal, el padre Miguel, párroco de Sant Joan de Déu, subió a la UCI en busca de Elena. Se encontró conmigo, que, alicaído y bajo de moral, parecía un guardia enfermo al lado de la cama de Hugo.

La última y canallesca jugarreta del destino, de la que Hugo se había vuelto a salvar por los pelos, me había pasado una factura inmensa. Pasaba el tiempo «contemplando» el colorido monitor en donde se reflejaban las constantes vitales de mi hijo.

—Papi, creo que necesitas distraerte. Venga, que te invito a tomar un café. —Me dijo el padre Miguel que, al igual que los médicos, vestía bata blanca.

El padre Miguel, originario de Teruel, que por entonces rondaba la sesentena y cuya expresión aunaba cientos de lamentos y confesiones vividas al borde del precipicio por parte de aquellos padres y madres que han pasado por experiencias de este tipo, se había convertido en poco tiempo en un inconmensurable apoyo para nosotros. Desenfadado, pero encomiablemente presente siempre que se le necesitaba, Elena lo había conocido un par de días atrás, el mismo fatídico diecisiete de noviembre, cuando él subió a la UCI neonatal en busca de ella, ya que alguna alma caritativa le había dicho que una madre que llevaba muchos meses sufriendo necesitaba apoyo, mitad psicológico, mitad espiritual.

Entró preguntando por Elena en aquella misma UCI que juramos no pisar nunca más. No la encontró allí, porque de nuevo era yo quién estaba junto a Hugo. El padre Miguel estuvo un rato deambulando por la cuarta planta hasta que en la sala de espera la encontró, llorosa y cabizbaja. Más tarde, ella, entre sollozos me relató la cruel escena. Fueron a una pequeña salita donde, una vez solos y con mayor intimidad, Elena se desahogó y le contó con bastante detalle los casi siete meses de penurias que llevábamos vividos con Hugo. El padre Miguel escuchaba y asentía con la cabeza. No era ajeno a ese tipo de experiencias y estaba preparado para todo, incluso para lo peor, porque formaba parte de su quehacer diario y para eso lo habían «escogido». El sufrimiento en Sant Joan de Déu venía con el carné de padre y madre, pero al padre Miguel no le hacía falta: lo llevaba «tatuado en la piel».

En esa pequeña salita, Elena derramó miles de lamentos, centenares de sentimientos recluidos durante muchas vigilias al lado de la cama de Hugo, docenas de pensamientos que nunca se convirtieron en realidad y un solo deseo: necesito llevarme a Hugo para casa.

Ese día fue el comienzo de una bonita amistad qué hoy en día permanece más sólida que nunca, con Sant Joan de Déu como vínculo inalienable.

Volviendo a esa tarde, el padre Miguel y yo salimos de la UCI en dirección a una cafetería que frecuentaban casi exclusivamente los trabajadores del hospital. Mientras bajábamos en el ascensor de uso exclusivo para el personal, me preguntó:

—¿Y Elena cómo está? —A ella sí la conocía por su nombre, a mí no.

—Bueno, está…, que no es poco. Cuando creíamos que estábamos a salvo —continué—todo se torció… Vendrá a la tarde —expuse sin mucho convencimiento.

—La comprendo perfectamente. Lo vuestro ha sido algo más que mala suerte. Si no fuera sacerdote, diría que os ha caído encima una maldición perpetua.

Ya en la cafetería, el padre Miguel pidió un café largo y yo —nunca me ha gustado el café— preferí un zumo de naranja. Nos sentamos en una de las pocas mesas que quedaban libres, sobre la que unas minúsculas gotas de café denotaban la presencia reciente de otros inquilinos. Todavía tuvieron que pasar algunos minutos hasta que el padre Miguel, archiconocido en el hospital, pudiera probar su tan ansiado café largo. Esos minutos los invirtió en saludar o departir con diversos médicos que, entre bromas y chascarrillos, lo hicieron el centro de atención.

—¿Bueno, y qué os han contado sobre el corazón de Hugo? —interrogó antes de sacar una toallita húmeda para limpiar sus gafas.

—Sinceramente, padre, estamos a la espera de novedades. Y mucho me temo que no serán nada halagüeñas…

El padre Miguel me interrumpió.

—No seas negativo. Por cierto —continuó —, en caso de que lo operen, ¿sabéis quien lo llevaría a cabo?

—No, ni idea…, de eso no sabemos nada.

—Si lo opera Caffarena, podéis estar totalmente tranquilos. No me malinterpretes —continuó el padre Miguel—, aquí todos son muy buenos, pero Caffarena es…, es un fuera de serie. Supongo que ya os habrán hablado de él, ¿no? —Me miró fijamente a los ojos.

—Según nos han contado, ha obrado algún que otro milagro… —No podía encontrar una palabra más apropiada delante de un sacerdote—, pero no tenemos el gusto de conocerlo. Por lo que la gente cuenta, sí…, efectivamente, debe de ser muy bueno.

Por mi mente sobrevolaron aquellas palabras que escuché de Chorche unos meses atrás: «El doctor Caffarena opera igual con la derecha que con la izquierda».

—Aquí algunos lo tachan de antipático y distante, pero te aseguro que operando es el *number one*. —El padre Miguel lo tenía meridianamente claro—. ¿Sabes cuál es la diferencia entre el que hay arriba, porque arriba hay alguien, eh… —cambió la expresión de su semblante por una más rígida—, y el doctor Caffarena?

—¡Ilumíneme, padre! —respondí abriendo las manos de par en par como esperando recibir el más sagrado sacramento…

—¡Pues que él opera y el de arriba, no! —Ciertamente, la respuesta no dejaba lugar a dudas—. Por cierto —continuó el padre Miguel—, hablando del rey de Roma, por la puerta asoma…

Miré a donde me señalaba y vi entrar a un médico, que asumí sería Caffarena, quien, luego de abrir la puerta, la sostuvo para que otros cuatro —todos ellos ya talluditos, y que sin excepción alguna llevaban ambas manos detrás de la espalda—, también ingresaran en la cafetería. Pensé que las llevaban así porque fue el doctor Caffarena quien abrió la puerta de la cafetería, pero también, quizás, porque todos ellos confiaban en ese hombre, que, a primera vista, no tenía nada de especial. Al dejar al descubierto su pecho y estómago, así como sus partes blandas, debía de ser porque realmente se sentían tremendamente seguros junto a él. Esa imagen recurrente en la que el doctor Caffarena era el abanderado de varias batas blancas se repetiría en innumerables ocasiones, casi siempre con el mismo telón de fondo: el amplio e iluminado vestíbulo del hospital de la colina. Con el tiempo supe con certeza por qué el resto de los doctores llevaban las manos detrás de la espalda: estaban siguiendo a su líder. De mirada profunda, sonrisa tímida, nariz amplia y facciones bien definidas, el doctor Caffarena presentaba una alopecia que amenazaba con despejarle aún más la frente, tal vez para rematar a gol, aunque no en el sentido figurado de la expresión, sino para seguir llevando a cabo esas retorcidas e intrincadas operaciones de corazón que solo él podía realizar. Construyendo y deconstruyendo corazones como si de un sencillo puzle se tratara.

—¡A fe que me resulta familiar…! —le espeté al padre Miguel luego de recoger la taza de café y el vaso de zumo.

Rato después salimos de la cafetería, no sin antes echar un vistazo hacia atrás y, de reojo, comprobar cómo el doctor Caffarena también recogía su taza de café vacía para dejarla junto a las demás.

Aquel diecisiete de noviembre yo había convencido a Elena para que se fuera con sus padres, que, a trompicones y de forma precipitada, como un adolescente en celo se precipita durante su primera cita, llegaron a Sant Joan de Déu a media tarde. Me quedaba solo para afrontar una noche insondable al lado de lo que, sin la menor duda, era mi más preciado tesoro: Hugo. Por él valía la pena luchar, sufrir sin descanso, hasta el final. No pegué ojo en toda la noche, sentado en una engorrosa silla verde, al lado de la cama de Hugo, cavilando y preguntándome quién coño nos había pegado un certero puntapié para volvernos a dejar en la absurda casilla inicial de salida. Mientras Hugo dormía —efecto del maldito fentanilo—, mi maltrecha espalda se retorcía incesantemente en su vano intento de encontrar la postura más idónea.

Amaneció. Los rayos del sol entraron en la UCI sin pedir permiso y abriéndose paso como un buldócer sin apenas obstáculos en el camino. No me desperecé porque no necesitaba hacerlo. Una incongruencia para el que ha mantenido las neuronas en vilo durante toda la noche. A las diez de la mañana, Elena y su padre ya estaban en el hospital.

Agradecí el relevo. En el instante en que salía me pregunté si Emilio, el pastor evangélico que vino a ver a Hugo a finales del mes de junio, estaría en lo cierto cuando nos dijo: «¡Hijo mío, sois unos afortunados! Junto a vosotros tenéis a un tesoro. Un regalo del señor que os va a poner a prueba, de forma constante, y a veces hasta desesperante, pero por muy duras que sean estas pruebas, siempre, siempre saldréis indemnes de ellas…».

Nunca en mi vida había deseado con tanta vehemencia que alguien estuviera en lo cierto, aunque solo fuera por una perversa vez.

El despertador cumplió con su odiosa función y me despertó a las dos de la tarde. Había dormido profundamente durante tres míseras horas. Salté de la cama en busca del móvil. Aunque lo había dejado a máximo volumen, si sonó, no fui consciente. Un solitario wasap de Elena unos minutos atrás era lo único que llamaba la atención en él.

«Han pasado el doctor Pérez y el doctor Mayol, el que operó a Hugo del ductus, y le han hecho una ecocardiografía. Le han explicado a mi padre (ella no tenía valor para entrar en la UCI) que Hugo tiene hipertensión pulmonar y esta es muy elevada. Afirman que su vida corre serio peligro… ¡Que hay que operar ya! Cuando puedas, te necesito…».

Releyendo una y otra vez el mensaje de Elena, dentro de mi consternada y desolada cabeza varias preguntas comenzaban a llegar al punto de ebullición: «¿Qué coño hemos hecho mal en la vida para merecer esto? ¿A quién hemos matado? ¿Por qué cojones nos ha tocado a nosotros esta tragedia?». Todas ellas, preguntas yermas: carecían de respuesta.

En el momento de partir de nuevo hacia el hospital, contesté un par de *mails* urgentes y, sin haber comido nada, aún no eran las 16:30 horas cuando entraba de nuevo por la puerta del que entonces creí, craso error, un detestable hospital. Sin dilación, subí a la cuarta planta, y en la sala de espera —dónde si no—, Elena contestaba mensajes de WhatsApp a marchas forzadas. Su madre, sentada junto a ella, simplemente era un fiel reflejo de un muerto viviente. Su padre estaba con Hugo. De hecho, así había sido desde que me fui por la mañana. Solo interrumpió su estancia en la UCI para comer un insípido bocadillo. Elena no tenía ganas de hablar de nada. Mustia y abatida como el cervatillo al que le han incrustado un cartucho con docenas de perdigones dentro de su endeble cuerpo, apenas articulaba palabra. Me senté a su lado y la cogí de la mano. Estuvimos así durante un largo rato, sin intercambiar siquiera una indigente mirada. Sin gesticular. El sonido de una taquilla al cerrarse, metálico, estruendoso, nos puso en alerta. Angelines, por su parte, le recordaba a Elena la necesidad de, al menos, bajar a la cafetería a comerse en bocadillo. Bajamos juntos, pero ella solo pudo tomarse una nueva tila, la cuarta desde que le comunicaron que la vida de Hugo corría serio peligro.

El único e ínfimo consuelo que encontré en tan quebradiza situación fue, tal como le dije a Elena:

—Imagínate, solo imagínatelo por un instante, que la prueba hubiera salido bien y nos llevamos a Hugo para casa con semejante hipertensión pulmonar. ¿Qué hubiera pasado? —Preferí no ahondar en la pregunta.

Una vez de vuelta en la que comenzamos a percibir como odiosa sala de espera, convencí a Elena y a sus padres para que regresaran a casa. Pasaban veinte minutos de las siete de la tarde y, naturalmente, Paula no podía estar todo el día en casa de Javi y Laura. Corríamos el riesgo de que ella se sintiera terriblemente abandonada, tal como lo había estado los primeros meses desde que Hugo nació.

Estuve con Hugo hasta la medianoche. Solo la convincente voz de Samanta hizo que recapacitara y cumpliera con la promesa dada a Elena cuando ya las interiores y mortecinas luces apenas iluminaban y mis suaves ronquidos hicieron acto de presencia en la silente UCI neonatal.

—¡Papi, así no vamos bien…! ¿Ya no te acuerdas de lo que te dije al principio? —me «regañó» Samanta, que tenía los brazos sobre sus caderas.

—Algo de cuidarnos nosotros también…, ¿no, Samanta? —Mi voz sonaba metálica.

—Pues eso… A descansar a casa y mañana como nuevo.

Tal como estaba, absorto en la UCI, me había olvidado de leer un wasap de mi madre:

«¡Hola, hijo! Acabo de llegar a Barcelona. Ya me dices cuándo tengo que ir con el niño».

> Samanta y Sara, Sara y Samanta, no llevaban una capa blanca, pero ambas tenían algo en común: un nombre que comenzaba por S de superheroínas.

No fue hasta el día veinte de noviembre en que tuvimos noticias de la fecha en la que se llevaría a cabo la operación, porque solo así se la podía calificar: la operación. Esta vez se trataba de una intervención de mucho mayor calado. Una operación a corazón abierto que, tal como nos informó el doctor Mayol, no tendría una duración inferior a las seis horas. Ese día, por suerte para mi mujer, era yo quien estaba junto a Hugo. El doctor Mayol entró directo al quite:

—Buenas. ¿Cómo está Superhugo? —Tomaba apuntes en un libreta acolchada.

—Aquí estamos de vuelta, doctor. No sé qué decirle… —afirmé apático.

—Hemos programado la operación para el día veinticinco —me espetó de carrerilla.

—¡Bufff! —suspiré profundamente—, vale…, ¡bufff! —Ya no era el mismo, temblaba, dudaba, me mordía las uñas—. ¿Y, finalmente, de qué lo van a operar? —En un alarde de lucidez, supe articular una pregunta meridianamente coherente.

—De estenosis mitral…

—Entonces…, descartan la miocardio… —no me acordaba de la enfermedad—, bueno, eso, sí, el trasplante de corazón. —Era un mar de nervios. Las piernas me flaqueaban y emití un infumable ruido gutural. El estómago me jugó una mala pasada.

—En cardiología no se puede descartar nada, pero nos inclinamos hacia la estenosis —afirmó el doctor, que ya había cerrado la libreta.

—Sí es así, gracias a Dios, se trata de un ligero consuelo… —murmuré—. ¿Lo operará usted, doctor?

—No, Caffarena… ¡Mucho ánimo! —finalizó el doctor Mayol.

Salí en busca de Elena. Necesitaba explicarle lo que el doctor Mayol me había transmitido. No pude dar con ella y la llamé al móvil. Su apagada voz apenas se distinguía al otro lado de la línea,

—¡Qué Dios nos ayude, Juan Carlos! —fue todo lo que musitó.

Después de que nos reencontráramos en la sala de espera y tras una larga y tediosa conversación, la convencí para que se sacudiera sus temores y entrara en la UCI. No sería una dócil tarea tener que lidiar con sus miedos, tan horrorosamente adheridos a sus entrañas desde el comienzo de nuestra epopeya, pero ambos sabíamos que, fuese cual fuese el futuro, había que afrontarlo a cara de perro. Fue así como, por primera vez desde aquel afligido diecisiete de noviembre, Elena entró en la UCI para sustituirme y volver a enfrentarse a esos temores que, en sí, en lo más profundo de su ser, nunca la habían abandonado.

Yo necesitaba imperiosamente buscar más información sobre ese doctor Caffarena, del que ya había oído hablar a Chorche y luego al padre Miguel en tan buenos términos.

Bajé al vestíbulo y me senté en una de las pocas butacas que aún permanecían libres. En medio de ese lugar, luminoso y cariacontecido, del que una marabunta incesante de gente, sobre todo familiares, hacían su morada temporal, desbloqueé el móvil y, a continuación de abrir el buscador de Google, tecleé el nombre del doctor Caffarena; José María Caffarena Calvar, en cuyas prodigiosas manos la vida y frágil existencia de Hugo pendería de un sucinto e invisible hilo.

Pasados dos segundos, el buscador escupió apenas unas diez entradas que hicieran referencia a tan virtuoso cirujano cardiovascular. Algunas de ellas se referían a varias intervenciones cardiológicas llevadas a cabo en países sudamericanos a donde él se desplazaba con su equipo de confianza para ejecutar operaciones milimétricas que, por las propias circunstancias del país en concreto, allí no se podían llevar a cabo. Una ficha dentro de la web de Sant Joan de Déu, en donde figuraba como responsable del área de Cardiología del hospital y un par de entrevistas en algún medio local, alguno de ellos especializado, era todo lo publicado en Internet. Eso sí, en la web del hospital, su presentación no dejaba lugar a dudas: un referente mundial en cirugía cardíaca infantil y neonatal con más de cuatrocientas cincuenta operaciones en bebés con una de las cardiopatías congénitas más complejas: la transposición de grandes arterias, en donde la arteria pulmonar y la aorta están revertidas y cada una ocupa el lugar de la otra.

Con una tasa de mortalidad inferior al 3 %, sin lugar a duda, estábamos ante alguien inmenso, alguien con un don especial. Pero quise ir a más allá. Busqué su tesis doctoral: «Evolución de los injertos criopreservados en neonatos con cardiopatías congénitas». El solo nombre de la tesis ya hacía presagiar algo inusitadamente grande. En una época en la que comenzó a invadirnos una fiebre de titulitis y donde muchos habían visto un filón a la hora de rellenar su depreciado currículum, al doctor Caffarena, lejos de los focos, carente de cualquier merecido elogio y fuera del ámbito mediático, solo desgastaba sus privilegiadas neuronas en un claustrofóbico quirófano luchando contra aquello que tan solo unas décadas atrás era sinónimo de muerte.

Por otra fuente, también supe que el doctor Caffarena llevaba, por entonces, más de seis mil operaciones cardiovasculares de todo tipo, lo cual hacía que el ingente bagaje de tan ilustre e ilustrado cirujano fuera realmente gigantesco. Emití un profundo suspiro. Tal vez se trató de un suspiro de tranquilidad. Un suspiro de quien se siente aliviado cuando es someramente consciente de que en la siguiente y áspera prueba a la que se tiene que enfrentar, simple y llanamente, estará rodeado de los mejores. Aun sabiendo que las comparaciones acaban siendo odiosas, no pude evitar buscar en Google el nombre de un famoso deportista que, ya por entonces, acaparaba numerosas portadas y cientos de coloridos titulares. El resultado fue de más de seis millones de entradas en Internet. Del sueldo, del inflado y desproporcionado sueldo de tan parco deportista, comparado con el que supuse que percibiría tan magno cirujano, mejor ni hablar. Total, ajeno al trajín del vestíbulo, masculé en un tono perfectamente perceptible para los que por allí circulaban: «Si este último solo salva vidas…».

Fue en ese preciso y lúcido momento cuando me pregunté: «¿Qué coño hemos hecho mal durante la evolución del ser humano para cambiar nuestras prioridades?». Al mismo tiempo que me hacía una pregunta sin aparente respuesta, un sentimiento de pequeñez y de invalidez intelectual se apoderó de mí. En mi interior, en una comparación simplemente eufemística, retorcida, odiosa, inviable, en la que siempre salía muy mal parado respecto al doctor Caffarena, me recordaba una vez más que yo era un mierda, un tipo que podía haber aprovechado su vida de otra manera y que, por muy alto concepto que tuviera de sí mismo, Caffarena era cien millones de veces más brillante que yo. Ese pensamiento me persigue, aún hoy, incesantemente.

Elena, siendo consciente de mis problemas para conciliar el sueño, me acabó convenciendo para que de nuevo visitara al médico de cabecera, el doctor Jordi. Este, conocedor de la intrahistoria de Hugo, nada más cerrar la puerta del consultorio, me preguntó:

—¿Qué tal está el nene?

—Él no lo sé, nosotros, acojonados, doctor. El veinticinco lo operan de estenosis mitral. Para qué mentirte… —afirmé acongojado.

—¡Me imagino, Juan Carlos!

Le expliqué el problema que tenía para conciliar el sueño y el doctor Bel, momentáneamente, me prescribió unas pastillas —Orfidal Wyeth—, ya que, entre otros síntomas, aún arrastraba una acusada ansiedad que el doctor presintió nada más verme aparecer por su consulta.

—Juan Carlos, esto ya lo hablamos una vez… No juegues a ser un héroe. Entiendo que no estás de baja, ¿no? —me preguntó abiertamente.

—Bueno…, no, pero… —balbuceé—, estoy teletrabajando… —afirmé sin mucho convenimiento.

—Es igual, Juan Carlos. No puedes tener la mente concentrada en el trabajo al tiempo que tú hijo está en la UCI a la espera de una operación de ese calado. Te voy a dar la baja —afirmó el doctor Bel con rostro circunspecto—, si te parece, como hoy es viernes veintiuno y la operación, según lo que me cuentas, se llevará a cabo el martes veinticinco, teniendo en cuenta que la recuperación será lenta, te firmaré la baja durante dos semanas a contar desde hoy mismo, y si posteriormente, como esperamos que así sea, todo va viento en popa, te firmaré el alta. ¿Okey? —Me miró buscando mi asentimiento.

—Sí, creo que no tengo otro remedio, doctor… —asentí compungido.

Tampoco podía descuidar el postgrado en la EOI, de ahí que ese mismo viernes a la tarde, a desgana, sin ilusión, y con un rostro en el que llevaba el cansancio reflejado, acudiera de nuevo a la Universitat para hacer seguimiento del proyecto «Pistas de pádel». A pesar del profundo cansancio, conseguía obviar por momentos la vida hospitalaria.

El día veinticuatro de noviembre, después de extubar a Hugo, decidieron subirlo a planta. La habitación 966 sería su nueva y «acogedora» morada. Subíamos a la última planta. Literalmente, subíamos prácticamente al cielo, aunque ambos deseáramos fervientemente que esa expresión fuera únicamente en sentido figurado. Me quedé junto a él en la habitación.

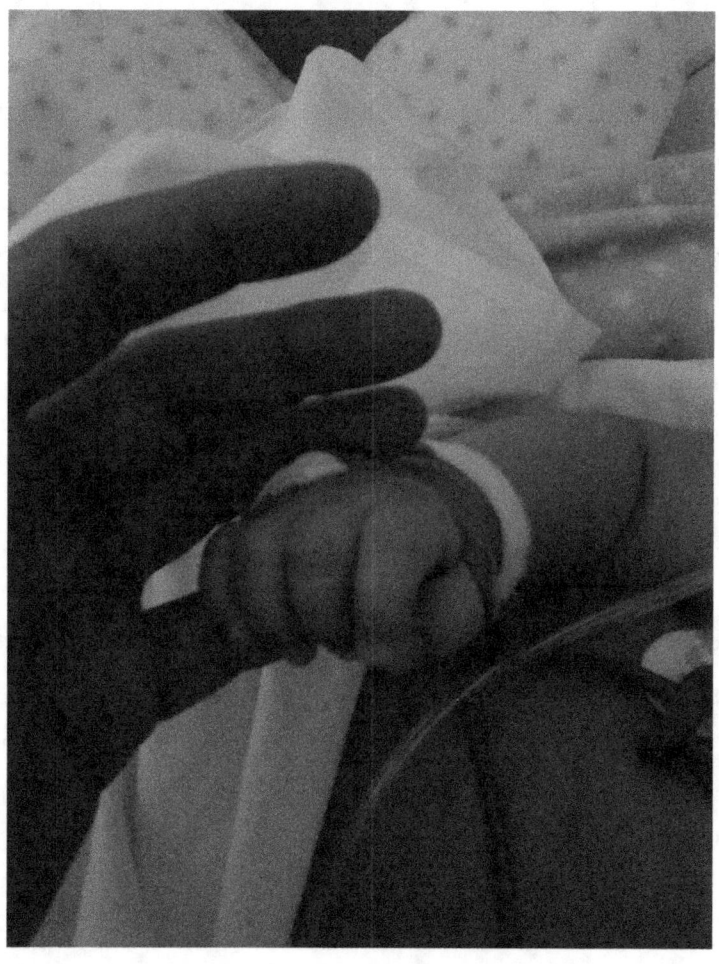

La mañana siguiente, esta vez sí, radiante, luminosa, hizo acto de presencia en Sant Joan de Déu a través de las ventanas de la habitación en la que en ningún momento bajé la persiana. Decidí prescindir de la medicación prescrita, no fuera a ser que me quedara profundamente dormido.

Pasaban unos minutos de las ocho de la mañana cuando Elena, Angelines, mi madre y Javi, mi hermano, hicieron acto de presencia en la que durante esa mañana sería una concurrida habitación de hospital. Odilo llegaría más tarde, luego de dejar a Paula en el colegio. El tiempo, ese juez insobornable que todo lo pone en su sitio, discurría pausadamente, absorto y ajeno a nuestro indecible sufrimiento. En torno a las diez de la mañana, vimos cómo el doctor Mayol, igual que siempre en perfecto estado de revista, avanzaba por el holgado pasillo de la novena planta para detenerse justo enfrente del control de enfermería ubicado en el mismo centro de la planta, dedicada a los enfermos relacionados con patologías cardiacas, por lo que supusimos que venía a hacer la «ronda de reconocimiento» matutina. Me acerqué a él:

—Doctor, no nos han dicho nada acerca de la operación de Hugo. —Le espeté a apenas medio metro de distancia.

—Hoy no vamos a operarlo… —confirmó con cierta parsimonia.

—¿Cómo?

—No podemos operarlo, ya que no hay camas disponibles en la UCI neonatal. Tendréis que esperar a mañana… —volvió a insistir el doctor mientras recogía unos informes de la atiborrada mesa del control de enfermería.

Presa de los nervios, furibundo por siete meses de penurias, hastiado del jodido sufrimiento que me carcomía por dentro, fue esa la segunda vez que perdí los papeles.

—¡No me joda, doctor! No pueden hacernos esto… —bramé con rabia y una creciente resignación.

—Lo siento, pero no podemos hacer nada al respecto.

Tuvo que ser mi hermano quien, cogiéndome de un brazo, me arrastrara hacia la habitación para intentar calmarme. Javi, en gesto conciliador, me dijo:

—No discutas con ellos, Juan Carlos. Al fin y al cabo, son los que tienen que operarlo.

Regresé a la habitación y me dejé caer pesadamente sobre el sofá. Elena hizo el amago de irse a hablar con el doctor Mayol, pero la mirada de reprimenda que le lanzó su madre la convenció de que su intención se quedara en tan solo eso, una vana intención. Lo que sí hizo fue avisar al resto de familiares de que la operación se había postpuesto para el día siguiente. Odilo fue el único que, haciendo caso omiso de la llamada de su hija, sobre las once de la mañana se presentó en la habitación. Venía decidido a pasar el día entero con su nieto. Nadie pudo hacerlo cambiar de opinión, por lo que, alrededor del mediodía, todos a excepción de él regresamos a casa con la estéril intención de descansar y así poder afrontar el día siguiente en las mejores condiciones posibles.

Y al fin llegó el día de la operación de corazón de Hugo, cargado de pueriles e infundados presagios que nos hicieron temer lo peor. Una operación de esa envergadura, con todo lo que conllevaba, se nos hacía muy cuesta arriba. Lo que nos parecía más aterrador y nos dejaba sin aliento era cómo el doctor Caffarena podría operar un corazón tan minúsculo como el de Hugo. Ligeramente inferior al tamaño del puño de mi hijo, simplemente nos parecía pura magia, la mejor obra de un prodigioso prestidigitador nacido para llevar a cabo lo que los demás, vagamente, apenas eran capaces de explicar utilizando para ello incoherentes palabras.

21. Seis horas con Caffarena

Todos esos recuerdos atraviesan mi maltrecha cabeza en tanto espero a que vengan a buscar a Hugo para llevarlo al quirófano. Un ojo en la minúscula e indefensa silueta de mi hijo y otro en el reluciente rosario que me acaba de regalar Juan Fernández. Me aferro a la reliquia como si soltarla significara el final de nuestra epopeya.

Fatigados y exiguamente despiertos, volvemos a estar todos presentes en el hospital de la colina, a excepción de Angelines, que se ha quedado con Paula, deseando fervientemente que este día, veintiséis de noviembre de 2014, se extinga lo más rápido posible. Cada uno, a su particular manera, matando los minutos restantes antes de bajar al temido quirófano.

No son las nueve de la mañana, cuando Jordi, el celador que todos esperábamos, con súbita esperanza, imbuido de una fulgurante sonrisa, se dejó ver por la habitación 966.

—¡Venga, Hugo, esta vez sí nos vamos para el quirófano! —exclama intentando encajar la camilla dentro de la habitación.

Al mismo tiempo que Jordi procura acomodar a Hugo en la camilla temporal, el doctor Pérez pica en la puerta de la habitación.

—¡Adelante! —exclama Elena.

El médico entra en la sobrepoblada habitación y dirigiéndose a nosotros nos hace entrega de una especie de móvil, un aparato caduco en el que, en una pantalla monocolor, se puede leer Sant Joan de Déu y al lado de un soberbio corazón rojo, la palabra «hemodinámica».

—Cuando la operación haya acabado, lo sabréis porque este «busca» comenzará a vibrar. Llevadlo siempre con vosotros y no lo perdáis de vista. —Nos explica el doctor Pérez infundiéndonos el mayor de los ánimos.

Acompaño a Hugo hasta la entrada del quirófano, donde Jordi, después de picar en varias ocasiones en la entrada, espera a que la puerta se abra. De dentro salen dos enfermeras ataviadas con el ya conocido traje azul, así como un gorro y una mascarilla a juego con dicho traje. Jordi, viendo que yo me desmorono por momentos, me coge por un brazo y me espeta, jocoso:

—¡A este paso te vas a jubilar antes que yo, papi! Venga, mucho ánimo, que Hugo está en las mejores manos.

Nuestro celador preferido, Jordi, que aportaba mucho más que el mero hecho de trasladar pacientes de una ubicación a otra, hizo que cada uno de los numerosos «viajes» que hicimos junto a él fueran lo más amenos posibles. Nunca le faltó una broma, una sonrisa que nos distrajera de nuestra tragedia y aliviara nuestra tensión. Un superhéroe de lo más divertido.

Viendo mi catatónico estado, Jordi decide acompañarme hasta el vestíbulo, donde el resto de los familiares ocupan uno de los amplios sofás destinados a todos aquellos que tienen una larga espera por delante. A Elena, Odilo, Angelines —que ha llegado en taxi—, Marisol y Javi, se han unido los dos hermanos de Odilo: el tío Pepe y Cándido, que vino acompañado por su hija Benilde. Para todos ellos, el tiempo se ha detenido súbita y momentáneamente este día de finales de noviembre. Como si al blanquecino y vetusto reloj del vestíbulo le costara avanzar la manecilla de los segundos. A lo mejor, en su interior, un desagradable elfo juega a su antojo con el intrincado mecanismo cuya función, simplemente, es la de marcar el paso implacable del tiempo.

No ha transcurrido una hora desde que Jordi dejó a Hugo a las puertas del quirófano, cuando veo cómo el doctor Caffarena —acompañado de varios doctores más, todos ellos, como es habitual, siguiendo a tan insigne estandarte—, con un café en la mano, sonriente, relajado, como ausente de toda responsabilidad, abre la puerta de personal que da acceso a los quirófanos.

—¡Joder…!, no sé de qué pasta está hecho, de qué aura está imbuido para entrar sin pizca de nerviosismo al quirófano, cuando lo que le espera es una operación inimaginable —exclamo al tiempo que aprieto con fuerza el «busca» que nos ha entregado el doctor Pérez.

No lo suelto ni a sol ni a sombra, y nunca mejor dicho. A sombra, cuando, en la diminuta capilla de Sant Joan de Déu, rezo el rosario con tanta devoción como lo hice en las tres ocasiones en las que subí al Tibidabo para hacer de la adoración perpetua mi particular redención. A sol, cuando, como un poseso, camino junto a Elena por el exterior del hospital buscando una sola razón por la que la operación tenga que salir mal. Una sola razón que me confirme que estos siete meses de penitencia no han valido la pena. Con el móvil apagado, solo estamos pendientes de que el arcaico busca emita un pitido que nos saque de tan abominable angustia.

Luego de que pausadamente han transcurrido casi cinco horas desde que Hugo entrara en quirófano, vemos cómo el padre Miguel y el doctor Prada —una extraña pareja— bajan acompasados por las escaleras del hospital. Corremos a su encuentro y el párroco, con una imperturbabilidad que solo el paso de los años otorga, con los brazos abiertos como el que está a punto de esparcir el tan ansiado maná, exclama:

—¡Buenas noticias! Están cerrando, por lo que la operación está a punto de finalizar…

Aún tiene que trascurrir una hora más hasta que el busca, manoseado, sudoroso, descolorido por el contacto que mis inquietas manos le han imprimido durante las últimas seis horas, emita un insustancial pitido que hace que ambos saltemos inmediatamente del incómodo sofá del vestíbulo. Nos abalanzamos escaleras arriba, como almas que lleva el diablo, atorados, nerviosos, febriles, temperamentalmente azotados por siete jodidos meses de moribunda espera en los que hemos creído que el asqueroso destino iba a poder con nosotros. Siete abyectos meses en los que la epopeya de Hugo no ha hecho nada más que crecer y multiplicarse hasta hacer de nosotros unos simples peleles a merced de un futuro que creímos que nunca existiría al lado de tan preciado tesoro. La meta y fin de nuestra alocada carrera es la cuarta planta, esa planta que, desgraciadamente, conocemos como la palma de nuestra mano. Esa planta donde los intangibles y vívidos sueños de algunos afortunados se enredan con los más indeseables y afligidos llantos de otros que lo han perdido todo. No llegamos muy lejos. A mitad de camino, el doctor Caffarena, acompañado del doctor Mayol, ambos vestidos con el «traje de faena», nos detienen en seco y nos señalan una diminuta habitación. Nosotros, con la respiración alterada, las manos sudorosas, el corazón bombeando sangre a destajo, seguimos a nuestro egregio salvador hasta la estancia de tres escasos metros cuadrados y una escuchimizada mesa que supuestamente separará a padres de doctores, que, aún hoy, muchos años después, recordamos perfectamente. Efectivamente, ambos doctores a un lado y la quebradiza y despavorida pareja, a otro. El doctor Caffarena rompe el hielo. Con voz aterciopelada, como si de un celestial susurro se tratara, nos informa:

—Papis, la operación ha ido bien… ¿okey? —No tengo muy claro si la última expresión se trata de una pregunta o de una exclamación—. Hemos tenido que extraer la válvula mitral, ya que estaba destrozada —continúa el doctor Caffarena— y le hemos puesto una de titanio de dieciocho mm de la marca Carbomedics.

Elena rompe a llorar. Un llanto silente, acomplejado, carente de toda lógica. Yo simplemente me aguanto las lágrimas como el que se aguanta las ganas de salir corriendo cuando sabe que, siendo el culpable, lo han pillado *in fraganti*. Ella, haciendo acopio de una entereza que creyó perder aquel veinticuatro de abril cuando Hugo, sin anunciarse, de sopetón, hizo acto de aparición, le pregunta al doctor Caffarena —el doctor Mayol se conforma con ser un mero y épico espectador— con voz temblorosa:

—¿Y ya no va a necesitar un corazón… nuevo, doctor?

—¡No!, por mi experiencia, Hugo no presenta una miocardiopatía restrictiva —atajó el doctor Caffarena.

Yo aprieto con fuerza la temblorosa mano de Elena, atento y sin quitar ojo a la explicación del cirujano, mientras pienso: «¡Dios mío, por fin, estamos salvados!». Cuando el doctor Caffarena se apoya en su experiencia se refiere a, por entonces, más de seis mil intervenciones quirúrgicas, según yo he leído.

Elena se despoja de mi mano —yo también he comenzado a llorar copiosamente—, y le pregunta al doctor Caffarena, con voz insegura y espasmódica:

—¿Puedo darle un… un beso…, doctor?

—¡Claro que sí, mujer! —exclama este y le extiende la mano.

Es un beso lacrimoso, un beso frugal, un beso que lleva concentrado todo el amor y la dedicación que una madre puede tener para con un hijo, cuya desdichada existencia hasta en siete ocasiones ha visto casi esfumarse delante de sus narices.

Elena no suelta la mano, la incorrupta mano del doctor Caffarena, el hombre que nos ha salvado del más horrible e ignominioso abismo, quien simplemente repite:

—De nada, mujer, de nada…

Yo también agradezco la impagable labor de ambos doctores. Cuando suelto la mano del doctor Caffarena, este me mira a los ojos. Los suyos, límpidos y azules se clavan en los míos, aún vidriosos. En la parte más recóndita de mi atribulado cerebro, pienso: «Con esa mirada seguro que ha querido decirme que ya es hora de que nos vayamos para casa…».

El doctor José María Caffarena Calvar aún no sería el último superhéroe en incorporarse a nuestra larga lista, pero fue nuestro particular Ironman. Aislado de cualquier protagonismo ganado a base de sapiencia, dedicación y un don que lo hace diferente, sencillamente estamos ante el eslabón perdido entre, como dijo el padre Miguel, el que mora arriba de nosotros y el resto de los insignificantes y mortales humanos.

Una vez fuera, cojo por la cintura a Elena y la arropo contra mi cuerpo. La miro fijamente a los ojos. Ambos hemos dejado de llorar. Estamos más enteros de lo que hubiéramos pensado. Una lejana y minúscula chispa de alegría está en formación en lo más profundo de los ojos de Elena. Le doy un beso. Casto, virtuoso, decente, de ninguna manera impúdico. En ese mágico y precioso instante, sin lugar a duda, sin ninguna nueva e indecente patología que perturbe nuestro brillante futuro ganado a base de cojones y coraje, después de siete estoicos meses vividos en la más profunda extenuación, ambos somos perfectamente conscientes, de una jodida y definitiva vez, de que las enfermeras van a dejar de correr por Hugo.

22. Per aspera ad astra

Mi vida estuvo llena de desgracias,
muchas de las cuales jamás sucedieron
René Descartes

Per aspera ad astra. «Por la aspereza del camino hacia las estrellas». La frase original de Séneca dice: *Non est ad astra mollis e terris via.* Su traducción al español sería: «No hay camino fácil de la Tierra a las estrellas». Porque ese ha sido, en resumidas cuentas, el camino que hemos transitado durante los más de siete meses en los que creímos que la epopeya de Hugo no tendría final feliz y permanecimos varados en el hospital de la colina. Luego de la tan temida operación de corazón, los impredecibles designios del amargo y aciago destino al que Hugo estaba condenado, y que hasta en siete ocasiones esquivó, han empezado a traer reverberantes y húmedos vientos de cambio. Ahora, al fin, porque siempre hay un principio y un fin, todo será cuesta abajo.

Tras salir de la claustrofóbica estancia donde el doctor Caffarena y el doctor Mayol nos comunicaron el éxito de la operación e inmediatamente después de ese abrazo que significó la confirmación del fin de nuestra odisea, subimos a toda velocidad a la cuarta planta. Necesitamos ver a Hugo. Vemos cómo una camilla, rodeada de al menos seis batas blancas, avanza con paso decidido hacia la UCI pediátrica. Nos abalanzamos sobre ella. La visión no es todo lo idílica que esperábamos, aunque, para ser más concretos, no sé con exactitud qué esperábamos realmente encontrar luego de una operación que se ha prolongado más de seis horas y en la que han abierto en canal a tu hijo. Elena, sofocada por la subida a trompicones hasta la cuarta planta, aún con la emoción contenida en el cuerpo, excitada como si le hubieran chutado en vena una inyección de adrenalina, se aparta ligeramente de la camilla. La visión le ha disgustado en sobremanera. Al vernos, al doctor Pérez, que una vez más empuja un ecógrafo portátil que se mueve al unísono con la camilla, una fugaz e indulgente sonrisa se le dibuja en los labios:

—¡Ya le hemos hecho una ecocardio y todo está funcionando perfectamente! —exclama sabiendo que ha apostado a caballo ganador con su veredicto acerca de la estenosis mitral.

El doctor Alejandro Pérez Casares, al que se le podría aplicar aquello de joven, aunque sobradamente preparado, debido a su estancia en varios prestigiosos hospitales de Londres, entre ellos el Great Ormond Street Hospital, nos iluminó con sus conocimientos, cercanía y comprensión desde el principio de nuestro recorrido en Sant Joan de Déu. Aprendimos mucho con sus explicaciones didácticas y tuvo la paciencia de alguien sabedor del trance por el que pasábamos. Otro superhéroe de capa blanca que salió en auxilio de Hugo y de nuestras esperanzas.

Aún acongojado y aterido por la estrambótica visión de Hugo sedado, con mascarilla de oxígeno, repleto de cables, con una vía en la yugular y una en cada muñeca, además de un enorme apósito que le cubre todo el esternón, como si se tratase de una mortal herida de guerra, tímidamente levanto el pulgar en señal de victoria. Otro doctor, el anestesista Dimitri Luschenkov, nos señala la sala de espera sin quitar ojo del monitor portátil que muestra las constantes vitales de Hugo:

—Esperad allí, que tenemos que «acomodarlo» en la UCI… —nos aconseja con voz calmosa.

En la sala de espera aprovechamos para contestar las decenas de mensajes acumulados preguntando cómo ha ido la operación. Somos conscientes de que mucha gente, en las más diversas y recónditas partes de España, ha rezado por Hugo. E incluso, en Ourense, una comunidad de monjas clarisas mantuvo docenas de velas encendidas la noche anterior a la operación. Son los últimos treinta minutos de una delicada y rebajada angustia, porque bien sabemos que ya ni tan siquiera queda un recóndito y exiguo espacio para el más mínimo e indeleble padecimiento.

Pronto sale una enfermera de la UCI pediátrica preguntando por nosotros. Es Pilar, a la que bien conocemos después de que Hugo, en aquella malvada noche de San Juan, estuviera a punto de no contarlo e ingresara en sus «dominios».

—¡Qué agradable sorpresa, Pilar! —exclama Elena.

Una vez más, yo vuelvo a entrar al «purgatorio» al lado de Hugo. Al contrario que otras veces y estas han sido muchas, entro como levitando, con una ligera sensación de calma e imbuido en la creencia, ciertamente verdadera, de que esta vez Hugo ha sido tocado por una mano excepcionalmente maravillosa y que ya nada puede salir mal.

Hemos estado ocho días en la UCI, aunque, a diferencia de otras veces, no fueron unos días de padecimiento agravados por desagradables sobresaltos y turbaciones sobrevenidas. En las expertas y cariñosas manos de Pilar y Marta, otra de las enfermeras de la UCI, Hugo se podía considerar un tipo «afortunado». Ni siquiera tememos el momento, en donde ambos estuvimos presentes, cuando a Hugo, a partir del tercer día, comenzaron a practicarle curas en la colosal incisión provocada por la intervención, donde quedaban a la vista las veinticuatro grapas que cosían su cuerpo como si de un muñeco de trapo se tratara. Incluso Elena, cuando se quedaba a solas con él, ni siquiera padecía a pesar de ver cómo el monitor marcaba cerca de doscientas pulsaciones.

—Te siente cercana, mami… —le susurró Marta a Elena

Marta y Pilar, al igual que anteriormente Samanta y Sara, fueron dos superheroínas que sabían que nuestro dichoso y ansiado momento había llegado. El doctor Dimitri Luschenkov cumplió a la perfección con su corto, pero preciso rol, llevando a cabo una anestesia harto complicada.

Por una aclamada y venturosa vez durante nuestra epopeya, conducimos a toda velocidad por una indomable autopista de seis carriles cuyo final es una verde colina llena de sueños y esperanzas.

Dada la excepcionalidad de la situación, no pude defender el proyecto de postgrado en el que tanta ilusión había depositado. Gerard Martorell, consciente de la situación, nos brindó una nueva oportunidad que aprovechamos de manera productiva.

El día dos de diciembre, visto que la evolución de Hugo es más que positiva, deciden pasarnos a semicríticos. Es la doctora Jordán quién, en presencia del doctor Cambra, nos comunica la noticia. Este último, conocedor exhaustivo de nuestro peregrinar por el hospital de la colina, en el instante de abandonar la UCI, nos asevera:

—Me alegro mucho por vosotros, pero sobre todo por él. ¡Os lo habéis ganado!

Ya queda menos para nuestra particular Ítaca. Una de las enfermeras de semicríticos tiene parentesco con una compañera de mi empresa. Eso me recuerda que, una vez acabada toda esta horrible pesadilla, tengo que volver a la realidad, a la tan deseada realidad, con sus amagos de tristeza y alegría. Al fin y al cabo, salir de Sant Joan de Déu y volver a la bucólica rutina del trabajo, del colegio de los niños, de las alegrías y penurias de las que estamos hechos. Esa «adorable rutina» que un ruinoso mes de abril se truncó de forma abrupta.

Allí, en semicríticos, tan solo estuvimos cuatro días antes de pasar a la última y anhelada etapa: la otrora temida estancia en la habitación. Anteriormente, el cuatro de diciembre, cuando la noche había caído de manera irremediable sobre una atribulada Barcelona, decidí visitar la sala de espera de la UCI neonatal, en la que supe que sería mi última visita a tan renombrada estancia.

En penumbras, indecorosamente vacía de familiares y contenido, afligida por una soledad inesperada, solo cambió su semblante cuando me vio aparecer, a pesar del cansancio acumulado por un día al lado de Hugo, altivo, seguro de mí mismo, arrogante y a la vez mal encarado, porque sabía, esta vez sí, que iba en serio, que este sería nuestro último encuentro: «Me lo ha dicho Caffarena…», susurré con voz melancólica. El eco de mi voz rebotó contra las taquillas, testigos mudos de mi éxtasis rendido. Ya no volvería a escuchar su tan odioso cata-crac metálico en el momento que se abrían o cerraban.

Me senté un una silla, cerca de esas ventanas que tantas veces me sirvieron para escabullirme de mis más obscenos pensamientos, solo eran portadores de vacuos presagios. El formidable árbol de Navidad —en Sant Joan de Déu tienen por costumbre decorar la plaza que lleva el nombre del hospital con un enorme abeto— relucía en la oscura noche inesperadamente cegador. Decorado con cientos de guirnaldas y docenas de bolas de Navidad, todas ellas simétricamente superpuestas, semejaba ser el desmedido testigo de tan ilustre momento. Al fondo, otra vez, Barcelona. Calmada, insondable, desmedidamente etérea, el cielo coronado por una inesperada aura de circonitas, parecía que se había mimetizado con el hospital de la colina. Las luces, en la distancia, por una única y descarada vez parecían traer relucientes y centelleantes vaticinios de una felicidad intocable. Fue allí y en ese preciso instante, cuando decidí, a altas horas de la madrugada, escribir el artículo que posteriormente enviaría a diversos periódicos y publicaría por doquier. Era mi modesta y particular manera de dar las gracias por los servicios prestados. Me despedí de la sala con un lacónico: «¡Gracias, pero no pienso volver!».

Ya en la habitación y contando los días que nos faltan para regresar al lugar de donde nunca debimos haber salido, solo el rumor níveo de las capas blancas que pasan a despedirse de tan bravo guerrero rompe el sopor de un diciembre que nos trae amables caricias de vientos de redención. No faltan la hermana Saveria y el padre Miguel:

—¡Fe, papis, fe! Vosotros la habéis tenido y eso, sin duda, os ha salvado… —afirma la hermana Saveria mientras el padre Miguel le hace una carantoña a Hugo.

—Como no te portes bien con tus padres cuando seas mayor, te vas a enterar de quién soy yo… —le espeta.

Antes del once de diciembre, fecha en la que nos darán el alta definitiva, el doctor Rubén Berrueco, responsable del Departamento de Hematología de Sant Joan de Déu, se deja ver por la habitación de Hugo. Desde días atrás somos conscientes de que, al llevar un implante de titanio en la válvula mitral, Hugo tendrá que tomar Sintrom, y sabemos que su visita está relacionada con eso. De hecho, Elena ya me ha comentado que tuvo con él un encuentro previo y que la impresionó gratamente. Entrado en los treinta, barba cerrada, pero bien cuidada, mocasines a juego con el cinturón y unas gafas que empañan unos ojos profundos y sinceros, el doctor Berrueco siempre estaría disponible para unos padres que, como nosotros, mostramos una preocupación desmesurada por cualquier nimio detalle.

> Fue el doctor Rubén Berrueco Moreno quien cerró esa extensa lista de superhéroes de bata blanca que, mucho tiempo atrás comenzara con el doctor Miracle.

Mis recuerdos de aquel once de diciembre de 2014 son vagos, parvos, escasamente rememorables, como si el calendario, a punto de perecer, hubiera decidido por su cuenta y riesgo saltarse tan dichoso día. Debería haber sido un día inolvidable, pero, desgraciadamente, como es inherente al ser humano, los días imperecederos pasarían a ser aquellos en los que más sufrimos. Recuerdo que en el momento de salir por última vez de Sant Joan de Déu, mi mente, en un imborrable y suntuoso momento, rememoró todas, de una en una, las estancias por las que habíamos transitado durante nuestra particular epopeya. También, todas aquellas ignominiosas veces en que Hugo estuvo a punto de decirnos adiós y, por supuesto, todos los superhéroes de capa blanca y enfermeras que dejábamos atrás, sin los cuales, simplemente, seríamos ceniza gris de olvido. Bajé por la escalera, pausadamente, sin prisa, relamiéndome las cicatrices que me había dejado el hospital de la colina, porque estas ya no se borrarían siquiera en siete vidas. Salí a la plaza en la que tantas ocasiones había paseado buscando una razón cabal a tanto sufrimiento y pude ver cómo una ambulancia frenaba en seco y de ella bajaban un doctor y un ATS, acompañados de lo que supuse sería un apesadumbrado padre. Abrieron la parte de atrás y laboriosamente bajaron una camilla en la que un niño de corta edad llevaba una aparatosa mascarilla. El padre, temeroso, turbado, frenético, apenas podía estarse quieto. En ese instante tuve un irrefrenable deseo de acercarme a él y decirle: «Tranquilo, todo va a ir bien. Estás en las mejores manos. No te preocupes. Yo te explicaré cómo funcionan las taquillas, los horarios de visita, la UCI; te lo explicaré todo sin escatimar siquiera una palabra».

Unos se iban, otros llegaban. Dejaba atrás el hospital que hasta el ese día había sido nuestro particular santuario sagrado. Allí donde la vida, para muchos, empieza y, para otros, unos pocos, acaba. Empecé a subir por la calle de Finestrelles al mismo tiempo que una ligera brisa con toques aflautados golpeaba mi rostro de manera indolente. A mitad de camino de mi destino final, donde había dejado el coche aparcado, aspiré una profunda bocanada de aire hasta que mis pulmones dijeron basta y un leve vahído hizo acto de presencia en mí. Nada podía pasarme ya: era inmortal. Nuestra Ilíada, definitivamente, tocaba a retirada.

Muchos años después, frente a la ronda de Dalt, Juan Carlos Alonso rememoró aquella remota y sombría tarde en que su amigo Juan Fernández le preguntó por un hospital que, en la distancia, parecía habitar una colina. En la ronda, el tráfico, denso y humeante, olía a compras navideñas. A lo lejos, creyó ver un Honda Civic verde ópalo. En su interior, dos hombres con visibles síntomas de fatiga miraban embelesados hacia aquel hospital de fulgurantes moradores. Juan Carlos recordó aquella afirmación que, a modo de intrincado reto, a propósito del hospital, Juan Fernández le lanzó:

—¡Pues como tú lo sabes casi todo, a ver si algún día te enteras y me lo cuentas!

Solo ahora era capaz de contarle lo que allí hacían:

—¡Milagros, Juan, hacen milagros!

Epílogo

Oriol y Estefanía, con el lento transcurrir del tiempo, superaron la irreparable pérdida de Pol y, hoy en día, luego de transitar a través de otra experiencia compleja como es un aborto, disfrutan de dos maravillosos hijos, nacidos en 2016 y 2018 respectivamente: Roc y Nil.

Valeria ha dejado de ser una prometedora princesa y casi se ha convertido ya en reina. Algún día, alguien le traerá a Almenar su tan merecida corona, con la que Dori y Albert verán cumplidos los sueños que una vez permanecieron aletargados durante más de ocho meses.

Urbez adora el ajedrez y el deporte, con el que hace sufrir a sus padres en demasía. Junto a ellos, vive en la lejana —pero al mismo tiempo cercana— y añorada Zaragoza.

Juan Miguel le dio una calurosa bienvenida a su hermanita, nacida en 2016. Juan Antonio y Katy, como todos, siguen pasándolo mal cuando se acerca una de las espaciadas y temibles visitas a Sant Joan de Déu.

El treinta de noviembre de 2021, Hugo fue intervenido de nuevo en una operación a corazón abierto que, al igual que la primera, se hizo inacabable. La volvió a ejecutar el doctor Caffarena, con mayor maestría, si cabe, con más experiencia e imbuido de una aureola de cirujano irrepetible. Esta vez tuvo que ejecutar un 3 en 1: reemplazar la válvula mitral, hacer una resección del TSVI (tracto de salida del ventrículo izquierdo) y una plastia en la válvula tricúspide. Esto último fue lo que le provocó un BAV (bloqueo auriculoventricular), por lo que finalmente tuvieron que implantarle un marcapasos.

—No os preocupéis —nos dijo—, hay algunos niños a los que he intervenido hasta en cinco ocasiones, por lo tanto, si algún día volvéis, aquí estaré.

Nos reencontramos con viejos conocidos del hospital de la colina: el padre Miguel —la hermana Saveria tiene otro cometido igual o mayor que el que llevaba a cabo en Sant Joan de Déu, esta vez en Asturias—, los doctores Berrueco, Cambra, Bartrons y el mismo doctor Caffarena. También con Pilar que, contaba los días que le quedaban para la tan ansiada jubilación. Había cambiado la UCI pediátrica por los nuevos quirófanos de Sant Joan de Déu.

La gran mayoría de doctores y enfermeras que conocimos durante nuestra primera etapa, siguen salvando vidas al borde del más horripilante abismo.

Conocimos a nuevos superhéroes de capa blanca, casi todos ellos vinculados al área del corazón, como los doctores Congiu, los doctores Bosco y Gabriel, que llevaron a cabo el implante del marcapasos en una operación que se alargó el doble de lo previsto, al doctor Cruzalegui —hay abrazos que no se olvidan—, y a la doctora Sarquella, de dilatada trayectoria profesional. También a un pediatra de la UCI que, de origen gallego como nosotros, nos amenizó la espera hablando de los infinitos contrates de una Galicia que, ahora, en la melancolía del hospital de la colina, parecía lejana.

Nuevas enfermeras, con el mismo traje de siempre —cientos de minúsculos y coloridos dibujos en una casaca difícilmente olvidable e imitable—, hicieron acto de presencia durante nuestra segunda estancia en Sant Joan de Déu: Laura, Iciar, Ricardo —míster Pokémon—, Beatriz, Montse y una larga lista de insustituibles e impagables confesoras, porque muchas veces realmente lo eran, que hicieron que la espera no fuera tan agónica.

A todas ellos, doctores y enfermeras, se había unido el equipo de Child Life, que intentó hacer que esta nueva singladura fuera ligeramente más «digerible» para Hugo.

Según lo inicialmente previsto, teníamos que haber estado dos semanas ingresados, pero, por los dichosos avatares del destino, estuvimos casi un mes. Fue un mes agónico, inextinguible, que una vez más nos hizo reinterpretar el verdadero significado de la vida. Volvimos a rememorar los fantasmas del pasado que creíamos guardados a buen recaudo en un viejo y oxidado baúl. La diferencia era que, esta vez, Hugo contaba con siete años y fue perfectamente consciente de todo el proceso, por lo que en muchos momentos aún se hizo más cuesta arriba. Quizás esta, de nuevo, sea una historia que algún día merezca ser contada…